Mentalisieren in Klinik und Praxis

Herausgegeben von Ulrich Schultz-Venrath

Mentalisieren ist die Fähigkeit, subjektive Neigungen und Motive des oder der Anderen und von sich selbst wahrzunehmen und wertzuschätzen. Mentalisieren wird als wesentliche menschliche Kompetenz angesehen.

Die Fähigkeit des Mentalisierens ist bei verschiedenen psychischen Störungen unterschiedlich stark eingeschränkt oder nicht vorhanden. Dies hat häufig schwerwiegende Folgen. Die Mentalisierungsfähigkeit wiederherzustellen ist eine zentrale therapeutische Aufgabe in den verschiedenen Psychotherapien.

Die einzelnen Bände der Reihe stellen in kompakter Form die Anwendungsmöglichkeiten mentalisierungsbasierter Maßnahmen auf wichtigen Störungsfeldern vor.

Die Einzelbände behandeln folgende Themen:

1. Band: Mentalisieren in Gruppen
2. Band: Mentalisieren bei Depressionen
3. Band: Mentalisieren mit Kindern und Jugendlichen
4. Band: Mentalisieren mit Paaren
5. Band: Mentalisieren des Körpers
6. Band: Mentalisieren bei Persönlichkeitsstörungen
7. Band: Mentalisieren bei Traumatisierungen
8. Band: Mentalisieren bei Essstörungen
9. Band: Mentalisieren bei Psychosen (in Vorbereitung)

Weitere Bände in Vorbereitung

Fach-
buch
Klett-C

Maria Teresa Diez Grieser, Roland Müller

Mentalisieren mit Kindern und Jugendlichen

4., überarbeitete und erweiterte Auflage

Klett-Cotta

Klett-Cotta
www.klett-cotta.de
J. G. Cotta'sche Buchhandlung Nachfolger GmbH
Rotebühlstraße 77, 70178 Stuttgart
Fragen zur Produktsicherheit: produktsicherheit@klett-cotta.de

Cover: Bettina Herrmann
unter Verwendung eines Fotos von Ramona Heim/Adobe Stock
Gesetzt von Eberl & Koesel Studio, Kempten
Gedruckt und gebunden von CPI – Clausen & Bosse, Leck
ISBN 978-3-608-96620-6
E-Book ISBN 978-3-608-12275-6
PDF-E-Book ISBN 978-3-608-20664-7

4., überarbeitete und erweiterte Auflage, 2024
Fünfte Auflage, 2026

Bibliografische Information der Deutschen Nationalbibliothek
Die Deutsche Nationalbibliothek verzeichnet diese Publikation in der Deutschen Nationalbibliografie; detaillierte bibliografische Daten sind im Internet über http://dnb.d-nb.de abrufbar.

Inhalt

KAPITEL 1

Einleitung

Mentalisieren ist eine Form der sozialen Kognition und bezeichnet die imaginative mentale Aktivität, die uns in die Lage versetzt, menschliches Verhalten unter Bezugnahme auf intentionale mentale Zustände (Bedürfnisse, Wünsche, Gefühle, Überzeugungen, Ziele usw.) wahrzunehmen und zu interpretieren (Fonagy et al. 2015a, S. 23).

Die *Mentalisierungsfähigkeit* ermöglicht es, uns selbst von außen und andere Menschen von innen zu betrachten und zu interpretieren. Sie stellt einen Schlüsselfaktor von Resilienz dar und beeinflusst, wie wir unser Selbst- und Selbstwertgefühl, unsere Affekte, unsere Aufmerksamkeit und unsere Beziehungen regulieren. Die Mentalisierungsfähigkeit entwickelt sich in Beziehungen im Laufe der frühen Kindheit und bildet über den ganzen Verlauf der Entwicklung eine zentrale Grundlage für die Wahrnehmung, die Gestaltung und die Verarbeitung sozialer Beziehungen. Chronische oder akute Störungen der Mentalisierungsfähigkeit begleiten daher schwere psychische Probleme aller Art (Fonagy et al. 2004; Allen et al. 2011; Bateman & Fonagy 2015; Fonagy et al. 2022).

Das vorliegende Buch widmet sich dem Mentalisieren bei Kindern und Jugendlichen, wobei wir in dieser Einleitung einige zentrale Sichtweisen zur Sprache bringen wollen, die den folgenden Kapiteln zugrunde liegen.

1.1 Der Erwerb der Mentalisierungsfähigkeit durch Kinder und Jugendliche als Entwicklungsaufgabe und die Rolle primärer Bezugspersonen bzw. der Eltern (Kapitel 2 und 3)

Für Kinder und Jugendliche spielen Mentalisieren und Mentalisierungsfähigkeit eine besondere Rolle in der psychischen und sozialen Entwicklung. Sie stellen die Voraussetzung dafür dar, dass sich »epistemisches Vertrauen« (Fonagy & Allison 2014; Fonagy & Nolte 2023) entwickeln kann: die Bereitschaft eines Individuums, neues Wissen von Seiten einer anderen Person als vertrauenswürdig, generalisierbar und für das eigene Selbst relevant zu erwägen. Mentalisieren zu können gestattet dem Heranwachsenden, die Authentizität und persönliche Relevanz von interpersonell übermittelter Information zu überprüfen und sich damit für neue soziale Erfahrungen in veränderten sozialen Kontexten zu öffnen und neue Informationen zu evaluieren. Eine zuverlässige Mentalisierungsfähigkeit stellt damit einen »Superhighway« zu sozialem Lernen und zur kulturellen Umwelt dar.

Bei ihrer Geburt verfügen Kinder hinsichtlich dieser zentralen mentalen Fähigkeit über ein biologisch vorgegebenes Potential. Ihr Erwerb stellt eine *Entwicklungsaufgabe* dar, die in den ersten fünf Lebensjahren zu erfüllen ist, wie Maria Teresa Diez Grieser in Kapitel 2 ausführt. Ob Kinder und Jugendliche diese Fähigkeit erwerben können, hängt wesentlich mit deren *Bindungserfahrung* zusammen. *Mentalisieren erzeugt Mentalisieren – Nicht-Mentalisieren erzeugt Nicht-Mentalisieren:* Das Kind benötigt dazu die Erfahrung sicherer Bindungen in einem Netz von primären Bezugspersonen, die verfügbar und verlässlich sind und denen vertraut werden kann. Deren Beziehungsgestaltung unterstützt das Kind. Das kontingente und markierte Spiegeln des subjektiven Erlebens von Seiten der primären Bezugspersonen fördert ein emergentes Selbst mit seinen Affekten und Intentionen. Sie verhelfen dem Kind so zum Aufbau von inneren Repräsentationen als Bausteine der Psyche. Diese stellen wiederum die Basis für die Entwicklung seiner Beziehungs-, Aufmerksamkeits- und Affektregulation wie auch seines Selbst dar.

Eine zentrale Rolle im Netz der primären Bindungspersonen spielen die *Eltern,* wie von Maria Teresa Diez Grieser in Kapitel 3 erörtert wird. Die bei den Eltern bereits in der Schwangerschaft bestehenden Bindungsrepräsentationen ermöglichen Empathie und Reflexivität gegenüber dem ungeborenen Kind, beeinflussen die Bindungsmuster und die Mentalisierungsfähigkeit des heranwachsenden Kindes und schaffen die Grundlage für *epistemisches Vertrauen.* Mentalisierende Interaktionen in der frühen Kindheit lassen überdies noch eher als sichere Bindungen an sich auf Mentalisierungsfähigkeiten in der späteren Kindheit schließen (Meins et al. 2002; Meins et al. 2003).

Eine mentalisierende Haltung der Eltern als zentrale entwicklungsfördernde Fähigkeit liegt feinfühliger Responsivität – als Schlüsselbedingung für sichere Bindungsentwicklung – zugrunde: Sie gestattet Eltern, sich mental an die Stelle des Kindes zu setzen und sich dessen Erfahrung vorzustellen.

Umgekehrt kann diese Entwicklung früh gestört, gehemmt oder verhindert werden, wenn sichere Bindungserfahrungen mit adäquat mentalisierenden primären Bezugspersonen fehlen und/oder Letztere dem Kind für die persönliche und soziale Orientierung überhaupt nicht oder nicht genügend zur Verfügung stehen. Die Entwicklung der Mentalisierungsfähigkeit und damit der Fähigkeit, emotionale Belastungen in Bindungsbeziehungen zu regulieren, ist insbesondere bei der wiederholten traumatischen Erfahrung (im Zusammenhang mit Gewalt, Missbrauch etc.), dass diese primäre Bezugsperson – als potentielle Quelle von Halt, Sicherheit und Orientierung – zugleich Täter oder Täterin ist, beeinträchtigt.

Kinder mit dieser Erfahrung unterliegen einer doppelten Belastung (Allen & Fonagy 2015). Die Bindungsperson wird früh zu einem unlösbaren Rätsel, das durch defensives Nicht-Mentalisieren (mittels projektiver Identifizierung, Spaltung, Dissoziation und dem Wechsel von Verleugnung und Idealisierung) »gelöst« werden muss. Diese Anpassung in der Not und die intergenerationelle Weitergabe unsicherer Bindungsrepräsentanzen schaffen oder verstärken eine Vulnerabilität in Form einer nur rudimentär ausgebildeten Mentalisierungsfähigkeit und damit verbunden einer beeinträchtigen Fähigkeit zu epistemischem Vertrauen (Fonagy & Allison 2014; Fonagy et al. 2019; Fonagy et al. 2022; Knapen et al. 2022; Fonagy & Nolte 2023). Das Mentalisieren dieser Kinder wird in der Folge gerade in bindungsrelevanten Kontexten und Situationen leicht »offline« gehen, oder es kann nicht aktiviert werden, wenn es vor Angst und affektiver Überwältigung oder vor Retraumatisierung schützen müsste. Diese Kinder unterliegen gar einer dreifachen Belastung (Allen & Fonagy 2015), denn sie werden zudem so nicht auf ihre sozialen Interaktionen in der außerfamiliären Welt vorbereitet und neigen zum Verharren in epistemischer Hypervigilanz. Soziales Lernen und die Öffnung zur Kultur werden so – oft lebenslang – blockiert, was der Entwicklung einer Psychopathologie noch Vorschub leistet.

Empirisch ist gut belegt, dass Bindungssicherheit und Mentalisierungsfähigkeit durch entsprechende Bindungserfahrungen mit adäquat mentalisierenden Bindungspersonen gefördert werden können. Wenn diese Bedingungen ganz oder überwiegend fehlen, finden sich negative Effekte auf

- die Entwicklung von Bindungssicherheit (z. B. Berthelot et al. 2015), mit erhöhter transgenerationeller Weitergabe von (problematischen) Familienskripts;
- die Entwicklung der kindlichen Mentalisierungsfähigkeit, generell auch der sozial-kognitiven Kompetenzen, der Affektregulation und des Verständnisses emotionalen Ausdrucks;
- die Fähigkeit, epistemisches Vertrauen zu entwickeln und bei Bedarf abzurufen;
- die Persönlichkeitsentwicklung und psychische Gesundheit, insbesondere der Affektregulation und des Selbstgefühls (Sharp et al. 2007; Taubner & Curth 2013; Ensink et al. 2016; Fonagy et al. 2022).

1.2 Vorläufer des Mentalisierungskonzepts in der Entwicklungspsychologie und der Kinder- und Jugendlichen-Psychotherapie und »Bausteine« einer entwicklungsfördernden Therapie (Kapitel 4)

Wenn dem Mentalisieren in der kindlichen Entwicklung damit eine so zentrale Rolle zukommt, erstaunt es wenig, dass das Konzept Vorläufer in der Entwicklungspsychologie und der Kinder- und Jugendlichen-Psychotherapie kennt und wesentlich auch in diesen wurzelt. Die Forschung zur *Theory of Mind (ToM)* setzte sich mit der Entwicklung der Schlüsselfähigkeit bereits von kleinen Kindern auseinander, mentale Zustände und ihre Beziehung zum Verhalten besser zu verstehen. Die anfänglichen Untersuchungen zum Autismus bei Kindern (Baron-Cohen et al. 2000) haben die Ausarbeitung des Mentalisierungskonzepts wesentlich befruchtet. Die ToM-Forschung fokussierte jedoch vorwiegend auf den *kognitiven* Aspekt der Mentalisierungsentwicklung (Allen et al. 2011, S. 71 ff.).

Peter Fonagy (Fonagy 1991; s. auch Fonagy & Luyten 2011) bezog sich in seiner beginnenden Neukonzeption der Borderline-Persönlichkeitsstörung explizit auf das ToM-Konzept, um ein besseres Verständnis der besonderen mentalen Schwierigkeiten dieser (erwachsenen) Patienten und damit eine angemessenere Behandlung erreichen zu können. Im Anschluss an die ToM-Forschung sah er in der vorhandenen oder mangelnden Fähigkeit zu mentalisieren einen zentralen Parameter für das Verständnis der Persönlichkeitsentwicklung und ihrer Störungen.

In der Geschichte der psychoanalytischen Kinder- und Jugendlichen-Psychotherapie hat die Beschäftigung mit dem Phänomen der Mentalisierungsfähigkeit und ihrer Störungen einen zweiten, mit ToM verglichen noch wichtigeren Vorläufer des heutigen Konzepts. Anna Freud, Tochter von Sigmund Freud und mit Melanie Klein Begründerin der Kinderpsychoanalyse, setzte sich in ihrer klinischen und wissenschaftlichen Arbeit an der Hampstead Clinic in London (dem heutigen Anna Freud Centre) früh mit der normalen psychischen Entwicklung und deren Störungen auseinander (z. B. A. Freud 1987a).

Ihre Theorie der »Entwicklungslinien«, z. B. »vom Egoismus zur Freundschaft und Teilnahme an einer menschlichen Gemeinschaft« (A. Freud 1987b, S. 2684 ff.), gestattete eine neue Sicht der kindlichen Entwicklung und der Bedeutung des manifesten Symptoms, von mentaler Gesundheit und von Krankheit. Einzelne Abweichungen von der normalen Entwicklung stellten für sie nicht per se zu behandelnde Symptome von Krankheitswert dar, solange die Gesamtentwicklung eines Kindes eine progrediente Richtung aufwies und nicht durch Regressionen auf mehreren Entwicklungslinien (zu festgelegten Fixierungspunkten) gleichzeitig und nachhaltig beeinträchtigt wurde.

In den letzten Jahren ihres Wirkens beschäftigte sich Anna Freud vermehrt mit diesen tiefgreifenden Entwicklungsstörungen und deren Behandlung (Midgley 2013). Sie und ihre Kolleginnen an der Hampstead Clinic waren zunehmend mit Kindern mit extrem traumatischen, durch Deprivation gekennzeichneten Erfahrungen konfrontiert. Im Gegensatz zu eher neurotischen Kindern wiesen diese größere Verzögerungen in ihrer Entwicklung auf, die nicht mit traditionellen analytischen Vorstellungen und Methoden verstanden oder behandelt werden konnten (ebd., S. 151).

Mit der Neukonzeptualisierung der Psychoanalyse konkretisierte Anna Freud gegen Ende ihres Wirkens diesen Zugang zu den nichtneurotischen Störungen (Sandler et al. 1982). Zentrale Ziele der Therapie entwicklungsgestörter Kinder und Jugendlicher seien u. a. der Aufbau von Ich-Stärke, aber auch des Selbst, der Fähigkeit zur Affektregulation und der Unterscheidung zwischen Fantasie und Realität.

Midgley (2013) hält in seinem Überblick über Anna Freuds Wirken fest, sie habe bis zum Schluss – ungeachtet ihrer empathischen, adaptiven Behandlungsführung – die Vorstellung vertreten, dass eine solche »Entwicklungstherapie« nicht als »eigentliche Analyse« (»proper analysis«) gelten könne (ebd., S. 162 f.), was für ihre Schülerinnen verwirrend gewesen sei.

Dass diese neue Entwicklungstherapie dennoch weiter ausgebaut werden konnte, ist vorwiegend ehemaligen Schülerinnen und Schülern Anna Freuds und des später in »Anna Freud Centre« umbenannten Ausbildungsinstituts zu verdanken. In den 80er- und 90er-Jahren explodierte die Anzahl von Beiträgen zur Konzeption der psychoanalytischen Entwicklungspsychopathologie und -therapie förmlich. Zahlreiche Beiträge wurden im von *Bulletin of the Hampstead Clinic* zu *Bulletin of the Anna Freud Centre* umbenannten sowie in zwei Sammelbänden (Hurry 2002; Green 2005) veröffentlicht und entwickelten Anna Freuds Ansatz zu einem der »Neurosentherapie« als gleichwertig erachteten zweiten Standbein der Kinderpsychoanalyse weiter.

Auch neuere Linien der Forschung im Bereich Entwicklungstherapie erarbeiteten zunehmend Konzepte, welche als Vorläufer der Mentalisierung betrachtet werden können. So kamen Anna Freuds Schüler Peter Fonagy und George Moran in ihrem bahnbrechenden Artikel »Understanding psychic change in child psychoanalysis« (Fonagy & Moran 1991), der sich sowohl mit neurotischen als auch mit Entwicklungsstörungen beschäftigte, zum Schluss, dass diese auf unterschiedlichen Mechanismen beruhten.

Bei eher neurotischen Kindern wurden vorwiegend Repräsentanzen-Störungen angenommen. Unerwünschte, ängstigende oder beschämende Repräsentationen von Erfahrungen würden durch Abwehrmechanismen vom Bewusstsein ferngehalten. Veränderung geschehe hier durch Integration dieser verpönten Repräsentationen in den Bereich des Bewusstseins – im therapeutischen Prozess vorwiegend durch Deutungen.

Bei entwicklungsgestörten Kindern postulierten sie eine Störung des Repräsentanzen-Bildungsprozesses selbst, nämlich der Fähigkeit, das eigene Selbst und die Objekte überhaupt mental repräsentieren zu können. Es fehle ihnen daher an einer basalen »Theory of Mind« (Baron-Cohen 1991). Dieses ToM-Defizit verstehen Fonagy und Moran (1991) in psychoanalytischer Sichtweise als tiefgreifende und umfassende Ich- oder mentale Funktionsstörung vor allem bei schwer traumatisierten Menschen. Betroffene Patientinnen hätten diese Störung defensiv-adaptiv entwickeln müssen, um sich gerade *nicht* in die Psyche des als zentrale Bindungsperson gebrauchten und als Täter gefürchteten Erwachsenen einfühlen zu müssen. Die Abwehr richte sich daher bei diesen Menschen gegen die Denkfähigkeit selbst und führe damit zu einer tiefgreifenden, umfassenden Entwicklungshemmung. Fonagy (1991) hatte dieses in der erwähnten Fallstudie bei einem erwachsenen Borderline-Patienten bereits vorher analysiert.

Bei entwicklungsgestörten Kindern erwiesen sich Deutungen, die Unbewusstes der bewussten Kontrolle und Integration zu erschließen gedachten, im besten Falle als wirkungslos, im schlechtesten aber als überwältigend und Angst erregend. Hilfreiche Interventionen waren bei ihnen vielmehr solche, die die gehemmten mentalen Prozesse an sich förderten und die defensive Hemmung des Denkens abbauen halfen.

Auf dem Boden dieser Forschungslinien erarbeitete die Autorengruppe um Peter Fonagy (Fonagy & Target 1996a; Target & Fonagy 1996b; Bleiberg 2001; Hurry 2002; Green 2005) nach und nach die Fundamente des späteren Mentalisierungskonzepts und der daran anschließenden Therapieformen. Midgley (2015a) nennt drei wesentliche Erkenntnisse dieser erweiterten konzeptionellen Ausarbeitung auf der Basis von Theory of Mind und Entwicklungstherapie:

- Die Fähigkeit zum Spielen: An Winnicott (1985) explizit anschließend werde die entwicklungsfördernde Bedeutung des Spielens, von »Playfulness« und des Spiels an sich validiert, was über die klassische kinderpsychoanalytische Sichtweise des Spiels als bloßem Kommunikationsmittel, analog zur freien Assoziation Erwachsener, hinausgehe. Damit gerate der Prozess des Spiels gegenüber dessen Inhalt neu in den Vordergrund.
  Therapeutisches Spiel findet demnach in einem Übergangsbereich statt, in dem sich zwei Mitspieler treffen, Kind und Therapeut, und Fantasie und Realität zusammenkommen (Winnicott 1985). Sie bewegen sich in einem Raum, der ihnen spielend gestattet, eigene Seiten, Gefühle, Gedanken, Wünsche usw. spielend darzustellen, zu entwerfen, zu entdecken, aber auch wieder abzulehnen. Der Therapeut wirkt als Mitspieler und »Entwicklungshelfer«, den das Kind auf seine Feinfühligkeit und Empfänglichkeit gegenüber den verletzten und verletzlichen Seiten seines, des Kindes, Selbst ausgiebig testen kann.

Die Spielfähigkeit eines Kindes ist aber nicht einfach gegeben, sondern muss sich ebenfalls erst entwickeln. Denn sie ist manchmal so von einer Angst vor Überwältigung und Retraumatisierung belastet, dass sie adaptiv gehemmt werden musste (v. a. bei Kindern mit Borderline-Zügen).
Die Fähigkeit, eine spielerische Haltung einzunehmen, wird dann selbst zu einem vorrangigen therapeutischen Ziel: »In solchen Fällen ist es die Aufgabe des Therapeuten, dem Kind dabei zu helfen, spielen zu lernen – zuerst mit Objekten, dann mit einer anderen Person, und schließlich mit Ideen und verschiedenen Perspektiven« (Midgley 2015a, S. 11).

- Verbesserung der »Reflexiven Funktion« (RF):[1] Die Auseinandersetzung mit der Bindungstheorie und deren Zusammenführung mit der Theory of Mind führten zur Konzeption einer »Reflexiven Funktion« und der »Mentalisierung« als zentrale, im frühen Bindungskontext zu entwickelnde mentale Funktion. Kinder mit Entwicklungsstörungen benötigen therapeutische Hilfe, um eigene Gefühlszustande adäquat wahrnehmen und benennen zu lernen. Im therapeutischen Prozess wird angeregt, sein körperliches und mentales Erleben wahrzunehmen, seine Aufmerksamkeit darauf zu richten und die aktuellen Gefühle zu verbalisieren.
- *In* der Übertragung arbeiten: In der Entwicklungstherapie gelte es, so Midgley, von der Übertragung auf andere Weise als in der Arbeit mit Kindern Gebrauch zu machen, die bereits über eine ausgebildete Reflexive Funktion verfügen. In ihr gehe es im therapeutischen »Hier und Jetzt« nicht darum, das Auftauchen unbewusster Übertragungsmuster aus der Vergangenheit explizit mit der Patientin bzw. dem Patienten zu analysieren. Es gehe vielmehr darum, Übertragungsphänomene wie ein bestimmtes Verhalten in der Interaktion mit Gefühlen des Kindes wahrzunehmen und auf dessen mentale Erfahrung hin zu explorieren.

---

1 »Reflexive Funktion« wurde in der Frühzeit der Mentalisierungsforschung generell im Sinne der Mentalisierungsfähigkeit verstanden und wird heute meist als Operationalisierung des Begriffs Mentalisierung(-sfähigkeit) verwendet (etwa bei der »Child Reflective Function Scale« [CRFS], siehe weiter unten). Oft werden die beiden Begriffe aber auch synonym verwendet – so auch im folgenden Text.

Gemäß dieser neuen Sichtweise ist bei solchen Kindern eine therapeutische Veränderung durch ein kleinformatiges Schritt-um-Schritt-Vorgehen, d. h. eine langsame und sensible Sequenzierung, erfolgversprechend.

Mit diesen Bausteinen der Entwicklungstherapie und diesem erweiterten entwicklungspsychologischen Grundverständnis waren die Fundamente für die heutige therapeutische Mentalisierungsförderung geschaffen, deren Grundkonzept Roland Müller in Kapitel 4 ausdifferenziert und spezifisch für die Kinder- und Jugendlichen-Psychotherapie weiterentwickelt.

1.3 Die ersten expliziten Darlegungen der Mentalisierungsbasierten Therapie mit Kindern und Jugendlichen (Kapitel 4 und 5)

Obwohl die Fundamente für ein neues, mentalisierungsorientiertes Modell der Entwicklungstherapie von Kindern gelegt waren, beendete die Gruppe um Fonagy auf ihrem Weg zu einer Mentalisierungsbasierten Therapie (MBT) erstaunlicherweise zunächst ihre Fokussierung auf die Kinder- und Jugendlichen-Psychotherapie. Bateman und Fonagy (2008) entwickelten auf der Grundlage des entwicklungstherapeutischen Ansatzes ein integriertes Konzept und Manual der »Mentalisierungsbasierten Therapie« für Erwachsene mit Borderline-Persönlichkeits-Störung (BPS) (Midgley 2015a).

Dabei gab es durchaus parallele frühe Versuche von Kinder- und Jugendlichen-Psychotherapeuten in Richtung einer MBT für Kinder und Jugendliche. Efrain Bleiberg (2001) legte ein umfassendes Handbuch für mentalisierungsorientierte Psychotherapie mit Kindern und Jugendlichen mit beginnenden Persönlichkeitsstörungen vor. Sein Buch *Treating Personality Disorders in Children and Adolescents* nennt er jedoch im Untertitel noch einen »relationalen Ansatz«, obwohl es auf der Ebene von Kindern und Jugendlichen das Pendant zum MBT-Standardwerk von Bateman und Fonagy (2008) für die Erwachsenentherapie ist. Bleibergs MBT-Handbuch für die therapeutische Arbeit mit Kindern und Jugendlichen »avant la lettre«, dem eine stärkere Verbreitung und Rezeption zu gönnen gewesen wäre, wurde kaum zur Kenntnis genommen.

Ähnliche Bedeutung wie Bleibergs Handbuch kommt der Jahre später veröffentlichten Therapieanleitung *Mentalizing in Child Therapy* einer holländischen psychoanalytischen Autorengruppe zu (Verheugt-Pleiter et al. 2008; Verheugt-Pleiter & Zevalkink 2021). Die Autorinnen und Autoren benützen für ihren Ansatz erstmals die Bezeichnung »mentalization-based child therapy« (»Mentalisierungsbasierte Kindertherapie«; ebd., S. 1). Sie halten fest, diese sei früher als »Entwicklungstherapie« bezeichnet worden. Ihr Handbuch für MBT mit bindungs- und entwicklungsgestörten Kindern im Latenzalter (7–12 Jahre) verstehen sie als deren Fortführung. Sie beziehen sich explizit auf die Arbeit von Bleiberg (2001) und auf das erste MBT-Therapiemanual für Erwachsene von Bateman und Fonagy (2008). Im Vorwort von 2008 definiert Fonagy denn auch folgende Kernelemente der mentalisierungsbasierten Erwachsenen- wie auch Kindertherapie:

- Fokussierung auf das Hier und Jetzt;
- Bezug zum gegenwärtigen mentalen Zustand der Patientin bzw. des Patienten;
- Vergewisserung von Re-Präsentation der inneren Erfahrung;
- eine spielerische Grundhaltung (»Playfulness«);
- Beschäftigung mit dem Prozess hat Priorität gegenüber dem Inhalt (Fonagy 2008, S. xxiii).

Insbesondere die Empfehlungen zur adaptiven Indikation von Interventionen im Therapieverlauf von Verheugt-Pleiter et al. stellen einen eigenständigen und innovativen Beitrag dar.

Diese ersten expliziten Darlegungen der Mentalisierungsbasierten Therapie mit Kindern und Jugendlichen von Bleiberg (2001) sowie von Verheugt-Pleiter et al. (2008) dienen für die heutige Mentalisierungsbasierten Therapie, wie sie von Roland Müller in den Kapiteln 4 und 5 dargelegt und weiterentwickelt wird, als fruchtbare Grundlage.

Dort werden die Behandlungsanleitungen der Entwicklungstherapie und der aus ihr hervorgegangenen Praxiskonzepte bewertet und eine eigene Praxisanleitung für die therapeutische Mentalisierungsförderung bei (Schul-)Kindern und Jugendlichen erarbeitet.

1.4 Verkörperlichtes Mentalisieren und mentalisierungsstärkende Interventionen (Kapitel 6 und 7)

Mentalisieren ist keinesfalls ein ausschließlich kognitiver Akt, sondern es ist stets ein verkörperlichtes Mentalisieren nötig, um passende Beziehungsangebote gestalten zu können. Diesen Aspekt vertieft Maria Teresa Diez Grieser in Kapitel 6 und illustriert ein mögliches therapeutisches Vorgehen unter Einbeziehung der (zwischen-)leiblichen Ebene.

In Kapitel 7 stellt Maria Teresa Diez Grieser mentalisierungsstärkende Interventionen mit Müttern bzw. Eltern und Kleinkindern in verschiedenen Settings vor, die sowohl auf den Prinzipien der therapeutischen Mentalisierungsförderung (Kap. 4) als auch auf den Erfahrungen der psychoanalytischen Arbeit mit Eltern und Kleinkindern beruhen.

1.5 Mentalisieren in pädagogischen Kontexten (Kapitel 8)

Ein weiterer wichtiger Referenzpunkt im Zusammenhang mit der Mentalisierungsförderung bei Säuglingen und Kleinkinder ist die Prävention von co-traumatischen Prozessen, die in Form von »Teufelskreisen« (Papoušek 2004) Eltern-Kind-Beziehungen negativ beeinflussen und nachhaltig prägen können. Eltern, die aufgrund traumatischer Erfahrungen in der Wahrnehmung und Regulation von Affekten durch Traumaprozesse beeinträchtigt sind, schwächen ihre Kinder in der Entwicklung ihrer Mentalisierungsfähigkeit. Es bedarf niederschwelliger, therapeutischer Angebote, um diese Eltern frühzeitig zu erfassen und ihnen passende therapeutische Hilfestellungen anzubieten.

Damit sich Kinder gemäß ihrem Potential gesund entwickeln und an gesellschaftlichen Prozessen teilnehmen können, braucht es in ihrem Umfeld immer auch erwachsene Bezugspersonen, die in ihrer professionellen Rolle die Resilienz dieser Kinder stärken. Mentalisieren in pädagogischen Kontexten ist deshalb sowohl für Kinder im Schulbereich als auch für Kinder, die in Pflegeverhältnissen aufwachsen, äußerst bedeutsam. Insbesondere auch Kinder, die in belasteten Familien aufwachsen, sind auf entwicklungsförderliche Bedingungen angewiesen, die ihre Belastungen abpuffern helfen und selbstregulatorische Kompetenzen aufbauen. Diese Aspekte vertieft Maria Teresa Diez Grieser im Kapitel 8, welches sie mit Überlegungen zur Relevanz des Mentalisierungskonzepts im Kindesschutz abschließt.

Der zwischenzeitlich verlorene Link zwischen mentalisierungsfördernder Kindertherapie einerseits und Erwachsenentherapie andererseits (Midgley 2015a) soll durch die vorliegende Publikation wiederhergestellt werden. Besonderheiten der Mentalisierungsförderung bei Kindern und Jugendlichen, die im vorliegenden Band herausgearbeitet werden, mögen nunmehr auch die mentalisierende Arbeit mit Erwachsenen inspirieren.

Stärker als üblicherweise in der Erwachsentherapie wird in der Arbeit mit Heranwachsenden auch das Familiensystem (einschließlich der Eltern) systematisch einbezogen, um potentiell adaptiven »Lösungen« des innerfamiliären Nicht-Mentalisierens entgegenzuwirken. Auch die Entwicklungschancen erfolgreichen Mentalisierens und epistemischen Vertrauens sollen durch eine systemische, sozio-ökologische Orientierung vergrößert werden (Fonagy et al. 2022; Bo et al. 2022). Es ist daher naheliegend, diese Sichtweise der Mentalisierungsförderung auch in der Arbeit mit Erwachsenen und deren Umfeld zu berücksichtigen (vgl. dazu z.B. den innovativen Ansatz von Bevington et al. 2017 und von Bateman & Fonagy 2019).

Außerhalb der Psychotherapie können auch die Erfahrungen aus der pädagogischen Mentalisierungsförderung für die Arbeit mit Erwachsenen fruchtbar gemacht und genutzt werden, etwa in der klinischen oder nicht-klinischen Psychoedukation, der Sozialarbeit, der beruflichen Aus- und -Weiterbildung oder der Unternehmensberatung.

Wenn heute vermehrt Bemühungen unternommen werden, Mentalisierungsförderung auch bei Kindern und Jugendlichen zu reflektieren, zu konzeptualisieren und auch zu praktizieren, so scheint uns das auch in dieser Perspektive sinnvoll und – hoffentlich – befruchtend.

KAPITEL 2

Mentalisieren als zentrale Entwicklungsaufgabe in der Kindheit

Entwicklung ist ein ständiger, vor allem in den ersten Lebensjahren von Reifung, Wachstum und Differenzierung bestimmter Veränderungsprozess. Kindliche Entwicklung ist »ein Geflecht von Entwicklungslinien« (Tyson & Tyson 1997). Die kognitive, die affektive, die psychosexuelle und die soziale Entwicklung beeinflussen sich gegenseitig.

Jenseits dieser verschiedenen Entwicklungsstränge ist die Beziehung zu anderen Menschen das zentrale übergeordnete Thema der kindlichen Entwicklung. Dabei zeigt sich zunehmend, »dass die gesunde Entwicklung eines Kindes nicht nur einer stabilen Primärbeziehung, sondern mindestens ebenso bedeutsam einer Gruppe bedarf« (Schultz-Venrath & Felsberger 2016, S. 16). Die Forschungsergebnisse der letzten Jahre betonen, dass für die psychische Gesundheit die Erfahrung, Teil eines umfassenderen sozialen Kontextes bzw. diesem zugehörig zu sein, zentral ist (Fonagy et al. 2023b). Fonagy und Mitarbeiter (Fonagy et al. 2004) setzen Selbstentwicklung mit dem Sammeln von Erfahrungen in Beziehungen gleich. Erfahrungen müssen als Elemente des Selbst und der Identität innerpsychisch repräsentiert werden, um durch Mentalisieren Selbst- und Beziehungsregulation zu ermöglichen. Die Qualität der Beziehungen zwischen den Bezugspersonen und dem heranwachsenden Kind hat dabei entscheidenden Einfluss auf die Entwicklung des Selbst sowie auf die Selbst- und Beziehungsregulation. Somit sind die Bindungserfahrungen mit adäquat mentalisierenden Bindungspersonen (siehe Kap. 3) die Basis für die Entwicklung des Mentalisierens und für gelingende Selbst- und Beziehungsregulation. Kinder, deren Bezugspersonen keine oder nicht genügend Sicherheit für die persönliche und soziale Orientierung vermitteln können oder sogar selbst eine Quelle von starkem Stress darstellen, haben eine »doppelte Belastung« zu bewältigen (Allen & Fonagy 2015). Die Bindungsperson wird zu einem Rätsel, welches durch Nicht-Mentalisieren »gelöst« bzw. ausgehalten werden muss.

Wieso ist es, wie oben gesagt, wichtig, dass das Kind sich in einem sozialen System mentalisiert fühlt und ein Gefühl der sinnvollen Verbindung mit einer umfassenderen sozialen Gemeinschaft erfahren kann (Fonagy & Nolte 2023)? Die daraus entstehende Zugehörigkeit kann Gefühlen der Einsamkeit und Entfremdung und der Entstehung einer möglichen Psychopathologie entgegenwirken (Fonagy & Nolte 2023). Zudem geht man davon aus, dass sich in der frühen Kindheit in passenden Beziehungen epistemisches Vertrauen entwickeln kann. Das epistemische Vertrauen ist in der neueren Entwicklung des Mentalisierungskonzepts zu einem zentralen Element geworden (Fonagy & Nolte 2023). Fonagy und Luyten (2016) verstehen epistemisches Vertrauen in seiner Anwendung auf pädagogische und psychotherapeutische Kontexte als die grundsätzliche Bereitschaft eines Menschen, die Kommunikation eines anderen Menschen als vertrauenswürdig, verallgemeinerbar und als für die eigene Person relevant zu betrachten.

Fonagy & Allison (2014) sehen das epistemische Vertrauen als den Mechanismus, durch den das Kind dazu befähigt wird, über Lernen soziale Kompetenzen zu erwerben. Dabei bezieht sich das epistemische Vertrauen »auf das Vertrauen in die Authentizität und Relevanz von Informationen, die von anderen mitgeteilt werden« (Nolte & Fonagy 2023, S. 23). Dies wird durch eine sichere emotionale Bindung möglich, welche den Boden für die Entspannung der epistemischen Vigilanz bereitet und damit eine sensitive, angemessene Offenheit für Hinweissignale (*ostensive cues*) der Bezugsperson schafft.

Sämtliche für das Mentalisieren notwendigen Entwicklungsschritte spielen sich nicht entlang einer kognitiven Reifungslogik ab, sondern im Kontext der Eltern-Kind-Beziehung sowie weiterer sozialer Beziehungen über die Lebensspanne (insbesondere zu Peers). Mentalisieren ist ein sozialer Prozess, bei dem sich verschiedene Psychen austauschen. Dabei ist davon auszugehen, dass die sich entwickelnden mentalen Repräsentationen desto reicher sein werden, je reicher die Kontakte sind (Fonagy & Luyten 2011). Das Mentalisierungskonzept basiert auf der Fähigkeit, Gefühle, Bedürfnisse und Gedanken in anderen Personen und bei sich selbst wahrzunehmen und sich selbst mit fremden Augen betrachten zu können. Zentrale Voraussetzung dafür ist es, Affekte einschätzen, modulieren und das gegenwärtige Erleben verbalisieren und symbolisieren zu können (Jurist 2019).

Das Mentalisierungskonzept beschreibt somit auf einer Mikroebene die Entwicklungspsychologie des Selbst so, wie sie in einem ersten Entwurf von Winnicott (1988) konzeptualisiert wurde. Winnicott bezeichnet das Selbst als eine Ganzheit im subjektiven Erleben eines Menschen, welches mit einer persönlichen Identität und einer Trennung von innen und außen einhergeht (Taubner 2015, S. 27). Für Winnicott geht es darum, dass eine haltende Umwelt, welche das schwache »Ich« des Säuglings unterstützt, dies auf eine Weise macht, dass innere Zustände und Befindlichkeiten zunehmend integriert werden. Für Winnicott ist ein integriertes Selbst die Grundlage des Gefühls seelischer Gesundheit, während der Verlust der Integration mit dem Gefühl des Verrücktwerdens verbunden ist.

Mentalisieren wird somit als ein Prozess definiert, anhand dessen wir implizit und explizit aufgrund intentionaler psychischer Zustände (wie z.B. Wünsche, Bedürfnisse, Gefühle, Überzeugungen und Gründe) unsere eigenen Handlungen und diejenigen anderer Menschen als bedeutsam interpretieren (Bateman & Fonagy 2010). Diese Fähigkeit ist intrinsisch mit der Selbst- und der Beziehungsregulation verbunden und deshalb eine zentrale Voraussetzung, um Entwicklungsaufgaben zu meistern und um uns in der Welt der Beziehungen zurechtzufinden.

2.1 Mentalisieren als mehrdimensionales Konzept

Das Konzept des Mentalisierens kann als ein »umbrella concept« (Luyten et al. 2020) gesehen werden, welches mehrere Konstrukte umfasst. Es stellt eine Weiterentwicklung der Theory of Mind (ToM) dar, die sich bereits Ende der 70er Jahre des letzten Jahrhunderts mit der Frage beschäftigte, wie das Verhalten eines anderen Menschen auf der Basis seiner Motive, seines Wissens und seiner Wünsche verstanden werden kann (Premack & Woodruff 1978). Das Konzept des Mentalisierens stellt eine Dynamisierung der ToM dar, mit einer Erweiterung von einem individuell-dyadischen zu einem gruppenbezogen-sozialen Prozess (Schultz-Venrath & Felsberger 2016).

Des Weiteren untersucht das Konzept des Mentalisierens die Entwicklung der frühen Bindungsbeziehungen und betont, dass Bindung den notwendigen Rahmen für die Entwicklung eines Repräsentationssystems darstellt, welches das Überleben sichert. Dabei ist das soziale Lernen im hohen Maße von der Fähigkeit, gemeinsam zu denken, abhängig (Tomasello 2020). Gemeinsam zu denken entwickelt sich über die gemeinsame Aufmerksamkeit und das Mentalisieren innerhalb sozialer Systeme (Fonagy et al. 2023c). Die Erfahrungen in den Bindungsbeziehungen (in Eltern-Kind-Dyaden, in Großfamilien oder in umfassenderen kulturellen Gruppen) haben stets einen Einfluss auf die Bereitschaft des Kindes zu lernen. Wenn die Bezugsperson Wissen vermittelt, welches vom Kind als vertrauenswürdig, generalisierbar und für das eigene Selbst relevant eingeschätzt wird, d.h. wenn das Kind über *epistemisches Vertrauen* (*epistemic trust*) verfügt, gelingt die Aufnahme und Integration von Informationen im interpersonellen Kontext besonders gut (Fonagy & Allison 2014). Epistemisches Vertrauen ermöglicht die verlässliche Transmission von Wissen von einer Generation an die andere.

Diese Überlegungen verweisen auf die Wichtigkeit einer sicheren, emotionalen Bindung als Basis für gelingende Lernprozesse. Wo diese Bedingung fehlt, bleibt die Fähigkeit, aus Erfahrungen und von Bezugspersonen zu lernen, eingeschränkt. Das so entstandene epistemische Misstrauen (*epistemic mistrust*) schränkt die Möglichkeiten des sozialen Lernens ein, das epistemische Vertrauen kann aber durch entsprechende positive Erfahrungen mit erwachsenen Bezugspersonen reaktiviert werden, sodass eine epistemische Übereinstimmung entstehen kann (Nolte & Fonagy 2023). Kinder, die aufgrund hauptsächlich negativer Erfahrungen mit ihren primären Bezugspersonen wie Vernachlässigung und Misshandlung kaum Sicherheit haben entwickeln können, zeichnen sich durch erhöhte epistemische Wachsamkeit (*epistemic hypervigilance*) aus. Diese Kinder bedürfen in besonderem Ausmaß vertrauter, verlässlicher und verfügbarer Bezugspersonen, um auf dieser Basis epistemisches Vertrauen nach und nach aufbauen zu können. Konzepte wie dasjenige des epistemischen Vertrauens haben eine wichtige Brückenfunktion und können verschiedene Disziplinen und Perspektiven verbinden und transdisziplinäre Theorien und Vorgehensweisen entwickeln helfen. Die weitere Entwicklung eines Kindes verweist außerdem auf die Notwendigkeit des »Wir-Modus« als eine besondere subjektive Erfahrung sozialer Kognition, damit epistemisches Vertrauen aufgebaut werden kann. Darüber hinaus erzeugt der »Wir-Modus« die Erfahrung des gemeinsamen Fühlens, Denkens und Handelns (Nolte & Fonagy 2023).

Sowohl die Ergebnisse aus der Präventionsforschung (Fingerle & Grumm 2012, siehe auch Kap. 8) als auch die Erfahrungen in der psychotherapeutischen Versorgung von Kindern und Jugendlichen mit psychosozialen Auffälligkeiten sowie in der stationären Kinder- und Jugendhilfe legen nahe, dass transdisziplinäre, mehrdimensionale Interventionen solch belastete Kinder und ihre Familien am wirksamsten unterstützen können (siehe Kap. 4). Das Konzept des Mentalisierens hat seine Wurzeln in der Psychoanalyse und der Bindungstheorie. Es integriert Erfahrungen und Befunde aus verschiedenen Disziplinen, weshalb es sich in besonderem Maße dazu eignet, transdisziplinäre Inhalte und Vorgehensweisen zu entwickeln. Dabei steht das Verständnis menschlicher Entwicklung mit deren Risikomomenten und phasenspezifischen Herausforderungen im Zentrum.

2.2 Die Bedeutung der Bindungstheorie für die Entwicklung

Die Entwicklung des Kindes wird durch drei biologisch determinierte Verhaltenssysteme reguliert: Bindung, Exploration und Furcht. Die von John Bowlby (1975, Original 1969) entwickelte Bindungstheorie ist im ethologischen Denken der 60er Jahre entstanden und verbindet klinisches Wissen mit evolutionsbiologischem Denken.

Die Bindungstheorie versucht die menschliche Neigung zu erklären, enge emotionale Beziehungen zu anderen zu entwickeln, und zu beschreiben, wie sich frühe Erfahrungen in den ersten Bindungsbeziehungen auf die weitere psychosoziale Entwicklung von Menschen auswirken. Dabei ist Bindung die besondere emotionale Beziehung eines Kindes zu seinen Eltern oder Personen, die es beständig betreuen. Sie ist in den Emotionen verankert und verbindet das Individuum mit anderen, besonderen Personen über Zeit und Raum hinweg (Ainsworth 1989).

Mittlerweile gilt das Bindungssystem als Grundlage für enge soziale Beziehungen, das emotionale Sicherheit ermöglicht, Stress und Belastungen abpuffert und über die gesamte Lebensspanne aktiv bleibt. Mertens (2012) bezeichnet das Bindungssystem als unser »psychologisches Immunsystem«. Das Furchtsystem aktiviert das Bindungssystem und deaktiviert das Explorationssystem (Bischof 1985), d. h. Angst führt dazu, dass die physische Nähe der Bezugsperson gesucht und die mentale wie physische Erkundung der inneren und äußeren Welt eingeschränkt wird. Diese Einengung der Exploration auf Überlebensnotwendiges aktiviert schnell abrufbare, automatische Erlebens- und Interpretationsmuster, welche die Sicht auf die Realität bestimmen.

Mit einem standardisierten Beobachtungsverfahren, dem »Fremde-Situation-Test« (Ainsworth et al. 1978), sind bereits in den ersten 12 bis 18 Lebensmonaten Rückschlüsse auf die Qualität der Erfahrungen der Kinder mit ihren Bezugspersonen möglich (Bischof-Köhler 2011). Abhängig von den Beziehungserfahrungen mit den wichtigsten Bezugspersonen entwickeln sich ab dem 7. Lebensmonat spezifische Bindungsstile. Wenn das Verhalten der Bezugsperson vorhersagbar, feinfühlig und passend ist, d.h. wenn eine erfolgreiche Gefühlsregulation mit den Bezugspersonen erlebt wird, entwickelt sich mit großer Wahrscheinlichkeit eine *sichere Bindung.*

Die *unsicheren Bindungen* werden in unsicher-vermeidend und unsicher-ambivalent unterteilt. Dabei wird unter *unsicher-vermeidend* ein Bindungsstil verstanden, der in der Fremden Situation dadurch gekennzeichnet ist, dass die Kinder bei der Trennung von der Bezugsperson kaum emotional reagieren und den Ausdruck etwa von Freude vermeiden. Bei der Wiederkehr der Bezugsperson ignorieren die Kinder diese und zeigen vor allem exploratives Verhalten. Entsprechende Untersuchungen haben aufzeigen können, dass der unsicher-vermeidende Bindungsstil dann entsteht, wenn die Bezugsperson zwar vorhersagbar, aber wenig einfühlsam und fürsorglich reagiert.

Wenn die Bezugsperson in ihren Affekten und im Verhalten schwankend und unvorhersehbar ist, entsteht ein unsicher-ambivalenter Bindungsstil. Der unsicher-ambivalente Bindungsstil ist durch widersprüchliches Verhalten des Kindes gekennzeichnet: Bei der Trennung von der Bezugsperson reagieren die Kinder mit starkem Trennungsschmerz, bei der Rückkehr klammern sie sich an sie. Allerdings lassen sie sich kaum beruhigen und zeigen eine Mischung aus Anhänglichkeit (Wunsch nach körperlichem Kontakt) und Ärger/Aggressivität (wenden sich ab, schlagen, stoßen) gegenüber der Bezugsperson (Brisch 2023, S. 61).

Ein weiterer Bindungsstil wurde von Main (1991) durch desorientierte, desorganisierte Verhaltensweisen charakterisiert. Dieser unsicher-desorganisierte Bindungsstil weist kein durchgängiges Muster im Umgang mit Bindungsangst auf. Eine solche Bindung entwickelt sich, wenn die Bezugsperson, die das Bindungssystem aktiviert, beim Kind gleichzeitig Bedrohungsgefühle auslöst.

Neuere Forschungsergebnisse zeigen, dass Kinder schon sehr früh über verschiedene Bindungsrepräsentationen verfügen und dass diese hierarchisch organisiert sind (Hédervári-Heller 2008). Die unterschiedlichen Bindungsbeziehungen, welche die Kinder zu verschiedenen Bezugspersonen aufbauen, unterscheiden sich in Abhängigkeit vom Zeitfaktor (wie viel Zeit sie mit einer Person verbringen) bezüglich ihrer Intensität und in Abhängigkeit von der Art und Qualität der Interaktionen (etwa Feinfühligkeit und Responsivität der Bezugspersonen) in ihrer Bindungsqualität. Des Weiteren liegen zunehmend Befunde vor, die sich mit der Frage der Veränderbarkeit von Bindung über die Lebensspanne hinweg beschäftigen und auf die Wichtigkeit der mittleren Kindheit und der Adoleszenz verweisen (Crittenden 2000). In späteren Entwicklungsphasen stellen auf neuen Erfahrungen der Kinder und Jugendlichen basierende mentale Überarbeitungen von frühkindlichen Erfahrungen und Verarbeitungsmodi ein wesentliches Resilienzmoment dar.

Die mittlere Kindheit, die lange Zeit in der Entwicklungspsychologie kaum Beachtung fand, ist eine Phase wichtiger Veränderungen und Transformationen. Insbesondere ist sie eine wichtige Übergangsphase in Bezug auf Bindungsprozesse und deren Repräsentationen. Multiple Arbeitsmodelle, die im Laufe der frühen Kindheit entwickelt und angewandt wurden, werden in allgemeine Repräsentationen überführt. In der mittleren Kindheit erfolgen ein »developmental switch« und – als wichtige Basis für die Selbstregulation – der Aufbau von »life history strategies«, die eine weitere Ausdifferenzierung der Identität möglich machen (Del Giudice 2015). Diese bilden Muster für Selbstregulation, Aggression, Kooperation und prosoziales Verhalten sowie Sexualität.

In einer nächsten Phase ermöglicht die adoleszente Entwicklung die Überarbeitung und Transformation von Selbstbildern in Wechselwirkung mit Nähe-Distanz-Regulationen gegenüber den relevanten Bezugspersonen (Familie, Peers etc.). Bindungsbezogen ist das zentrale Thema der Adoleszenz, ein Gleichgewicht zwischen einer gesunden Selbständigkeit und einem Größenselbst zu finden, welches das Gefühl der totalen Autonomie gegenüber anderen suggeriert. Dies bedeutet, dass Identität als Beziehungskonstruktion (Seiffge-Krenke 2010) zu denken ist, die den Jugendlichen jenseits konkretistischer Ablösungs- und Trennungsszenarien einiges an Abstraktion und Reflexion abverlangt.

Der aktuelle Diskurs bezüglich der Bedeutung der Bindung beschäftigt sich u.a. mit der Frage, inwiefern das westliche WEIRD-Modell (Western, Educated, Industrialized, Rich, Democratic – Henrich 2020), welches dyadisch orientiert ist, als allgemein gültig bezeichnet werden kann. Kulturvergleichende Untersuchungen zeigen, dass in vielen Kulturen weltweit sogenannte multiple Fürsorgesysteme überwiegen, in denen Mütter weder die einzigen noch die primären Bezugspersonen ihrer Kinder sind. Hingegen bilden die Kinder in solchen Kulturen stabile Bindungen an eine altersgemischte Gruppe von Personen, die sie verlässlich betreuen. Deshalb wird angenommen, dass die »sichere Bindung« der Kinder nicht aus den Beziehungserfahrungen mit ein oder zwei primären Bezugspersonen, sondern aus der Einbettung in eine Beziehungsnetz entsteht: »Sie sind vielfältig geborgen« (Röttger-Rössler 2022, S. 10). Des Weiteren zeigen kulturvergleichende Untersuchungen (Keller 2017), dass das Gefühl der Selbständigkeit auch entstehen kann, ohne dass (viel) Aufmerksamkeit auf die mentalen Zustände gerichtet wird. Fonagy et al. (2023c) betonen deshalb, dass die Entwicklung des Kindes von sozioökologischen Faktoren beeinflusst werde, die über den Bindungskontext hinausgehen. Dies ist vor allem in der Adoleszenz aufgrund des zunehmenden Einflusses der Gleichaltrigen und der weiteren Gemeinschaft der Fall (ebd., S. 45).

2.3 Der Körper und das Selbst

Bereits Freud hat in seiner Arbeit »Das Ich und das Es« (Freud 1923b) postuliert, dass die Basis jeglicher Ich-Entwicklung das Körper-Ich ist. Davon ausgehend haben sich verschiedene Interpretationen und Vorstellungen über die Beziehungen zwischen Körper und Ich bzw. Selbst entwickelt. Die empirische, v. a. die neurowissenschaftliche, Forschung hat in den letzten Jahrzehnten einige wichtige Befunde zur Leib-Seele-Beziehung geliefert und dabei u. a. darauf hingewiesen, dass eine gelingende Entwicklung basaler körperliche Erfahrungen verschiedener Ebenen bedarf (Übersicht zum aktuellen Stand siehe Doering 2022). Trotz dieses erfreulichen Erkenntnisfortschritts, der auch eine Auseinandersetzung mit den klassischen Vorstellungen erfordert, sind viele Theorien und Erklärungsversuche noch zu wenig belegt (Lehtonen 2006).

Die Entwicklung eines Kindes als Subjekt hängt besonders von der Qualität körperlicher Berührungserfahrungen sowie somatosensorischer Synchronisierung mit seinen primären Bindungspersonen ab. Während der ersten Monate ist die Beziehung zwischen dem Säugling und den primären Bezugspersonen primär durch körperliche Interaktion charakterisiert. Insbesondere wenn die Mutter dem Baby die Brust gibt, findet eine über Saugen und andere Hautreize vermittelte intensive körperliche Interaktion statt, welche gleichzeitig die existentiellen Bedürfnisse des Säuglings befriedigt.

Solche frühen Erfahrungen bilden den Rahmen für die Entwicklung des Körperselbst in Beziehung zu den primären Bezugspersonen. Man geht davon aus, dass die frühe Entwicklung des Körperselbst durch eine matrixähnliche Struktur charakterisiert ist, die innere und äußere Stimuli und die dazugehörenden Reaktionen miteinander verbindet und die gesamte Befindlichkeit des Organismus reguliert. Lehtonen (2006, S. 420) versteht das Körperselbst als ein ursprüngliches matrixähnliches Netzwerk. Dabei ist die Fütterungssituation (durch Brust- oder Flaschennahrung) prototypisch für den Aufbau einer frühen mentalen Organisation, die auf neurophysiologischen, zum Teil rhythmischen Prozessen basiert. Diese frühe mentale Matrix speist sich aus zwei Quellen: aus den Bedürfnissen und Empfindungen aus dem Organismus des Säuglings und aus der Interaktion mit der primären Bezugsperson.

Daniel Stern (2010) hat mit seinen Forschungsergebnissen nachweisen können, dass Selbstempfindungen des Säuglings bereits präverbal Subjektivität organisieren. Damit verbunden sei ein präverbales Erleben von Urheberschaft, körperlicher Kohäsion und zeitlicher Kontinuität (Taubner 2015, S. 39). Dieses Stadium, welches von der französischen Psychoanalytikerin Maria Torok als ein Vorstadium der Symbolisierung, als ein Stadium der »subjectivation« bezeichnet wird, ist die Basis für die weitere Selbstentwicklung (Tordo 2016). Der Ursprung des psychischen Raumes sind früheste körperliche Empfindungen und Erfahrungen.

Die Arbeiten des französischen Psychoanalytikers Didier Anzieu vertiefen das Verständnis des Zusammenspiels zwischen körperlichen Empfindungen und psychischer Struktur. Er führte den Begriff des Haut-Ichs ein und definierte dieses als »ein Bild, mit dessen Hilfe das Ich des Kindes während früher Entwicklungsphasen – ausgehend von seiner Erfahrung der Körperoberfläche – eine Vorstellung von sich selbst entwickelt als Ich, das die psychischen Inhalte enthält« (Anzieu 1996, S. 60). Dabei ist die Haut die erste Grenzlinie zwischen dem Säugling und der äußeren Welt, d. h. sie trennt zwischen innen und außen, zwischen Selbst und anderen (Grieser 2011). Diese somatopsychische Perspektive ergänzt die interaktionelle bzw. bindungstheoretische Sichtweise, indem auf das körperliche Erleben des Säuglings fokussiert wird, der darauf aufbauend sein Selbst entwickelt und erste selbstreflexive Erfahrungen macht. Dabei spielt insbesondere die Erfahrung des Körpers als »Behälter« eine entscheidende Rolle. Es ist eine anthropologische Determinante, dass der Mensch immer auf der Suche nach einer Begrenzung durch einen ihn umgebenden Raum ist. Dieser wird seit Einstein von den Naturwissenschaften nicht als gegeben oder leer definiert, sondern als ein Raum, der fortwährend aus den Interaktionen von Objekten oder Materie entsteht (Grieser 2011).

Berührungen des eigenen Körpers und Erfahrungen mit dem eigenen Körper weisen eine Reflexivstruktur auf (Anzieu 1996, S. 87):

> »Berührt das Kind mit dem Finger Teile seines Körpers, hat es zwei sich ergänzende Empfindungen: Es ist die Haut, die berührt, und gleichzeitig die Haut, die berührt wird. Nach diesem Modell der reflexiven Berührung bilden sich weitere reflexive Empfindungen (seine eigenen Laute hören, seinen eigenen Geruch riechen, sich selbst im Spiegel betrachten) bis hin zum reflexiven Denken.«

Stern (2010) spricht in diesem Zusammenhang vom »propriozeptiven Feedback«; dem Säugling gelingt es, eigene und fremde Aktivität zu differenzieren. Bei selbst- oder fremderzeugten Handlungen werden in jedem Fall Empfindungen im Körper wahrgenommen. Bestimmte selbsterzeugte Handlungen rufen hierbei eine körperliche Rückkoppelung hervor, welche beim Handeln einer anderen Person nicht auftritt.

Nach und nach kommt es nach Anzieu (1996) zur Internalisierung der Haut-Erfahrungen, die zu einer psychischen Hülle werden, welche die psychischen Inhalte enthalten. Dieser Haut-Hülle entspricht in der weiteren Entwicklung der psychische Raum als ein »Behälter«, der Gedanken aufnimmt oder externalisiert. Darauf aufbauend beginnt der psychische Apparat – nach Bion (1990) –, die Gedanken zu denken.

Besonders eindrücklich können die beschriebenen Mechanismen und Prozesse in der Arbeit mit traumatisierten Kindern beobachtet bzw. fruchtbar genutzt werden.

Beispiel:[2] R., ein sechsjähriger Junge, ist ständig übererregt, rennt herum, schlägt um sich, verletzt sich immer wieder und lässt sich kaum anfassen bzw. verarzten. Regelmäßig und mit großer Heftigkeit reißt er sich die Wunden auf. Hinter diesem Verhalten stehen schwere Vernachlässigungs- und körperliche Misshandlungserfahrungen in seinen ersten vier Lebensjahren. Verschiedene psychotherapeutische Versuche scheitern. Schließlich wird er von einer Psychomotorik-Therapeutin begleitet, die für ihn Säcke näht, die mit Hirse gefüllt sind und bis zu drei Kilo wiegen. Bald entsteht zu Beginn der Therapie ein Ritual, das darin besteht, dass der Junge sich auf den kalten Boden legt und die Therapeutin ihm die Säcke auf den Körper legt. Das Erleben des kalten Bodens im Gegensatz zur eigenen, aufgrund der ständigen Übererregung hohen Körpertemperatur sowie der Druck der Säcke auf dem Körper empfindet der Junge als »schön« und er kommt zur Ruhe.

Hier zeigt sich, wie wichtig das Erleben von Körpergrenzen ist, damit ein psychischer Raum entstehen kann, in dem das Selbst zu einer

2 Im Verlauf des Texts werden sowohl Beispiele als auch Vignetten aus Therapiesitzungen mit eigenen Patientinnen und Patienten sowie aus Supervisionen als Erläuterungen zu den theoretischen oder behandlungstechnischen Darlegungen eingefügt. Dabei wird jeweils auf eine umfassende Fallpräsentation verzichtet. In diesem Beispiel und in allen folgenden Fallvignetten wurden die Namen und biografischen Daten zum Schutz der Anonymität der Patientinnen und Patienten geändert.

Struktur wird und sich zunehmend vom anderen differenzieren kann.

Etwa seit Ende der 1990er-Jahre haben *Theorien des Embodiment* das Leib-Seele-Problem erneut aufgegriffen und dazu neue Überlegungen und Befunde entwickelt. Die Embodiment-Perspektive fordert, psychische Prozesse ausdrücklich mit Bezug auf den Körper zu verstehen und zu untersuchen. Es gibt verschiedene Versionen der Embodiment-Theorie, doch allen ist die Grundannahme gemeinsam, dass psychische und soziale Prozesse durch den Körper beeinflusst werden, inklusive seiner Morphologie und seiner Sensomotorik (Storch et al. 2010).

Ausgangspunkt dieser Ansätze ist die Annahme, dass die Entwicklung des Körpers und der psychischen Vorgänge in Wechselwirkung zueinander stehen. Die Interaktion des Körpers mit der Umwelt, durch die evolutionäre Notwendigkeit des Überlebens und der Fortpflanzung determiniert, ist die Basis für die Entwicklung. Diese Interaktion findet immer durch den Körper und mit ihm statt. Menschen sind keine entkörperlichten Gehirne, die Repräsentationen mental manipulieren, sondern die Entwicklung von Repräsentanzen und später von Symbolen ist immer an den Körper gebunden (Damasio 1994). Andererseits werden Raum, Körper, Repräsentanzen und Symbole benötigt, um Bedeutungen zu konstruieren.

Die empirischen Befunde von Lakoff & Johnson (1999) und von Gallese (2003) sowie Gallese & Cuccio (2015) erhellen, wie Körperliches den Wahrnehmungen und den Handlungen Sinn verleihen kann. Im Zentrum einiger Arbeiten Lakoffs steht die Wichtigkeit von Metaphern für die menschliche Kommunikation (Lakoff & Johnson 1999). Beispielsweise sprechen wir über Gefühle so, als ob sie eine räumliche Dimension hätten oder als ob es um eine Reise oder die Begehung von Landschaften ginge. Wir sagen etwa, dass eine glückliche Person »schwebt« oder »fliegt«, eine unglückliche »unten« oder »in einem Loch« ist. Wir beschreiben Beziehungen als etwas, das einen Anfang, eine mittlere Phase, einen Schluss hat, eventuell mit Turbulenzen und Einbrüchen dazwischen. Für Lakoff sind Metaphern mehr als eine Form zu sprechen, sie zeigen auf, wie Menschen abstrakte Konzepte repräsentieren und denken. Besonders wichtig ist dabei, dass Repräsentationen ein Ergebnis realer Interaktionen des Körpers mit der Welt sind.

Lakoff beschreibt weiter, dass ein großer Teil unserer frühen Erfahrungen Interaktionen mit Behältern betrifft. Ein wichtiger Teil der konsistenten Erfahrungen mit Behältern dreht sich darum, Dinge in Behälter zu stecken oder aus Behältern herauszunehmen. In Anlehnung an Lakoff kann man sagen: Die Tatsache, dass diese Erfahrungen eine konsistente Struktur haben (etwas ist im Behälter oder außerhalb des Behälters, aber nicht gleichzeitig an beiden Orten), ermöglicht den Aufbau eines Abbildschemas für Behälter (*image schema*). Die Struktur dieses Schemas spiegeln die körperlichen Interaktionen mit Behältern wider. Als nächsten Schritt lernen wir die basalen, verkörperlichten Schemata in Richtung abstrakter Konzepte, welche die gleiche Struktur haben, zu erweitern bzw. zu generalisieren. Diese neueren Befunde lassen sich mit den referierten Überlegungen Anzieus (Anzieu 1996) gut kombinieren, so dass ein differenziertes Verständnis dieser basalen Entwicklungsschritte möglich wird.

Weitere wichtige Ansätze innerhalb der Embodiment-Forschung sind Untersuchungen zum Beitrag von Handlung bzw. Bewegung (*action*) für die Bedeutungen und Kognition. Glenberg & Kaschak (2002) testeten die Hypothese, dass das Satzverständnis nicht nur die perzeptive Simulation von Qualitäten beinhaltet, sondern einer (motorischen) Handlung bedarf; man instruierte Probanden, einen Hebel vom eigenen Körper wegzubewegen, während sie gleichzeitig über Kopfhörer Sätze hörten wie: »Du gibst Art den Bleistift«, oder: »Art gibt dir den Bleistift«. Im Gegensatz zu unsinnigen Sätzen wie: »Du gibst dem Bleistift Art«, fiel die Reaktion (das Wegbewegen des Hebels) leichter, wenn die Richtung der Hebelbewegung im Experiment und die Richtung der Bewegung innerhalb des Satzes (»geben« versus »nehmen«) übereinstimmten (also etwa bei »Du gibst …« – beschreibt eine Bewegung weg vom Körper – fällt das Wegbewegen des Hebels leichter als bei »Art gibt dir …«).

Die Ergebnisse der Embodiment-Forschung ergänzen und präzisieren die beschriebenen Vorgänge aus einer biologischen Perspektive: Der Körper ist nicht ein passiver Behälter, welcher durch positive Erfahrungen verbessert oder durch negative beschädigt wird. Stattdessen wird der Körper als aktiver Akteur gesehen, der sich durch seine Aktivität in der Welt verändert. Diese und ähnliche Befunde aus anderen Experimenten weisen darauf hin, dass sogar das Verstehen abstrakter Sätze eine sensomotorische Simulation beinhaltet. Diese Ergebnisse sind mit jenen aus den Neuroimaging-Studien vereinbar (Hauk et al. 2004), die zeigten, dass die Aktivierung in der motorischen Rinde, welche die Hand kontrolliert, stärker ist, wenn wir Verben wie »pflücken« hören, bzw. der Aktivierung des Teils der motorischen Rinde, der das Bein kontrolliert, wenn wir »treten« hören. Auf der anderen Seite – und dies ist ein zentrales Agens von Interventionen, die das Mentalisieren fördern – ermöglichen die gesprochenen Worte, »wenn sie passend, lebendig und echt sind, dem Empfänger die Wiederherstellung seiner ›enthaltenden‹ psychischen Hülle« (Anzieu 1996, S. 296).

Welche Bedeutung haben aber diese Befunde für die Entwicklung des Mentalisierens? In Anlehnung an Anzieu (1996) kann festgestellt werden, dass basale körperliche Erfahrungen wie Berührungen körpernahe Bilder entstehen lassen, welche die Basis für Repräsentationen und schließlich für die episodischen, szenenhaften Schemata sind, welche die Pfeiler unserer Selbststruktur und somit des Mentalisierens darstellen. Grieser (2008) ergänzt die Vorstellung über diese basalen Prozesse und betont, dass in der weiteren Entwicklung die materielle Raumhülle, das Körperliche, nach Erwerb der Dreidimensionalität der psychischen Raumhülle entspricht.

Eine wichtige Ergänzung bezüglich Körper und Selbstentwicklung stammt aus Untersuchungen, die sich in Anschluss an Merleau-Pontys (Merleau-Ponty 1966) Begriff »Zwischenleiblichkeit« mit der impliziten zwischenleiblichen Kommunikation beschäftigen, die durch Blicke, mimischen und gestischen Austausch sowie durch Intonation und Prosodie der sprachlichen Äußerungen charakterisiert ist. Gallese (2009) hat mit seinem Modell der verkörperten Simulation den Rahmen für ein besseres Verständnis der neuronalen Mechanismen geschaffen, die für Identifikationen, Empathie und ein »Wir-Gefühl« entscheidend sind. Menschen verbinden sich in erster Linie und lange, bevor bewusst darüber nachgedacht werden kann, zwischenleiblich. Verschiedene empirische Arbeiten aus dem psychotherapeutischen Kontext zeigen auf, dass zwischenleibliche Resonanzphänomene, die sich u.a. durch Synchronisierungsprozesse abbilden lassen, ermöglichen können, auf die erlebte Beziehungsqualität zu schließen (Tschacher et al. 2014).

Der Umgang mit dem Körper bzw. die Verarbeitung von körperlichen Empfindungen durch Menschen, die durch körperliche und sexuelle Misshandlungserfahrungen traumatisiert sind, erweitert das Verständnis des Zusammenspiels zwischen Körper und Psyche entscheidend. Traumatisierte Menschen müssen sich der Herausforderung stellen, dass sie in einem Körper leben müssen, welcher miss»braucht« und/oder »verschmutzt« worden ist. Häufig führen diese Erfahrungen zu Dissoziationen, die als Versuche der betroffenen Person anzusehen sind, sich von ihrem Körper zu distanzieren, welcher zur gleichen Zeit Subjekt und Objekt der Übergriffe ist. Die Dissoziation nimmt Einfluss auf das Selbst und auf die Identität. Der Körper wird zum Behälter für körperliche Empfindungen und Erinnerungen und ermöglicht es, diese so aus dem Bewusstsein fernzuhalten. Diese Form der Abwehr ist zeitweise hilfreich und sichert das Überleben. Gleichzeitig führt diese »Entkörperlichung« im weiteren Verlauf dazu, dass Erregung zum Teil auch in Form von kreisenden Gedanken den psychischen Apparat überflutet und das »containment« ohne Behälter, d.h. ohne Körper, misslingt.

Die dargestellten Befunde zeigen auf eindrückliche Weise, dass der Körper unsere Wahrnehmungen und unser Erleben grundlegend determiniert. In der normalen Entwicklung lernt das Kind, die Wahrnehmungen aus dem Körper in ein Körperselbst zu integrieren. Zusammen mit dem psychischen Selbst bildet es nach und nach das Gesamtselbst der Persönlichkeit (Plassmann 1989). Der menschliche Körper ist – wie bereits beschrieben – stets auch ein Körper im Austausch, ein Körper in Bewegung, was Farnell (2000) auf die Formel »I move therefore I am« bringt. Entwicklungspsychologisch gesehen ist die Bewegung in ihrer basalsten Form bis hin zu den Meilensteinen der motorischen Entwicklung im Kindesalter für die Selbst- und Beziehungsentwicklung von hoher Relevanz.

Auf der Ebene des »Beziehungstanzes« zwischen Säugling und

primären Bezugspersonen schlagen Malloch (1999) sowie Malloch & Trevarthen (2009) vor, eine »kommunikative Musikalität« als die Basis gelungener Interaktionen zwischen Säugling und Erwachsenen anzusehen. Sie postulieren, dass die gemeinsamen Vokalisationen zusammen mit den tanzähnlichen Bewegungen der Körper und dem mimischen Ausdrucksverhalten die Grundlage für eine geteilte kommunikative Musikalität darstellen, ein Gefühl von Zeit transportieren und einen wichtigen Baustein für die Selbstentwicklung schaffen. Das miteinander geteilte Gefühl von Zeit wird sowohl durch feinfühlige Bezugspersonen als auch durch kontingentes Ausdrucksverhalten gefördert, welches die Fähigkeit des Säuglings stärkt, Gefühlszustände zu modulieren und Emotionen auszudrücken (Tronick 1989). Bezugsperson und Säugling gestalten ihre Interaktionen, indem sie sich bezüglich Intensität, Rhythmus, Form und Dauer des Ausdruckes des anderen aneinander anpassen (*Affektabstimmung* [*affect attunement*]; Stern 2010). In einer experimentellen Studie profitierten frühgeborene Säuglinge insofern von einer Musiktherapie in einer neonatologischen Abteilung, als sie danach besser in der Lage waren, sich zu regulieren und folglich weniger Anzeichen für Stress zeigten (Malloch et al. 2012). Eine australische Untersuchung variierte die Intervention: Eine Fachperson »sprach« regelmäßig mit den frühgeborenen Säuglingen, was ebenfalls einen positiven Effekt auf ihre Befindlichkeit und Entwicklung hatte (Campbell 2015).

Grundsätzliche Forschungsergebnisse und konzeptuelle Anpassungen bezüglich der Frage, wie Selbstregulation und interaktionelle Regulation sich integrativ verbinden und zur Organisation der kindlichen Repräsentationen führen, finden sich in den umfangreichen Arbeiten von Beebe & Lachmann (1998).

2.4 Entwicklung des Mentalisierens

Im Folgenden werden die Entwicklungsstränge, welche zu einem reflektierenden, mentalisierenden Modus der Selbst- und Fremdwahrnehmung führen, detaillierter erläutert. Dazu werden einerseits

Befunde der empirischen Entwicklungspsychologie referiert, andererseits werden die verschiedenen Modi des Mentalisierens beschrieben. Dabei ist zu beachten, dass die Modi des Mentalisierens nicht nur in bestimmten Entwicklungsphasen vorkommen, sondern dass sie lebenslang ineinander übergehen. In Abhängigkeit von Belastungen bzw. von phasenspezifischen kritischen Zuspitzungen kann es zu Einbrüchen im Mentalisieren kommen, die aber bei entsprechender Unterstützung überwunden werden können. Mentalisieren kann durch eine entsprechende Haltung und Kommunikations- und Beziehungsgestaltung gefördert werden und einen wichtigen Beitrag für eine gesunde Entwicklung leisten (siehe Kap. 4 bis 7).

2.4.1 Die Anfänge: die ersten neun Monate

Die primäre Affektregulation findet zunächst auf einer rein biologisch-neurophysiologischen Ebene statt. Bereits Neugeborene neigen dazu, den Gesichtsausdruck ihrer Eltern zu imitieren – z. B. wenn diese die Zunge herausstrecken oder die Lippen schürzen (Meltzoff & Moore 1989; Nadel & Butterworth 1999). Wenn der Säugling im weiteren Entwicklungsverlauf Affektausdrücke der primären Bezugsperson imitiert, beispielsweise ihr Lächeln erwidert, gerät er vermutlich in denselben Gefühlszustand wie diese.

Über die Innervation der Gesichtsmuskeln werden nicht nur Veränderungen emotionsspezifischer Parameter des autonomen Nervensystems wie Blutdruck, Pulsfrequenz, elektrischer Hautwiderstand (Ekman 1993), sondern auch emotionsspezifische EEG-Muster (Machleidt 1998) ausgelöst. Säuglinge lernen die inneren Muster physiologischer und viszeraler Stimulation durch die Beobachtung des Gesichtsausdrucks wie der Stimme der primären Bezugsperson, die die unterschiedlichen Empfindungen und Emotionen begleiten, zu unterscheiden (Fonagy et al. 2010).

Erste »Meilensteine« in der Entwicklung können mit ca. zwei bis drei Monaten beobachtet werden. Es handelt sich zwar um eine bezüglich der sensomotorischen Koordination und ersten Zeichen willentlichen Verhaltens eher gering organisierte, neonatale Phase (Lehtonen 2006). Trotzdem ist der Säugling aber bereits in den ersten Monaten seines Lebens in der Lage, Kontingenzen, d. h. Zusammenhänge, Bedingtheiten und Ähnlichkeiten zwischen verschiedenen Reizen, wahrzunehmen. Er kann zwischen Ereignissen perfekter Kontingenz, die Folge eigener motorischer Aktivität sind, und solchen unvollkommener Kontingenz, die von anderen initiiert werden, unterscheiden. In den ersten drei Lebensmonaten bevorzugt der Säugling perfekte Kontingenzen, die früheste Erfahrungen von Selbstwirksamkeit ermöglichen. Der Säugling, der sich selbst zunehmend besser wahrnimmt, benötigt von den Bezugspersonen unbedingt Input (markierte Spiegelung, Ich-du-Spiele), damit er die Grenzen zwischen Selbst und anderen entwickeln und integrieren kann. Wenn diese Art von Input fehlt, können die Grenzen nicht aufgebaut werden, sondern sie werden z. B. bei unmarkierten, überwältigenden Affekten verwischt (Moutoussis et al. 2023).

Ab dem vierten Lebensmonat etwa wenden sich die Säuglinge stärker den Vorgängen zu, die von anderen initiiert werden (unvollkommene Kontingenzen) (Gergely et al. 2002; Gergely & Watson 1999). Die reifungsbedingte Veränderung, welche die Orientierung des Säuglings von der Selbsterforschung zur Erforschung und Repräsentation der sozialen Welt verlagert, ist ein wichtiger Triangulierungsschritt und befördert den Aufbau des psychischen Raumes (Tomasello 2020; Grieser 2011). Fivaz-Depeursinge & Corboz-Warnery (1999) sowie die Arbeitsgruppe um von Klitzing (2002) haben in einem experimentellen Setting mit Säuglingen und ihren Eltern mit dem sogenannten »Lausanner Trilogspiel«, bei dem in standardisierter Form zuerst der eine, dann der andere Elternteil und schließlich beide Eltern mit dem Säugling spielen, diese frühe Triangulierung zeigen können. In einer letzten Sequenz beschäftigen sich die Eltern miteinander und beziehen den Säugling nicht ein; der Säugling beobachtet oder beschäftigt sich kurz selbst. Aufgrund ihrer Ergebnisse nehmen Fivaz-Depeursinge & Corboz-Warnery (1999) an, dass bereits der drei Monate alte Säugling über eine trianguläre Kompetenz verfügt. Auch von Klitzing (2002, S. 868) nimmt an, dass in Säuglingen schon die Fähigkeit »zu triadischen und polyadischen Beziehungen« angelegt ist, diese aber instabiler als dyadische seien und schnell zerfallen könnten.

Die sekundäre Affektregulation erfolgt über *die Affektspiegelung der primären Bezugspersonen.* So versucht der Säugling z. B., die Bedingungen zu optimieren, unter denen sein Lächeln ein Lächeln der primären Bezugsperson hervorruft. Gelingt ihm dies, so erlebt er das Lächeln der Bezugsperson als durch ihn ausgelöst, was ihm Wirksamkeitserleben, Kontrolle und damit einhergehend eine positive Erregung verschafft. Ein gelingender, abgestimmter emotionaler Austausch zwischen dem Säugling und seinen Bezugspersonen ist ein wichtiger Grundstein für die Selbst- und Bindungsentwicklung.

Neben gelingender Abstimmung ist jedoch die Nichtabstimmung ebenso notwendig. Diese ermöglicht im Rahmen einer stabilen Bindung die Unterscheidung zwischen Selbst und anderem. In einer genügend guten Beziehung verwendet die Bezugsperson ungefähr 20 bis 30 % der Zeit, um eine maximale Abstimmung mit dem Säugling herzustellen; in den meisten Situationen wechseln sich jedoch Abstimmungs- und Nichtabstimmungsmomente ab (Tronick 2007). Tronick betont die Notwendigkeit dieses Fluktuierens und ortet am Übergang zwischen Nichtabstimmung und erneuter Abstimmung einen Raum für die Entstehung von Neuem und somit von Entwicklung. Passende rhythmische Abstimmungen zwischen Bezugsperson und Säugling sind eine grundlegende Voraussetzung für gelingende Aufmerksamkeits-, Selbst- und Affektregulation (Schore 2000; Schore 2001). Ab etwa dem achten Lebensmonat können die meisten Säuglinge dem Blick der primären Bezugspersonen folgen und »joint attention« zeigen, d. h. ihre Aufmerksamkeit gemeinsam mit einer anderen Person auf ein Objekt richten (Corkum & Moore 1998).

Um Affekte regulieren zu können, beginnt das Kind etwa ab dem vierten Lebensmonat, »Übergangsobjekte« (Winnicott 1969) an die Stelle der primären Bezugsperson zu setzen, um deren Nichtverfügbarkeit oder Abwesenheit emotional zu meistern. Dies ist eine Frühform einer Repräsentation, die fälschlich Symbol genannt wird – fälschlich, weil der Säugling noch nicht über die der Symbolbildung eigene Sprache verfügt. Böhme-Bloem (2002, S. 376) bezeichnet die Affektabstimmung zwischen Säugling und primärer Bezugsperson als den Moment, »in dem der Sprung von körperlich gebundenem

Affekt ins seelische Erleben sichtbar wird in unmittelbarer Vorbereitung zur Symbolbildung«.

Wenn der affektive Dialog zwischen primären Bezugspersonen und dem Säugling gelingt, entwickelt sich über verschiedene Phasen ab dem ersten Lebensjahr die Fähigkeit zu mentalisieren, d.h. die soziale und dingliche Realität wird nach und nach differenzierter erlebt und interpretiert. In einem ersten Schritt entwickeln sich sogenannte prämentalistische Wahrnehmungsmodi, bis schließlich ungefähr ab dem Alter von fünf Jahren der selbstreflexive Modus die Interpretation der eigenen inneren und der äußeren Welt sowie insbesondere der sozialen Beziehungen zunehmend prägt.

2.4.2 Zielgerichtet handeln und einen psychischen Raum entwickeln: neun Monate bis zweites Lebensjahr

Der Säugling beginnt etwa ab dem neunten Lebensmonat, das Selbst und die soziale Umwelt anders zu verstehen. Neue Verhaltensweisen gemeinsamer Aufmerksamkeit wie Verfolgen des Blicks, soziale Rückversicherung, nachahmendes Lernen und imperative und deklarative Gesten zeichnen die Möglichkeiten des Säuglings aus (Corkum & Moore 1998). Tomasello (2020) bezeichnet diese Phase als die »Neunmonatsrevolution« (S.83). Man geht davon aus, dass die in dieser Zeit gefestigte Fähigkeit der gemeinsamen Aufmerksamkeit biologisch determiniert ist und dazu führt, dass gemeinsam mit anderen die Möglichkeit entsteht, Entitäten und Situationen aus unterschiedlichen Perspektiven wahrzunehmen. In Experimenten verfolgen die Säuglinge z.B. die Blickrichtung anderer und stellen sich vor, was diese sehen, hören und wissen (ebd., S.70).

Außerdem kann das Kind eigene und fremde Handlungen als zielgerichtet interpretieren. Damit nimmt der Säugling eine teleologische Position ein. Er kann noch nicht dahinterliegende Ursachen wie Motive erkennen. Nur was beobachtet werden kann, zählt. Es sind präsymbolische Repräsentationen, die zielgerichtete Verhaltensweisen abbilden und Vorhersagen ermöglichen, die die mentale Realität des Akteurs jedoch nicht berücksichtigen. Deshalb wird diese Phase als diejenige des *zielgerichteten* oder *teleologischen Modus* bezeichnet.

Die psychische Entwicklung bewegt sich somit von einer Erfahrung der psychischen Realität, in der mentale Zustände noch nicht als Repräsentationen abgebildet sind, hin zu einer zunehmend komplexeren Sicht der inneren Welt, die durch die Fähigkeit gekennzeichnet ist, Gedanken, Gefühle beim anderen und bei der eigenen Person vorauszusetzen und zu erkennen, sodass eine (wenn auch lose) Verbindung zwischen diesen und der Außenwelt besteht (Fonagy 2003).

Mit ca. 1½ Jahren ist das Kleinkind in der Lage, sich im Spiegel zu erkennen, was als wichtiger Meilenstein der Selbstentwicklung gilt (Bischof-Köhler 2011). In dieser Zeit sind die einzelnen Bindungsstile an der Art, wie Kleinkinder auf die Fremde Situation (Ainsworth et al. 1978) reagieren, erkennbar und man kann beobachten, dass diese Arbeitsmodelle das Produkt ihrer Beziehungserfahrungen sind. Ab ungefähr 1 ½ Jahren entwickeln sich zwei weitere prämentalistische Modi: der *Äquivalenzmodus* und der *Als-ob-Modus*. Im Äquivalenzmodus können Affekte und Fantasien bzw. deren Vorläufer und die äußere Realität nicht voneinander unterschieden werden. Affekte werden in diesem Modus ohne eine modulierende kognitive Interpretation und eine Verbindung mit dem Selbst unmittelbar und existentiell erlebt, was sich körperlich u.a. in Form von Erregung zeigen kann (Bolm 2015).

Ab dem Alter von zwölf Monaten bis ungefähr zum Ende des zweiten Lebensjahres bildet sich die »semiotische Funktion« aus. Ciompi (1982) beschreibt diese als die allmähliche Fähigkeit des Kindes, u.a. im Spiel und in der Imitation, aber auch im Spracherwerb die realen Erfahrungen und Wahrnehmungen durch Zeichen wiederzugeben, die sich von diesen Erfahrungen und Wahrnehmungen unterscheiden. Somit differenziert die semiotische Funktion ein zuvor einheitliches Erleben in ein Zeichen und das, was das Zeichen bezeichnet, wobei dazu als Drittes eben das Ich gehört, welches diesen Prozess vollzieht (Grieser 2011). Die Sprache spielt dabei eine zentrale Rolle. Die Entwicklung der sprachlichen Fähigkeiten ermöglicht es den Kleinkindern, Gefühle auszudrücken und zu verstehen.

Das Spiel wird aufgrund der Fähigkeit, »Symbole« zu bilden, differenzierter und bildet die Basis, Rollen auszuprobieren und soziale

Kompetenzen zu erwerben. Zwei Dinge als synchron identisch aufzufassen (z. B. Banane und vorgestelltes Telefon) bildet die kognitive Voraussetzung für das Spiel, welches in der zweiten Hälfte des zweiten Lebensjahres beginnt.

Der Als-ob-Modus als dritter prämentalistischer Modus, der sich ebenfalls ab einem Alter von ungefähr 1½ Jahren zu entwickeln beginnt, ist in besonderer Weise an die zunehmende kognitive Entwicklung des Kindes gebunden. Er ermöglicht mittels Repräsentationen, mit der Realität zu spielen und sich von ungefilterten Affekten zu distanzieren. Affektstürme können im Als-ob-Modus spielerisch gelöst werden und führen zu einer Stärkung des Selbst.

Zusammenfassend ist festzuhalten, dass sich im Laufe des zweiten Lebensjahres ein psychischer Raum entwickelt, der durch Als-ob-Handlungen und später durch Als-ob-Spiele entsteht (Leslie 1987). Das Als-ob-Spiel ermöglicht dem Kind eine neue Form der Affektregulierung, die auf der Externalisierung negativer Affekte basiert. Mit der Externalisierung werden Affekte nicht mehr als dem eigenen Selbst zugehörig erlebt, sondern sie werden als Teil der äußeren Realität erfahren.

Beispiel: Ein zweieinhalbjähriger Junge, Paul, wird wegen elterlicher Streitigkeiten der Autorin vorgestellt. Zwischen den getrennten Eltern gibt es massive Konflikte. Im Zentrum stehen gegenseitige Vorwürfe, nicht adäquat für das Kind sorgen zu können. Der Vater wirft der Mutter u. a. vor, dass sie Paul mit Schlägen bestrafe. Der Kleine habe ihm nämlich gesagt, dass die Mutter ihm »Weh mache«. Die Mutter wiederum wirft dem Vater vor, dass er sich kaum um den Jungen kümmere, sondern ihn ihr überlasse. Er setze seinem Sohn keinerlei Grenzen, weshalb Paul nach den Besuchswochenenden kaum führbar sei.

In der Erstbegegnung lerne ich einen gut entwickelten Jungen kennen, der sich verbal gut ausdrücken kann. Er verhält sich in unserem Erstkontakt explorativ und interessiert, spielt mit verschiedenen Gegenständen und bezieht die Untersucherin, mich, jeweils in seine Spielsequenzen ein. Schließlich entwickelt sich folgendes Rollenspiel: Er ist der Postbeamte und bringt der

Untersucherin in seinem kleinen Koffer die Post. Dabei ist es aber wichtig, dass die Untersucherin ihre Briefe jeweils doch nicht bekommt. Paul weist die Untersucherin an, lauthals zu jammern und zu klagen, bis er wiederkomme. Das Spiel wiederholt er immer wieder mit spürbarer Lust. Je stärker die Frustration und der dazugehörige Ausdruck der Untersucherin, desto zufriedener wirkt er. Bei der zweiten Begegnung nimmt er sofort wieder den Koffer, und die beschriebene Spielsequenz wird mit kleinen Variationen wiederholt. Am Ende der zweiten Sitzung rennt er zur Mutter und berichtet ihr, dass die Untersucherin »böse« gewesen sei und ihn geschlagen habe.

Dieses Beispiel illustriert, wie der Junge »markierte oder symbolische Externalisierungen« (Fonagy et al. 2002) nutzt, die ihm ein Gefühl von Sicherheit vermitteln und die Regulation affektiver Zustände ermöglichen. Es zeigt aber auch, dass im Kontext von Beratung oder Begutachtung das Wissen um psychodynamische entwicklungspsychologische Befunde besonders wichtig ist, um kindliches Verhalten und kindliche Äußerungen adäquat einordnen zu können.

2.4.3 Intentional handeln und Formen des Umgangs mit dem Inneren und dem Äußeren entwickeln: drittes und viertes Lebensjahr

Kleinkinder beginnen bereits ab dem zweiten Lebensjahr damit, anderen Menschen Intentionen wie z. B. Wünsche oder Gefühle zuzuschreiben, womit sie nach und nach mentale Zustände repräsentieren können (Fonagy et al. 2002). Während dieser Phase wissen Kinder über Emotionen nicht nur implizit, sondern zunehmend explizit Bescheid (Southam-Gerow & Kendall 2002). Sie können sich auch immer besser vorstellen, wie andere sich in bestimmten Situationen fühlen können. Teilweise können sie Verhaltensweisen anderer aufgrund ihres Wissens über Lieblingsaktivitäten oder Abneigungen voraussagen (Denham et al. 2014). Ihre Position ist – wie Ergebnisse der ToM-Forschung zeigen – noch weitgehend egozentrisch.

Insgesamt dominiert jedoch der Modus der psychischen Äquivalenz das Erleben des intentional denkenden Kleinkindes (Taubner 2015). Eigene Gedanken werden als real und als identisch mit denen anderer betrachtet. Gedanken sind für Kleinkinder Kopien der Realität. Das kindliche Erleben ist zwar realitätsorientiert, aber konkretistisch. Ohne die Fähigkeit zu mentalisieren haben jegliche innerpsychischen Phänomene, wie z. B. Fantasien, eine der äußeren Realität vergleichbare Qualität und somit einen direkten, nicht veränderbaren und übermächtigen Einfluss auf das Kind und die anderen, was intensive Angst auslösen kann.

Beispiel: Die kleine Sarah (dreieinhalbjährig) leidet an starken Einschlaf- und Durchschlafstörungen, da sie von schlimmen Albträumen geplagt wird. Auf Nachfrage erzählt sie, dass jeweils Monster kämen, die sie jagen und auffressen würden. Sie wohnten im Schrank und warteten, bis Mama oder Papa aus ihrem Zimmer gingen. Für Sarah sind die Monster real vorhanden und nur in der Realität zu besänftigen. Im Laufe unserer ersten Begegnungen können wir uns darauf einigen, dass für die Monster ein Teller mit Keksen am Bettende hingestellt wird, damit die Monster ihren Hunger stillen können und sich nicht an Sarah vergreifen müssen. Diese Intervention, welche den Modus der psychischen Äquivalenz, in dem sich Sarah entwicklungsbedingt noch befindet, miteinbezieht, führt zu einer Entspannung von Sarahs Schlafverhalten.

Offen bleibt jedoch, woher genau diese Monster nun kommen. Für Sarah ist es klar: aus dem Keller! Für die Psychotherapeutin jedoch stellt sich die Frage, welche negativen Gefühle an dieser Stelle externalisiert werden. Sarah hat vor kurzem ein Geschwister bekommen, nach anfänglicher Freude darüber, einen Spielkameraden zu haben, entwickelten sich in Sarah immer mehr Ärger und Wut in Bezug auf das schreiende »Monster« (wie Sarah wörtlich sagt). Insbesondere empfindet Sarah aber eine große Wut auf die Mama, die ja dieses Ding in ihrem Bauch gefüttert und dann rausgepresst habe.

Das Spiel nimmt in dieser Altersphase eine zentrale Rolle bei der Entwicklung des kindlichen Denkens, der emotionalen Erfahrung sowie der Integration ein. Spielen im Sinne von *Play* bezeichnet Vygotski (1980) als Quelle der Entwicklung und als Prototyp jeglichen Erkenntnisprozesses. Das frühe Symbolspiel[3] ist dadurch gekennzeichnet, dass Kinder konkrete Erfahrungen und Verhaltensweisen, wie z. B. Schlafen und Essen, generalisieren und auf sich selbst bezogen nachahmen – *sie tun so, als ob* sie jetzt essen oder schlafen würden. Durch diese Möglichkeiten der Selbstdarstellung verfügen die Kinder über Möglichkeiten der Auseinandersetzung mit ihrem Selbst, welche zu ihrer Identitätsentwicklung beitragen. Ihre an sich selbst gesammelten Wirklichkeitserfahrungen werden zu Konstruktionen (Repräsentationen) umgewandelt, welche die Basis ihrer Fantasie werden. Dadurch können sie Tätigkeiten verrichten, Gefühle und Gedanken haben, die ihnen sonst (noch) nicht allein zugänglich wären, weil sie noch zu abhängig von der Fürsorge der Erwachsenen sind. In einem weiteren Entwicklungsschritt wird dann die symbolische Handlung auf einen Partner (z. B. eine Puppe) bezogen, welche z. B. gefüttert wird. Mehrere fiktive Handlungen werden dann in einer Sequenz verbunden. Die letzte Entwicklungsstufe des Symbolspiels ist daran zu erkennen, dass das Kind z. B. mit Ersatzobjekten (mit Steinen und einem Stöckchen im Sandeimer) Essen kocht (vgl. Renner 2008). Beim symbolischen Spiel spielt die Entwicklung und Erweiterung von Scripts eine zentrale Rolle und erlaubt das Durchspielen von Varianten (Bretherton 1984).

Normalerweise werden destruktive Fantasien und Wünsche im Spiel durchgearbeitet, wobei das Kind dazu einen mitspielenden Erwachsenen oder ein älteres Kind an seiner Seite braucht, die ihm verdeutlichen, dass eine Idee nur eine Idee ist, die sich nicht direkt auf die Realität auswirkt. Diese Erfahrungen organisieren die Modi psychischen Funktionierens und vermitteln zwischen ihnen, so dass das Kind immer mehr seine im Spiel bestehende mentalisierende Haltung beibehalten kann (Taubner 2008).

3 Dieser Begriff entstammt einer Zeit vor der Entwicklung des Mentalisierungsmodells und ist somit den klassischen psychoanalytischen Theorien verbunden.

Kinder sind ab dem 4. Lebensjahr immer besser in der Lage, gemeinsam mit anderen Spiele zu entwickeln und alltägliche Aufgaben zu lösen. Sie koordinieren ihr Verhalten untereinander und können sich der Gruppe anpassen (Tomasello 2020). Die gemeinsame Intentionalität hängt von der Anerkennung des anderen als absichtsvolles, von sich selbst getrenntes Wesen ab und eröffnet neue Möglichkeiten des Co-Mentalisierens, was die Basis für den »Wir-Modus« legt (Gallotti & Frith 2013). Im »Wir-Modus« wird die gemeinsame Aufmerksamkeit auf die Erkundung und das bessere Verständnis der emotionalen Perspektiven des anderen gerichtet.

2.4.4 Repräsentationen und Mentalisieren: ab dem fünften Lebensjahr

In dieser Altersphase sind die meisten Kinder kognitiv in der Lage, die Perspektive von anderen einzunehmen und die typischen ToM-Aufgaben zu lösen (Happé & Frith 2014). Sie haben die Fähigkeit entwickelt, sich die Perspektive eines anderen vorzustellen und diese mental zu repräsentieren. Kinder können außerdem nun gut sich selbst beschreiben, wobei sie aber vorwiegend positive, lustvolle, manchmal auch fantasierte Eigenschaften für ihre Selbstdefinition bevorzugen (Trzesniewski et al. 2010). Ein weiterer Schritt betrifft die Ausbildung und Nutzung des autobiografischen Gedächtnisses, welches in dieser Phase einen wichtigen Beitrag zur Selbstentwicklung leistet und neue Möglichkeiten eröffnet, um sich mit realistischen und konkreten Beispielen zu beschreiben. Indem Kinder Erinnerungen in Bezug auf sich selbst und andere zunehmend kohärenter und reicher ausgestalten, entwickelt sich eine höhere Selbstkohärenz, welche die Identitätsentwicklung fördert (Midgley et al. 2017a).

Ab dem fünften Lebensjahr kann das Kind zwischen Realität und Repräsentationen der Realität unterscheiden, d. h. es macht einen Entwicklungsschritt vom nichtrepräsentationalen hin zum repräsentationalen Modus (Taubner 2015), womit es mentalisieren kann. Diese Entwicklung findet in Wechselwirkung mit Triangulierungsprozessen statt, die neue Denkräume eröffnen und so das Mentalisieren befördern. Ein weiterer wichtiger Entwicklungsschritt betrifft die sprachlichen Fähigkeiten, die in diesem Alter dazu führen, dass die Kinder viele Fragen stellen und gerne über vieles sprechen. Tomasello (2020, S. 102) weist darauf hin, dass sich Gespräche als eine Art »gemeinsamer Aufmerksamkeit auf einen geistigen Inhalt« verstehen lassen und das Mentalisieren fördern.

Beispiel: Der fünfjährige Ole wird wegen aggressiv-ablehnenden Verhaltens dem Vater gegenüber und starken Ängsten in der Nacht zur Abklärung angemeldet. In der ersten Sitzung begegne ich einem Jungen, der große Mühe hat, sich auf den Kontakt mit mir einzulassen. Er sei wie Spongebob und explodiere wie dieser, wenn er wütend werde. Es mache ihn sehr wütend, dass sich seine Eltern jeweils am Sonntagmorgen in ihrem Zimmer einschlössen und ihn nicht hineinließen. Als ich ihn frage, ob er denn eine Idee habe, was die beiden da machen, reagiert er verärgert und spielt mit Dinosaurierfiguren, die er in einer Kiste entdeckt hat. Im Laufe unserer nächsten Begegnungen berichtet er mir, dass er überzeugt sei, dass seine Eltern »Berliner« äßen. Weil der Papa diese auch so gerne habe wie er, wolle er ihn wohl nicht dabeihaben. Sein Vater sei gemein und habe ihn nicht gern. In einer kurzen therapeutischen Intervention, die in erster Linie aus Gesprächen mit den Eltern bestand, konnten die blockierte Triangulierung sowie Oles Rückgriff auf den Äquivalenzmodus bearbeitet werden, indem die Position und Rolle des Vaters in der Familie gestärkt wurde und dieser mit seinem Sohn häufiger gemeinsame Unternehmungen durchführte.

Ein solches Kind, das in der psychoanalytischen Entwicklungspsychologie als ödipales Kind angesehen wird (Tyson & Tyson 1997), ist zunehmend mit den Gedanken und Gefühlen eines Dritten (im Normalfall des Vaters) konfrontiert und vergleicht gleichzeitig seine Wünsche an diesen mit denen an seine andere primäre Bezugsperson (oft die Mutter). Gedanken und Fantasien, die im Als-ob-Modus und in Unkenntnis der Wünsche des anderen noch »ungefährlich« gespielt werden können, lösen nun durch ihre mögliche Aktualisierung angstbezogene Affekte aus. Dies gilt insbesondere für destruktive Gefühle, die mit ödipalen Wünschen verbunden sind. In der gelingenden ödipalen Triangulierung kann das Kind die Erfahrung machen, dass es eigene Wünsche haben kann, die denen der Mutter und/oder des Vaters widersprechen, und dass durch seine Wünsche und Affekte die Beziehung zu den Eltern nicht beschädigt wird (Grieser 2015). Diese Auseinandersetzung wird durch die Fähigkeit der Kinder ab ca. dem 5. Lebensjahr ermöglicht, mehrere Perspektiven einzunehmen und, wie Experimente zeigen, Widersprüche zwischen verschiedenen Perspektiven aufzulösen (Tomasello 2020, S. 115).

Fonagy & Target (1996b) entwickelten die Affektspiegelungstheorie zur »Playing with reality«-Theorie weiter, für die einerseits der Modus der psychischen Äquivalenz und andererseits der Als-ob-Modus Voraussetzung sind. Im Modus der psychischen Äquivalenz setzt das Kind »Schein und Wirklichkeit miteinander gleich. Sehr kleine Kinder verhalten sich so, als ob ihre eigenen Gedanken und die Gedanken anderer Menschen die reale Welt originalgetreu widerspiegeln« (Fonagy et al. 2004, S. 263). Im Als-ob-Modus kann das Kind spielen, ohne befürchten zu müssen, dass seine eigenen Gedanken oder seine Gefühle real werden. »Wenn es spielt, besitzt selbst das kleine Kind ein mentalisierendes Modell des psychischen Erlebens und versteht seine Psyche als etwas, das Gedanken, Wünsche und andere Gefühle repräsentiert« (Fonagy et al. 2004, S. 267). Der Erwachsene versucht dabei das Gerüst der äußeren Realität aufrechtzuerhalten und ist gleichzeitig darum bemüht, den mentalen Zustand des Kindes treffend zu repräsentieren (vgl. Fonagy et al. 2004, S. 56).

Der reflexive Modus, der sich ab etwa dem vierten bis fünften Lebensjahr entwickelt, erlaubt dem Kind, die Realität reflektierend und intentional zu interpretieren, d. h. es kann von den direkt beobachtbaren Phänomenen oder unmittelbar erlebten Affekten innerlich Abstand nehmen (anders als im Äquivalenzmodus) und, ohne sie ausblenden zu müssen (Als-ob-Modus), die dahinterliegenden Gedanken, Motive und Bedürfnisse mentalisieren. Das etwa zur gleichen Zeit auftauchende »autobiografische Selbst« ermöglicht es, frühere Erlebnisse historisch und zeitlich-kausal dem jetzigen Selbst als dessen lebensgeschichtliche Erfahrungen zuzuordnen.

2.4.5 Allgemeine Repräsentationen und Identitätsentwürfe: ab dem siebten Lebensjahr

In dieser Phase verfügen die meisten Kinder bereits über die Fähigkeit, über sich selbst und über andere als eine individuelle Person nachzudenken, die bestimmte Eigenschaften und mentale Zustände aufweist (Ensink et al. 2015). Sie besitzen außerdem die Fähigkeit, eine Repräsentation des früheren Selbst mit der des jetzigen Selbst in Beziehung zu setzen (Fähigkeit zu multiplen Repräsentationen der Welt und des Selbst) (Povinelli & Simon 1998).

Emotionale Bindungen an primäre Bezugspersonen und Familienangehörige verlieren in der mittleren Kindheit ihre Exklusivität und enge Beziehungen zu »same-aged peers« werden wichtig (Kerns et al. 2011; Mayseless et al. 2011).

Multiple Arbeitsmodelle werden in allgemeine Repräsentationen überführt und ermöglichen den differenzierten Aufbau einer (narrativen) Identität, die wichtige selbst- und beziehungsregulatorische Funktionen aufweist. Die Forschung sowie die klinische Erfahrung bestätigen, dass Erzählungen über sich selbst, welche Vergangenes mit Gegenwärtigem verbinden und Zukünftiges antizipieren – sogenannte Narrative –, das Rohmaterial für ein zusammenhängendes Selbsterleben darstellen.

Beispiel: Die zehnjährige Lena musste aufgrund einer chronischen Erkrankung häufig ins Krankenhaus und konnte viele Aktivitäten ihrer Freundinnen und Mitschülerinnen nicht miterleben. Sie beschreibt sich als ein Mädchen, das Pech habe und von anderen als langweilig erlebt werde. Sie berichtet, dass sie ja vieles nie gemacht und wenig zu erzählen habe, was die gleichaltrigen Mädchen interessieren könnte.

In den nun folgenden Gesprächen finden wir zusammen heraus, dass sie, während sie im Krankenhaus war, viel gelesen und deshalb zahlreiche spannende Geschichten zu erzählen hat. Sie beginnt ein eigenes »Buch« zu schreiben, bei dem es um ein Mädchen mit besonderen Fähigkeiten geht, welches seine Schule rechtzeitig vor einem Erdrutsch warnen kann und so alle ihre Freundinnen rettet. Zunehmend wird auch in der Realität deutlich, dass Lena ein empathisches, kreatives Mädchen ist, das von seinen Mitschülerinnen immer mehr geschätzt wird und das zunehmend einen festen Platz in seiner Klasse findet.

Die mittlere Kindheit ist die Zeit, in der die Auseinandersetzung mit der eigenen Identität eine bewusste Form annimmt. In dieser Phase sind Tagträume und Erzählungen über Erlebtes wichtige Spielräume und Bausteine für die Identitätsentwicklung. Tagträume und Fantasien stellen eine zentrale, mentalisierende Form dar, wie Menschen sich selbst und ihre Erfahrungen erzählend innerlich organisieren. Die Ausweitung des Fantasiebereichs ermöglicht es, sich in vorgestellte Situationen zu versetzen und sich darin zu testen. Geschichten sind für den Erzählenden eine Form der »Selbsterfahrung«. Die Gestaltung einer narrativen Identität wird im Laufe der mittleren Kindheit immer besser möglich, weil das autobiografische Gedächtnis, welches sich in Wechselwirkung mit dem selbstreflexiven Modus entwickelt, in dieser Phase erinnerte Geschichten zur Verfügung stellt. Außerdem führt die zunehmende Beherrschung der Sprache dazu, dass mehrperspektivisches Denken immer besser gelingt. Wörter verkörpern immer auch Perspektiven auf Dinge (Tomasello 2020), was die Denkräume der Kinder deutlich erweitert.

2.4.6 Überarbeiten und neu kombinieren: ab dem zwölften Lebensjahr

Neuroendokrinologische Veränderungen nehmen ab der Pubertät Einfluss auf die Hirnentwicklung, für die in dieser Phase Reifungs- und Spezialisierungsprozesse kennzeichnend sind. Die Hirnveränderungen werden zusätzlich durch äußere wie innere Vorgänge beeinflusst; u.a. werden Verbindungen zwischen Neuronen, die nicht genutzt werden, abgebaut (was im Englischen als »pruning« – ursprünglich der Ausdruck für das Beschneiden/Stutzen von Bäumen und Sträuchern – bezeichnet wird). Trotzdem dominiert in der Adoleszenz neurobiologisch die Amygdala, während der frontale Kortex erst im Erwachsenenalter sinnvoll genutzt werden kann. Aufgrund neuer Erfahrungen werden die neuronalen Verbindungen schneller und effizienter. Aus diesem Grund wird die Adoleszenz, analog zur frühen Kindheit, mittlerweile als ein wichtigstes Zeitfenster für positive und negative Entwicklungen gesehen (Konrad et al. 2013).

Durch die kognitive Entwicklung wird es etwa ab dem zwölften Lebensjahr möglich, abstrakt und in einer neuen Komplexität zu denken. Ideen, Ideale und Theorien können entwickelt, Vergangenheit, Gegenwart und Zukunft verbunden werden. Dies führt zum Auftauchen einer »zweiten Wirklichkeit« (Streeck-Fischer 1997), zu einem abgegrenzten gedanklichen Bereich, der die Überarbeitung von Selbstbildern, aber auch von Bindungsmustern ermöglicht. Damit verknüpft ist eine Umstrukturierung des sozialen Verständnisses (Taubner & Volkert 2017).

Die Adoleszenz ist durch Veränderungen auf verschiedenen Ebenen geprägt (Diez Grieser 2004; Diez Grieser 2006; Diez Grieser & Grieser 2020): Altes und Gewohntes aus den Kindheitsjahren muss teilweise aufgegeben und durch Neues und Unbekanntes ersetzt werden. »Die festgefügten Bilder und Identifizierungen der Kindheit [geraten in der Adoleszenz] unter dem Druck neuer Erregungs- und Fantasiequalitäten gleichsam in Schwingungen« und werden »zum Tanzen gebracht« (King 2002, S. 113).

Der pubertäre Triebschub und die körperlichen Veränderungen brechen in das Selbsterleben der Frühadoleszenten ein. Sie zwingen den Jugendlichen, sich mit dem eigenen Körper zu beschäftigen, um sich eine neue Identität erwerben zu können. Ein zentraler Aspekt adoleszenter Entwicklung ist die Integration sexueller und aggressiver Triebe, die im Zuge der pubertären Entwicklung erwachen und miteinander verschmolzen werden müssen, damit der Jugendliche zu stabilen, reifen emotionalen Beziehungen fähig wird. Nur wenn diese aktiven Integrationsleistungen einigermaßen gelingen, kann es zu einem befriedigenden Kompromiss zwischen der Anerkennung der Realität und der Fähigkeit zu ihrer Veränderung kommen, den wir mit Freud (1924d) als Kennzeichen einer gesunden Entwicklung betrachten dürfen.

In der Adoleszenz werden außerdem ödipale Konflikte mit Sexualität und Aggressivität wiederbelebt. Der Eintritt in die Adoleszenz geht einher mit einem inneren Trennungsprozess von den wesentlichen Beziehungspersonen der Kindheit. Das »Wir-Gefühl« gegenüber der Familie verändert sich oder löst sich allmählich auf. Die Jugendlichen haben zunehmend einen Drang nach Loslösung von den innerlich repräsentierten Eltern. Die Ergebnisse der Bindungsforschung zeigen an dieser Stelle, dass Trennung und Loslösung dort gut gelingen, wo eine Verbundenheit mit den (primären) Bezugspersonen sichergestellt ist. Ein weiteres wichtiges Thema in dieser Phase ist die Ausbildung einer sozialen Identität sowie die Entwicklung persönlicher Interessen im Spannungsfeld von Sich-Unterscheiden und Angepasstsein.

Der Verlauf der Adoleszenz hängt wesentlich von der Reflexionsfähigkeit des Jugendlichen ab, von seiner Bereitschaft, nicht nur zu agieren, sondern Denkräume entstehen zu lassen und diese zu nutzen. Dabei verbessert sich zwar die Fähigkeit, die Perspektive eines anderen Menschen einzunehmen, in der Adoleszenz, zwischen zwölf und 16 Jahren, deutlich, reicht jedoch selbst bei gesunder Entwicklung noch nicht an die der Erwachsenen heran (Fonagy & Luyten 2011). Von großer Wichtigkeit sind an dieser Stelle erwachsene Bezugspersonen, welche die durch neurobiologische Veränderungen und Triebentwicklung geschwächte Mentalisierungsfähigkeit unterstützen. Bei stärkeren Einbrüchen des Mentalisierens erweisen sich das Containing sowie die Bereitschaft, mit dem Jugendlichen die Zusammenhänge zu bedenken, als wichtige präventive Faktoren bezüglich der Entwicklung psychischer Störungen in der Adoleszenz (Fonagy et al. 2002). Adoleszente brauchen ihre Bezugspersonen besonders auch, um ihre Anfälligkeit für riskantes Verhalten zu regulieren, wobei hier die Beziehung zum Vater moderierend wirkt (vgl. Gallarin & Alonso-Arbiol 2012).

Mentalisieren ist in der Adoleszenz von besonderer Bedeutung, weil die Entwicklung neue Ebenen der Selbstreflexion ermöglicht. Basis dafür ist die Möglichkeit des metakognitiven Zugriffs auf reflektierende innere Arbeitsmodelle und des flexiblen Umgangs damit (Fonagy et al. 2002). Die Reflexion eigener Gefühle in Beziehungen ist nun nicht nur situationsspezifisch konkret, sondern auch in abstrakteren Kategorien möglich.

Eine solche Position in der späteren Adoleszenz ermöglicht es, auf dem Weg der Reflexion eigene Identitäten zu entwerfen, die unabhängig von eigenen Erfahrungen und bestehenden Normen sein können. Die Unterscheidung zwischen äußerem Verhalten und innerem Erleben kann vorübergehend erschwert sein oder zusammenbrechen, so dass Jugendliche zeitweise vorwiegend im Äquivalenzmodus und/oder im Als-ob-Modus funktionieren.

Beispiel: Die 15-jährige Nadja denkt, dass sie ein schlechter Mensch sei. Sie berichtet von einer Situation, in der ein Junge, den sie gut leiden mag und attraktiv findet, Interesse an ihr gezeigt habe. Ihre beste Freundin sei aber ebenfalls an ihm interessiert, deshalb sei sie eine schlechte Freundin, weil sie den Jungen angezogen und ihr »weggenommen« habe. Mein neugieriges Nachfragen, wie sie dies denn genau gemacht habe, beantwortet sie mit Unverständnis: Sie habe natürlich nichts gemacht, sondern ihn ignoriert. Ich kapituliere und bitte um eine Wiederholung, um das Ganze doch noch zu verstehen. Geduldig erklärt sie es mir nochmals, dabei wird ihr selbst bewusst, dass sie zwischen ihren Gedanken, Gefühlen und der Realität ein Durcheinander veranstaltet hat. Diese Rückkehr zu einem adäquaten Mentalisieren führt bei der Jugendlichen zu einer sichtbaren Entspannung. Wir können nun zusammen weiterüberlegen, weshalb sie so reagiert.

Das kurze Beispiel illustriert, wie eine gut entwickelte, differenzierte Jugendliche vor dem Hintergrund starker Affekte, die mit Selbstwert, Begehren und Rivalität zu tun haben, über eine Wahrnehmungsverzerrung einen »Mentalisierungseinbruch« erlebt und die Episode mit der Freundin und dem Jungen im Äquivalenzmodus mentalisiert, was ihr vordergründig subjektive Klarheit und Sicherheit ermöglicht. Gleichzeitig sind solche – bei dieser Jugendlichen häufig vorkommenden – Einbrüche der Ausgangspunkt für ihre massiven Selbstwertkrisen, die durch Selbsthass und den Drang, sich durch Selbstverletzungen zu bestrafen, charakterisiert sind.

Mit dem Mentalisieren gehen wichtige sozial-kognitive Prozesse einher, welche für die Anpassung an die soziale Welt sehr relevant sind. Diese Fähigkeit wird während der Adoleszenz ausdifferenziert. Untersuchungen von Badoud und Mitarbeitern (Badoud et al. 2016) zeigen, dass die Adoleszenz bezüglich des Mentalisierens eine dialektische Bewegung darstellt: einerseits eine Stärkung aufgrund der kognitiven Möglichkeiten, andererseits eine Schwächung als Folge der intensiven Affekte und der Schwierigkeit diese zu regulieren. Einige adoleszenztypische Entwicklungen wie die strukturellen und funktionalen Veränderungen und die Erweiterung der sozialen Kontakte fördern das Mentalisieren, andere schwächen es jedoch.

In der Adoleszenz wird außerdem die Entwicklung des Selbstbewusstseins und des epistemischen Vertrauens, d. h. des Vertrauens »in die Authentizität und Relevanz von Informationen, die von anderen mitgeteilt werden« (Nolte & Fonagy 2023, S. 23), auf die Probe gestellt, da zunehmend das Wissen und die Informationen von Gleichaltrigen in den Vordergrund rücken, aber auch die Frage des Vertrauens in die eigene soziale Gemeinschaft oder das Fehlen eines solchen, sichtbarer wird (Fonagy et al. 2023c). Gesellschaftliche und gruppenspezifische Erwartungen bezüglich Autonomie und Beziehungsfähigkeit setzen in dieser Entwicklungsphase sowohl die Fähigkeit zu mentalisieren als auch das epistemische Vertrauen unter Druck. Belastete Jugendliche weisen eine verringerte Fähigkeit zum Mentalisieren auf und verfügen über wenig epistemisches Vertrauen. Dies führt dazu, dass sie mentale Zustände anderer Menschen fehleinschätzen oder diesen Menschen misstrauen, was ihr Gefühl, abgelehnt oder ungerecht behandelt zu werden, verstärken kann (ebd., S. 45). Dazu kommt auf einer gesellschaftlichen Ebene die Tatsache, dass Jugendliche sich verstärkt durch soziale Medien informieren, was einen negativen Einfluss auf das Mentalisieren und das epistemische Vertrauen haben kann, da es im Zeitalter von Fake News und Verschwörungstheorien immer schwieriger wird zu entscheiden, wem man vertrauen kann (Brauner et al. 2021).

2.5 Prämentalistische Modi und Mentalisieren

Im Laufe der frühen Kindheit entwickelt sich die Art des Mentalisierens von einem basalen körperlichen Modus hin zu einem reflexiven Modus, der der Art der Weltbeziehung (Rosa 2016) zwischen Individuum und Außenwelt eine neue Dimension eröffnet. Dem eigentlichen Mentalisieren gehen mehrere prämentalistische Modi voraus (Fonagy et al. 2004). In Ergänzung der von Fonagy und seiner Arbeitsgruppe empirisch abgeleiteten prämentalistischen Modi schlagen wir vor, einen Modus hinzuzufügen, der die Bedeutung des Körpers und die körperliche Entwicklung im ersten Lebensjahr einbezieht. Die verschiedenen prämentalistischen Modi folgen in der Entwicklung aufeinander, existieren dann aber nebeneinander und spielen im Lebenslauf je nach Kontext, Belastung oder psychischer Störung immer wieder eine determinierende Rolle.

Prämentalistische Modi

Körpermodus (somatopsychischer Modus): Prä- und postnatal ist das Kind bis etwa zum neunten Monat primär mit seinen Körperempfindungen beschäftigt, die als auftauchendes Selbst bzw. Kern-Selbst (Stern 2010) eine erste Struktur bilden. Rückkoppelungsprozesse ermöglichen eine erste Differenzierung zwischen dem Selbst und den anderen. Beebe & Lachman betonen, dass bereits ab dem zweiten Monat »rudimentäre repräsentationale – noch nicht symbolische – Fähigkeiten« (Beebe & Lachmann 2004, S. 83) vorhanden sind, die es ermöglichen, Erfahrungen und Informationen nonverbal zu speichern. Affekte und Spiegelungsprozesse sowie Synchronisierungen moderieren die Entwicklung.

Zielgerichteter Modus (teleologischer Modus): Zwischen dem neunten und 18. Monat kann das Kind eigene und fremde Handlungen als zielgerichtet interpretieren, aber es kann noch nicht dahinterliegende Ursachen wie Motive erkennen. Nur was beobachtet werden kann, zählt.

Psychischer Äquivalenzmodus: Zwischen dem Alter von 18 Monaten und vier Jahren werden Gedanken und äußere Wirklichkeit nicht unterschieden (Wort = Gedanke = Realität). Innere Zustände wie Gedanken, Wünsche, Ängste werden als real erfahren. Im »psychischen Äquivalenzmodus« erlebt das Kleinkind die innere Welt als mit der

äußeren Welt identisch. Eigene Gedanken werden als real und mit den Gedanken anderer identisch wahrgenommen. Alles ist konkret. Das Kind kann noch nicht verstehen, dass Denken und Wünschen Abbilder und Interpretationen der Umwelt sind, nicht die Realität selbst.
Im günstigen Fall nehmen Eltern die Wahrnehmung des Kindes ernst, stellen aber eine andere Perspektive zur Verfügung und sind nicht verängstigt. Eigenen Affekten oder Fantasien, die nur in der Vorstellung existieren, werden Auswirkungen in der Realität zugeschrieben und sie werden als furchteinflößend erlebt. Wenn das Kind denkt, ein Krokodil sei abends unter dem Bett, dann erscheint das als real und bedrohlich. Wenn der Vater dann das Licht anmacht und beide unter das Bett schauen, stimmt das Kind den Erklärungen des Vaters zu und kann sich beruhigen.
Als-ob-Modus: In der gleichen Altersspanne werden erstmals Gedanken, Motive und Ängste (wie im Spiel) von der Realität getrennt. Im »Als-ob-Modus«, dem Modus des Spiels und der Fantasie, wird die Gleichsetzung von innerer und äußerer Welt entkoppelt. Dies ermöglicht Kontrolle und Modifikation. Die physische Welt ist eine eigene Welt, und die imaginierte Welt (z. B. im Spiel) ist eine eigene Realität. Hierdurch bleiben die in der fantasierten Welt auftretenden Gedanken, Wünsche und Handlungen ungefährlich. Während sich ein Kind oder Jugendlicher im entwicklungspsychologisch hoch bedeutsamen Spiel-Modus immer auf sein Gegenüber beziehen kann, fehlt diese Bezugnahme im prämentalistischen Als-ob-Modus. Das Kind oder der Jugendliche ist getrennt von jeweiligen (primären) Bezugspersonen, weshalb z. B. das Abtauchen in virtuelle Welten (etwa im Falle von Internet- oder Computerspielsucht) als zunehmend häufigeres Problem im klinischen Alltag relevant wird.

Mentalisieren

Reflexiver Modus: Der reflexive Modus, der sich im Allgemeinen zwischen dem vierten und fünften Lebensjahr zeigt, integriert die vorher nebeneinander existierenden Modi. Er ermöglicht ein Nachdenken über das eigene Selbst und über das vermutete Innenleben anderer Menschen. Unterschiedliche Perspektiven werden anerkannt, und falsche Überzeugungen werden bei sich und anderen mit einbezogen.
Im Laufe der kindlichen Entwicklung werden Äquivalenzmodus und Als-ob-Modus zunächst abwechselnd genutzt, um im vierten bis fünften Lebensjahr zum reflexiven Modus integriert zu werden. Das Kind erforscht, was die Handlungen anderer bedeuten; darauf aufbauend kann es lernen, eigene psychische Erfahrungen zu bestimmen und als sinnvoll zu erkennen (Fonagy 2009, S. 175).

Die Reflexionsfähigkeit ab dem vierten Lebensjahr wird möglich, weil das Kind die Erfahrung machen kann, dass seine psychischen Zustände mentalisiert und reflektiert werden. Der Logik des Mentalisierungskonzepts liegt die gemeinsame Erfahrung zugrunde (Fonagy & Target 2006b).

In der Weiterentwicklung des ToM-Konzepts, das primär kognitiv und eher dyadisch orientiert ist, schließt das Mentalisierungsmodell die beziehungs- und affektregulativen Aspekte des Einzelnen wie auch der Familie als Gruppe und von Gruppen überhaupt beim Interpretieren ein (Schultz-Venrath & Felsberger 2016, S. 20). Je reichhaltiger die Erfahrungen, desto reichhaltiger die Repräsentationen mentaler Zustände. Dies wird durch die Vorstellung ergänzt, dass eine sinnvolle Auseinandersetzung einzelner Menschen mit ihrem sozialen Umfeld nur gelingen kann, wenn diese als Akteure anerkannt und vom sozialen System mentalisiert werden (Fonagy et al. 2023). Wobei kulturübergreifende Studien zeigen, dass individualistischere mehr als kollektivistische Kulturen dazu neigen, das Mentalisieren des eigenen Selbst stärker zu betonen als das Mentalisieren anderer (Aival-Naveh et al. 2019).

KAPITEL 3

Mentalisieren als zentrale elterliche Fähigkeit

Der Mensch entwickelt sich in Beziehungen. Nach Dornes (2000) ist der Säugling das, was die primären Bezugspersonen in ihm sehen können. Winnicott (1960) hatte seinerseits schon entdeckt, dass es den Säugling als solchen nicht gibt: »There is no such a thing as an infant«. Dies bedeutet, dass das Beziehungsangebot der primären Bezugspersonen die Basis für eine gesunde kindliche Entwicklung schafft.

Primäre Bezugspersonen der Kinder sind in unserer Gesellschaft – trotz gesellschaftlichen Wandels – meistens die Eltern oder Ersatzbezugspersonen wie z. B. Pflegeeltern oder professionelle Bezugspersonen in familienergänzenden Betreuungseinrichtungen. In den verschiedenen Kontexten, die den Alltag der Kinder prägen, sind die Fähigkeiten der Bezugspersonen, auf kindliche Bedürfnisse und Signale prompt und feinfühlig zu reagieren, Voraussetzung für die Bindungs- und Selbstentwicklung. Wie bereits dargelegt, ist eine solche Betrachtungsweise allerdings kritisch zu reflektieren, da diese primär für die Mittelschicht von sogenannten WEIRD[4]-Gesellschaften gilt (Henrich 2020), während ein Großteil der Weltbevölkerung andere Formen der Bindung aufweist.

3.1 Übergang zur Elternschaft

Wird ein Kind geboren, werden gleichzeitig Mutter und Vater geboren. Der Übergang zur Elternschaft geht stets mit einer Lockerung innerpsychischer Strukturen einher, was sowohl eine erhöhte Ge-

4 Western, Educated, Industrialized, Rich, Democratic.

fährdung für krisenhafte Zuspitzungen als auch eine Chance für eine Weiterentwicklung darstellt (Diez Grieser 2001). Der Übergang zur Elternschaft wird als eine normative Krise betrachtet, die einiger Veränderungs- und Lernprozesse seitens der Eltern bedarf.

Mit der Geburt eines Kindes wird aus der Dyade, die das Paar gebildet hat, eine Triade. Ob der für die gesunde kindliche Entwicklung notwendige trianguläre Beziehungsraum entsteht, ist in hohem Maß von der triadischen Kompetenz der Eltern abhängig, welche die Beziehungsregulation in einem Dreieck real anwesender Personen ermöglicht (Lebovici 1993). Dabei sind Triangulierungskonflikte im Übergang zur Elternschaft ein häufiges Phänomen.

Das elterliche Beziehungsangebot an ihr Kind wird zunächst weitgehend durch die eigenen Erfahrungen bestimmt. Zusätzlich haben sich bereits in der pränatalen Phase unbewusste Fantasien in Bezug auf das ungeborene, imaginäre Kind entwickelt. Diese Fantasien müssen im Laufe der Schwangerschaft und insbesondere nach der Geburt des realen Kindes überarbeitet und angepasst werden (Schon 1995, S. 27). Wenn dieser Prozess ausbleibt, kann das imaginierte Kind die Beziehungsentwicklung zum realen Kind beeinträchtigen. Bei genügender Flexibilität und Reflexivität der Eltern werden hingegen die Interaktionen mit dem realen Kind als neue Erfahrungen in Form von Objekt- bzw. Selbstrepräsentationen verinnerlicht. Die Geburt des Kindes führt bei der Mutter zum Aufbau einer psychischen Organisation, die Daniel Stern (1998) »Mutterschaftskonstellation« nannte. Diese aktiviert die Auseinandersetzung mit der eigenen Mutter, mit sich selbst und mit dem Säugling, was eine weitere Triade entstehen lässt: Mutter der Mutter – Mutter – Baby (Stern 1998, S. 209). Das Neugeborene konfrontiert die Mutter mit hoher Schutzbedürftigkeit und Abhängigkeit, was gleichzeitig den persönlichen Autonomie-Abhängigkeits-Konflikt mit der eigenen Mutter reaktiviert (Pedrina 2006, S. 153). Die frühen Bemutterungserfahrungen und die alten Beziehungsschemata mit der eigenen Mutter beeinflussen die Gefühle und die Beziehung zum eigenen Kind (Stern 1998, S. 223).

Die empirische entwicklungspsychologische Forschung konnte seit Anfang des 21. Jahrhunderts zeigen, dass es zwischen Bindung, Selbstentwicklung und der Fähigkeit zu mentalisieren komplexe

Wirkzusammenhänge gibt (Fonagy et al. 2002; Gergely & Unoka 2008). Es ist deutlich geworden, dass nicht nur eine sichere Bindung, sondern auch die elterliche Fähigkeit zu mentalisieren einen der wesentlichen protektiven Faktoren für die psychische Gesundheit und gelingende Entwicklung eines Kindes darstellt (Bateman & Fonagy 2015). Neugeborene sind nicht in der Lage, ihre emotionalen Zustände zu regulieren, weshalb sie auf die Regulation von außen angewiesen sind. Unter genügend guten Bedingungen können Eltern das Erregungsniveau und die emotionale Befindlichkeit ihrer Kinder wahrnehmen und durch passende Reaktionen regulieren (Howe 2005). So beginnt das Kind eine Vorstellung über innere und äußere Realität und eine Bindungsrepräsentation zu entwickeln. Die entstehende sichere Bindung sowie die mit der Entwicklung zunehmende Fähigkeit des Kindes, über die eigenen mentalen Zustände sowie diejenigen der anderen nachzudenken, ermöglicht dem Kind die Entwicklung von Selbstwirksamkeit, ein klares Selbstgefühl sowie die Erfahrung, sich selbst zu regulieren (Fonagy & Allison 2014).

Aus einer bindungstheoretischen Perspektive bedeutet Elternschaft eine intensive Entwicklungserfahrung. Indem die Eltern in einen für sie neuen Beziehungsprozess »einsteigen«, der durch eine mentalisierende Position charakterisiert ist und den Aufbau einer vertrauensvollen Atmosphäre ermöglicht, entstehen gemeinsame Konstruktionen des Zusammenseins.

Die fruchtbare Entwicklung der Mentalisierungstheorie und -praxis seit der Veröffentlichung des innovativen Buches von Fonagy, Gergely, Jurist & Target *Affektregulierung, Mentalisierung und die Entwicklung des Selbst* 2002 (2004 auf Deutsch erschienen) hat weiterhin dazu geführt, dass Phänomene der Bindungstheorie und Säuglingsforschung miteinander verbunden werden und die kindliche Entwicklung als ein Prozess, der sich in Wechselwirkung mit den primären Bezugspersonen vollzieht, besser verstehbar wird. In Kapitel 2 lag das Augenmerk auf der Entwicklung der Kinder. Im dritten Kapitel soll nun der elterliche Beitrag zur gelingenden Entwicklung des Kindes im Zentrum stehen, wobei eine integrative Perspektive eingenommen wird, die sowohl die relationale als auch die transaktionale Sichtweise berücksichtigt.

Das Transaktionsmodell von Sameroff (2009) beschreibt das Zusammenspiel zwischen elterlichen und kindlichen Faktoren als dynamisch und die Faktoren als voneinander abhängig. In dem Modell wird hervorgehoben, dass sich die Faktoren aufgrund ihres gegenseitigen Einflusses verändern können. Dieser zunächst offensichtlich erscheinende Wirkmechanismus muss im Einzelfall mit hoher Denkdisziplin und systemischer Haltung bedacht und beschrieben werden. Im folgenden Beispiel wird dies näher illustriert.

Beispiel: Eine 35-jährige Patientin, die seit knapp einem halben Jahr wegen Infertilität in psychotherapeutischer Behandlung ist, berichtet, dass sie nun endlich schwanger geworden sei. Sie sei sehr froh, dass doch keine In-vitro-Fertilisation notwendig gewesen sei. Sie wisse, dass das Kind sich eben den richtigen Moment ausgesucht habe, und dieser sei eindeutig jetzt, da sie gerade ihre Stelle gekündigt habe.

Im Laufe der nächsten Monate führt die intensive Beschäftigung mit dem imaginierten, noch ungeborenen Kind bei der Mutter zu dem konkreten Bild eines selbstgenügsamen Kindes, welches sich ohne Probleme in ihren Alltag einpassen können werde. Die Patientin möchte auch nach der Geburt ihr reges soziales Leben sowie ihre persönlichen Interessen pflegen und fantasiert, dass das Kind – idealerweise ein Mädchen – auch gerne mit ihr unterwegs sei. Die Patientin ist als Mädchen mit drei Brüdern aufgewachsen und sehnt sich seit jeher nach einer Schwester, mit der sie alles teilen kann. Versuche der Therapeutin, die sehr konkreten und ausgesprochen narzisstischen Vorstellungen der werdenden Mutter zu bearbeiten, werden von dieser abgewehrt. Schließlich bricht sie zwei Monate vor der Geburt ihres Kindes die Behandlung ab.

Zweieinhalb Jahre später meldet sie sich erneut, da sie an Ängsten leide und sich zunehmend hoffnungslos und traurig fühle. Im ersten Gespräch berichtet die Patientin von der schwierigen Geburt ihres Sohnes sowie über ein anstrengendes erstes Jahr, da der Säugling viel geschrien und wenig geschlafen habe. Sie habe in der Zeit häufig an unsere Gespräche denken müssen. Es sei ihr zunächst sehr schwergefallen, sich von ihrem »fantasierten Mädchen« zu verabschieden und sich auf ihren Sohn einzulassen. Sie habe lernen müssen, dass es für ihn besser sei, wenn sie nicht zu viel unternehme und es genügend Ruhe und Rückzugsmöglichkeiten im Alltag gebe. Dies habe sich nun gut eingespielt. Er besuche seit kurzem eine Waldspielgruppe, habe dort jedoch Mühe, seinen Platz zu finden und sich einzugewöhnen. Er verhalte sich eher »weiblich«, möge den Schmutz nicht, könne sich – obwohl er gut entwickelt und körperlich groß sei – nicht gegen die anderen Jungen durchsetzen. Sie habe Schwierigkeiten, ihn gehen zu lassen, und werde von Ängsten überfallen, dass ihm etwas zustoßen könnte.

Dieses Beispiel veranschaulicht besonders eindrücklich die Wechselwirkungs- und Anpassungsprozesse zwischen Mutter und Kind. Die Mutter musste sich offensichtlich aufgrund des Temperaments des Kindes umstellen und eigene Fantasien u.a. bezüglich gemeinsamer Unternehmungen aufgeben. Da die vielfältigen Aktivitäten – wie die weitere psychotherapeutische Arbeit zeigte – der Abwehr von Angst und Depression gedient hatten, musste die Patientin einen neuen Zugang zu ihren negativen Emotionen und neue Formen des Umgangs damit entwickeln. Der kleine Bub hingegen hatte in den zweieinhalb Jahren seines Lebens gelernt, dass er seine Mutter v.a. dann zufriedenstellen konnte, wenn er sich eher mädchenhaft verhielt. Konkret bedeutete dies, dass er stundenlang mit seiner Mutter Frauenkleider in Läden oder im Internet anschaute und sie beim Kauf »beriet«.

Die Beziehung zum Vater wurde als schwierig bezeichnet. Der kleine Bub schien in Anpassung an die mütterlichen Fantasien und Wünsche, die erwähnte dyadische »Schwesternfantasie«, ein Stück weit in der Entwicklung seiner (männlichen) Identität beeinträchtigt zu sein. Die psychotherapeutische Arbeit fand schließlich im Familiensetting statt und führte bald – nicht zuletzt wegen der Einbeziehung des realen Vaters als triangulierenden Dritten und männliche Identifikationsperson – zu einer Verbesserung der Symptomatik sowohl auf individueller als auch auf familialer Ebene.

3.2 Elterliche Repräsentationen und Reflexivität

Aufgrund von in der Schwangerschaft erhobenen elterlichen Bindungsrepräsentationen für Empathie und Reflexivität lässt sich das Bindungsmuster eines Kindes mit 12 und mit 18 Monaten vorhersagen, wobei die operationalisierte reflexive Funktion (RF) moderierend wirkt (Fonagy et al. 1991). Ebenso lassen sich aufgrund der elterlichen Fähigkeit zur Reflexion die selbstreflexiven Fähigkeiten des Kindes voraussagen (Ensink et al. 2014). In diesem Zusammenhang leistet das Konzept des elterlichen reflexiven Funktionierens (Parental Reflective Functioning, PRF) sowohl in der Forschung als auch in der Praxis einen wichtigen Beitrag zur weiteren Entwicklung der Arbeit mit Eltern. Unter »elterlichem reflexivem Funktionieren« versteht man die Fähigkeit der primären Bezugspersonen, sowohl über ihre eigenen inneren, mentalen Erfahrungen als auch über diejenigen des Kindes nachzudenken (Ensink et al. 2017). Im weiteren Verlauf entwickeln sich aufseiten der Eltern die verbalen, kognitiven und expliziten Dimensionen des Mentalisierens, die den elterlichen Kommunikations- und Beziehungsstil prägen und als reflexive Funktion (RF) definiert werden. Dabei geht die reflexive Funktion aufseiten der Eltern nicht nur mit einer expliziten, sondern auch mit einer impliziten und körperlichen Dimension einher (Shai & Belsky 2011). Reflexive elterliche Fähigkeiten fließen dann sowohl implizit in die Interaktionen zwischen Eltern und Kind ein als auch explizit in den Diskurs mit dem Kind und über es.

Die elterliche reflexive Funktion wird als eine beziehungsspezifische Form der generellen Fähigkeit der Selbstreflexion betrachtet. Obwohl die generelle reflexive Fähigkeit und die elterliche reflexive Fähigkeit miteinander korrelieren, sind beide Kompetenzen nicht ganz deckungsgleich (Luyten et al. 2017). Steele et al. (2008) konnten jedoch zeigen, dass zwischen der generellen reflexiven Fähigkeit, den Ergebnissen aus dem Bindungsinterview (Adult Attachment Interview, AAI) und dem Elternentwicklungsinterview (Parent Development Interview, PDI) ein deutlicher Zusammenhang besteht.

Untersuchungen der letzten Jahre verweisen darauf, dass verkörperlichtes, implizites Mentalisieren von Eltern für die gesunde sozioemotionale Entwicklung der Kinder zentral ist (Parental Embodied Mentalizing – PEM; Shai & Belsky 2017). Das körperliche Mentalisieren der Eltern meint dabei deren Fähigkeit, auf körperliche Bewegungen des Säuglings einzugehen, um so erste Symbolisierungserfahrungen zu ermöglichen, vor allem auch, wenn Missverständnisse entstehen, diese körperlich zu korrigieren. Dabei spielen Ganzkörperbewegungen (und nicht nur Mimik) eine wichtige Rolle, und der Körper ist im Säuglingsalter nicht nur der emotional-soziale Kitt für gelungene Eltern-Kind-Interaktionen, sondern auch ein relevantes Lern- und Kommunikationsmittel (ebd.). Feinfühlige Responsivität – als Schlüsselbedingung für sichere Bindungsentwicklung – scheint einer mentalisierenden Haltung der Eltern zugrunde zu liegen: Diese Haltung gestattet es Eltern, sich mental an die Stelle des Kindes zu versetzen und sich dessen jeweilige Erfahrung vorzustellen. Nick Midgley und Mitautorinnen (Midgley et al. 2017a, S. 24) führen folgende Kennzeichen einer reflexiven elterlichen Haltung auf:

- »ein gutartiges Interesse am mentalen Erleben des Kindes und eine emotionale Verfügbarkeit, um dem Kind zu helfen, seinen und den Reaktionen der anderen Sinn zu geben;
- eine Fähigkeit, im Verhalten des Kindes auszumachen, was dieses über seine Erfahrungen, Gefühle und Schwierigkeiten aussagt;
- eine Fähigkeit zu spielen, zu scherzen und mit dem Kind zu fantasieren;
- eine Motivation, die Bedeutung und den Sinn der Gedanken und Gefühle des Kindes zu berücksichtigen, auch wenn man nicht ganz sicher sein kann, was in ihm vorgeht;
- Erreichbarkeit, um dem Kind zu helfen, Gefühle in Worte zu überführen und autobiografisch bedeutungsvolle Narrative auszuarbeiten;
- Motivation, die Perspektive des Kindes zu sehen, und Bewusstsein, dass die Erfahrung des Kindes ganz verschieden von der eigenen sein kann;
- eine Fähigkeit, einen Sinn für eigene Gedanken und Gefühle zu haben, wenn sie als Eltern mit dem Kind interagieren, und die eigene Aggression zu modulieren; und/oder

- die Einschätzung, dass sich eigene Gefühle oder Stimmungen auf die Kinder auswirken und Folgen zeitigen«.

Elterliches Mentalisieren steht immer im Zusammenhang mit der Entwicklung einer sicheren Bindung und der Entwicklung des Mentalisierens beim Kind und deshalb mit der Emotionsregulation und den sozio-kognitiven Fähigkeiten des Kindes (Luyten et al. 2020).

Die elterliche Fähigkeit zu mentalisieren kann aus unterschiedlichen Gründen vorübergehend oder grundsätzlich beeinträchtigt sein. Das Überwiegen prämentalistischer Modi bei den primären Bezugspersonen verhindert ihre Wahrnehmung der inneren Welt des Kindes und führt häufig zu destruktiven Zuschreibungen, welche die Eltern-Kind-Beziehung sowie die kindliche Entwicklung maßgeblich prägen können. Das Anerkennen der Schwierigkeit, die innere Welt des Kindes vollständig zu verstehen, und das Interesse und die Neugierde ihr gegenüber werden deshalb als wichtige Indikatoren für eine funktionierende elterliche Reflexionsfähigkeit betrachtet.

Verschiedene Untersuchungen der letzten Jahre haben diese Annahmen bestätigt und gezeigt, dass die Fähigkeit der Eltern zu mentalisieren ein Prädiktor für eine positive kindliche Entwicklung ist (Meins et al. 2012). Allerdings bestätigt sich diese Vorhersage nicht, wenn Eltern unpassende hypermentalisierende oder pseudomentalisierende Angebote machen. Diese erfolgen ausschließlich auf kognitiver Ebene und sind hoch elaboriert, können aber vom Kind als intrusiv erlebt werden, da sie häufig auf einer falschen Interpretation seiner inneren Welt beruhen. Beeinträchtigungen in der elterlichen reflexiven Fähigkeit können weiter dadurch gekennzeichnet sein, dass diese nur sehr eingegrenzte, konkretistische und auf die äußere Realität bezogene Interpretationen zulassen. Sie können sich aber auch als eine exzessive Interpretation der kindlichen Haltungen und Verhaltensweisen äußern, welche möglicherweise verzerrt, intrusiv oder auch paranoid gefärbt ist.

Die elterliche Fähigkeit zu mentalisieren fördert die kindliche Selbstreflexivität, welche die Entwicklung der Emotionsregulation, der Selbstwirksamkeit und einer sicheren Bindung entscheidend prägt. Die Entwicklung einer sicheren Bindung und des Mentalisierens hängt von der Bindungsqualität, von der emotionalen Verfügbarkeit der Bezugspersonen und von deren Fähigkeit ab, die subjektiven Erfahrungen des Kindes in passender, markierter Form und vertrauenswürdig zu spiegeln. Die sicherheitsspendende Qualität des Beziehungsangebots sowie die Vertrauenswürdigkeit ergeben sich aus kontingenten Passungsmomenten, die primär durch die Fähigkeiten und Kompetenzen der Eltern gestaltet werden.

3.3 Epistemisches Vertrauen

Der Erwerb von kulturellem Wissen ist beim Menschen evolutionär determiniert (Tomasello 2020). Dabei spielt die Vertrauenswürdigkeit der Informationsquelle eine zentrale Rolle (Sperber et al. 2010). Wenn Vertrauen hergestellt ist, sind Menschen bereit, das »von der vertrauenswürdigen Quelle angebotene Wissen zu verinnerlichen und zu assimilieren« (Nolte & Fonagy 2023, S. 23) und dieses für ihre Interaktionen mit der sozialen Welt zu nutzen.

Fonagy & Allison (2014) haben mit dem Konzept des *epistemischen Vertrauens (epistemic trust)* das Verständnis des Mechanismus, durch welchen das Kind bezüglich des Mentalisierens in seiner eigenen Entwicklung gefördert wird, entscheidend weiterentwickelt. Unter epistemischem Vertrauen wird, wie gesagt, die menschliche Bereitschaft verstanden, neues Wissen von Seiten einer anderen Person als vertrauenswürdig, generalisierbar und für das eigene Selbst relevant einzustufen. Dabei ist es eine wichtige Voraussetzung, dass diese Person als authentisch und die übermittelte Information als persönlich relevant betrachtet wird. Epistemisches Vertrauen ermöglicht die verlässliche Übertragung von Wissen von einer Generation an die nächste. Eine sichere emotionale Bindung schafft, wie weiter vorne dargestellt, den Boden für die Entspannung der *epistemischen Vigilanz* und ermöglicht damit eine angemessene Offenheit für die anschaulichen, *hinweisenden Signale* (*ostensive cues*) der Bezugsperson. Derart wird ein Kanal für Informationen und neues Wissen geöffnet. Dabei geht es um die Erfahrung, dass ich verstanden werde, was dazu führt, dass ich bereit bin, von der Person, die mir das Gefühl vermittelt hat, verstanden zu werden, zu lernen (Nolte & Fonagy 2023, S. 24). Das Lernen beinhaltet ein Lernen über mich selbst, über andere und schließlich über die gesamte soziale Welt (ebd., S. 25).

Asen & Fonagy (2017) beschreiben den Blickkontakt als ein typisches anschauliches, hinweisendes Signal, weitere Beispiele sind abwechselndes Reagieren in der Kommunikation und spezielle Betonung in Form der sogenannten Ammensprache *(motherese)*, aber auch sozial relevante Hinweisgesten: Gesichtsausdruck, vokale Prosodie, Körpersprache und Körperhaltung sowie gestisches Verhalten in Form von *motionese* (*child-directed motion*) (Abb. 1). Insbesondere kann jedoch das Mentalisiertwerden als ein ostensives Kommunikationssignal verstanden werden, da es die Person als »intentionalen Akteur anerkennt und die Kommunikation persönlich relevanter macht« (Nolte & Fonagy 2023, S. 25). Zudem generiert eine abgestimmte, mentalisierende Kommunikation die sogenannte epistemische Übereinstimmung, indem sie einen gemeinsamen Aufmerksamkeitsfokus für miteinander geteilte Wahrnehmungserfahrungen entstehen lässt (ebd.).

Im Gegensatz dazu ist bei unsicher-desorganisiert gebundenen Kindern der Zugang zu neuen relevanten Informationen über sich und die Welt aufgrund ihrer *epistemischen Hypervigilanz* beeinträchtigt. Deshalb neigen diese Kinder oftmals zu einer unflexiblen Selbst- und Weltwahrnehmung. Unsicher-vermeidend gebundene Kinder scheinen in einem Experiment den Informationskanal gegen-

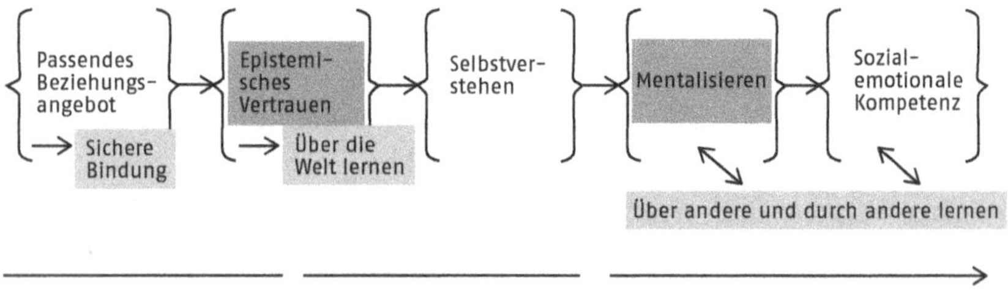

Abb. 1: Epistemisches Vertrauen als Basis für Mentalisieren und Lernprozesse über sich und andere

über der Mutter zu verschließen und eher Behauptungen von Fremden Glauben zu schenken. Unsicher-ambivalent gebundene Kinder vertrauen den Behauptungen Fremder nur selten, auch wenn ihre Mutter unwahrscheinliche Behauptungen übermittelt (Corriveau et al. 2009).

Fonagy & Allison (2014) betonen die evolutionäre Wichtigkeit der Entwicklung epistemischen Vertrauens beim Menschen. Epistemisches Vertrauen ermöglicht soziales Lernen in einer sich ständig wandelnden sozialen und kulturellen Umwelt und erlaubt es dem Individuum, von seiner sozialen Umwelt zu profitieren. Indem in der Arbeit mit Eltern darauf geachtet wird, dass sie ihren Kindern eine Umgebung anbieten, in dem sich epistemisches Vertrauen entwickeln kann, wird ein wichtiger präventiv wirkender Grundstein für deren gesunde Entwicklung gelegt.

3.4 Bindungsstil der Eltern

Die Art und Weise, wie die Bindungsstile der Eltern sowie deren Fähigkeit zu mentalisieren auf die Kinder übertragen werden, gibt wichtige Aufschlüsse darüber, in welcher Weise Eltern die Fähigkeit des Mentalisierens bei ihren Kindern formen und durch ihre Beziehungsgestaltung beeinflussen. So ist der Bindungsstil der Mutter bereits vor der Geburt ein starker Prädiktor für den Bindungsstil des Kindes (Slade et al. 2005a), im Alter von 18 Monaten mit dem Test der Fremden Situation (*Strange Situation Test*; Ainsworth et al. 1978) erhoben. Aufgrund dieser Befunde wurde die Frage nach Interventionen, die den Start der Eltern und ihrer Kinder optimieren, besonders wichtig. Bevor jedoch eine solche Intervention entwickelt werden konnte, musste der Transmissions-Mechanismus besser verstanden werden. Die Antwort von Slade et al. (2005a) war relativ einfach: Die mütterliche Reflexionsfähigkeit war für sie der Schlüssel für die Weitergabe bzw. Entwicklung eines sicheren Bindungsstils von einer Generation zur nächsten. Die Mütter gaben ihre eigene Bindungssicherheit weiter, indem sie mit den Kindern »mindful« umgingen. Sie waren in der Lage, kindliches Verhalten (implizit oder explizit) im Sinne von intentionalen, mentalen Zuständen zu verstehen. So konnten die Kinder ihre Mentalisierungsfähigkeit aufbauen.

Mangelnde elterliche Reflexionsfähigkeit erhöht die Wahrscheinlichkeit der Ausbildung von unsicheren und desorganisierten Bindungsstilen. Die daraus resultierende klinische Implikation ist, dass Interventionen nicht nur auf elterliches Verhalten fokussieren sollten, indem z. B. den Eltern Skills beigebracht werden, sondern dass in erster Linie die reflexiven elterlichen Fähigkeiten gefördert und gestärkt werden müssen. Zusätzlich muss darauf geachtet werden, dass es nicht ein reines kognitives Mentalisieren ist, sondern dass es zu einem körperlichen Mentalisieren der kindlichen Zustände seitens der Eltern kommen kann (Shai & Belsky 2017).

3.5 Eltern, die ein Mentalisieren beeinträchtigen

Die Aktivierung des Bindungssystems bei Kindern wird sichtbar, wenn diese um sich blicken, ihre Eltern rufen, nach ihnen suchen oder ihnen hinterherlaufen. Ein solches Verhalten löst im besten Fall bei den Eltern die Fürsorgefunktion aus (Lieberman et al. 2005). Eltern versuchen ihre Kinder vor Gefahren zu schützen und vermitteln Geborgenheit. Elterliches Verhalten ist stets ein Ergebnis komplexer Wechselwirkungen zwischen äußeren und inneren Faktoren. Situative und Umweltfaktoren verschränken sich sowohl mit biografischen als auch mit psychodynamischen Aspekten und verstärken oder puffern einander ab. Wenn elterliche Kompetenzen – und insbesondere die elterliche Fähigkeit zu mentalisieren – eingeschränkt sind, sollte das Augenmerk zusätzlich auf den Einfluss umgebungsabhängiger Stressfaktoren und traumatischer Ereignisse gelegt werden. In allen stressbedingten Situationen werden Belastungen die Fähigkeiten der Eltern und ihre Reflexionsfähigkeit vorübergehend oder dauerhaft beeinflussen. Außerdem muss vermehrt beachtet werden, dass die Fähigkeit zu mentalisieren in Eltern-Kind-Dyaden immer innerhalb eines größeren sozialen Systems verortet ist und dieses unbedingt einbezogen werden muss (Campbell & Allison 2023).

Wenn Abstimmungsprozesse zwischen den Bezugspersonen und dem Säugling bzw. dem Kind unpassend sind, können sie beim Kind zu Verwirrung und Desorientierung bezüglich der eigenen Affekte führen. Ein klassisches Beispiel ist ein Kind, das Angst hat und dies gegenüber der Bezugsperson ausdrückt. Diese erkennt den Affekt allerdings nicht als Angst, sondern hält ihn z. B. für Wut und spiegelt diesen Affekt eventuell mit einer entsprechenden Verbalisierung: *»Ich sehe nicht ein, weshalb du jedes Mal, wenn wir aus dem Haus gehen wollen, frech wirst. Du musst lernen, deine Wut in den Griff zu bekommen.«* Wenn die Bezugsperson dieses Verhalten so markiert und interpretiert, wird das Kind das falsche Benennen dieses Gefühls übernehmen, was es verunsichern wird. Es kann sogar dazu führen, dass es zu einer Spaltung des Selbstbildes kommt (Oestergaard Hagelquist 2017). Solche Fehlabstimmungen finden sich gehäuft dort, wo Eltern aufgrund eigener unbewusster Konflikte die Äußerungen ihrer Kinder verzerrt wahrnehmen (Brazelton & Cramer 1990). Ein weiteres Beispiel für unbewusste Konflikte oder Traumata der Eltern, die sich gegenüber ihren Kindern auswirken – die sogenannten *Gespenster im Kinderzimmer* (Fraiberg et al. 1975) –, ist das Erleben einer Mutter, die sich von ihrem »aggressiv« strampelnden Säugling bedroht fühlt, weil durch die heftigen Bewegungen unbewusste Erinnerungen an körperliche Misshandlungen geweckt werden, die sie selbst erlitten hat (Diez Grieser 2001). Wiederholen sich solche Fehlabstimmungen, so wird das Kind diese von der Bezugsperson solcherart markierten Affekte entsprechend erleben: Es erlebt etwa seine Erregung bzw. seine Angst als Wut, was zu entsprechenden fehlgeleiteten Verhaltensweisen führt.

Sowohl Eltern, die ihre Kinder vernachlässigen, als auch solche, die sie misshandeln, sind in der Regel nicht in der Lage, ihre Kinder zu mentalisieren. Deshalb ist die Mentalisierungsfähigkeit von Kindern mit solchen Beziehungserfahrungen beeinträchtigt und sie verfügen über ein weniger kohärentes Selbst (Howe 2005). Kinder, die (1) in einem institutionellen Rahmen oder (2) bei psychisch kranken Eltern aufwachsen, haben weniger Möglichkeiten, einen intensiven Austausch mit sich selbst und anderen zu pflegen. Die Verfügbarkeit und Konstanz ist im ersten Fall aus strukturellen Gründen nicht immer gegeben und psychisch kranke Eltern sind (3) aufgrund ihrer Krankheit immer wieder in ihrer Fähigkeit, emotional resonant zu sein und zu mentalisieren, beeinträchtigt. Demzufolge bildet sich im Kind ein inneres Arbeitsmodell, worin es sich selbst als nicht liebenswert und wertvoll repräsentiert. Die Grenzen zwischen sich selbst und anderen bleiben diffus. Bedürfnisse und Wünsche werden nicht durch Denken, Reflexion und soziales Verständnis reguliert. Das Selbst fühlt sich immer wieder ausgeliefert und ohnmächtig.

Im ungünstigen Fall von chronischem, nicht zu bewältigendem Stress, der durch die Eltern nicht abgepuffert, sondern sogar erzeugt oder verstärkt wird, kommt es bei den betroffenen Kindern zu Zuständen dauerhafter *Übererregung* sowie *habitueller Dissoziation* (Perry 1994). Die zerstörerische Wirkung einer frühen Traumatisierung auf die Fähigkeit von Kindern, ihre Affekte zu regulieren, sowie die eingeschränkte Fähigkeit ihre Kinder traumatisierender Mütter, die kindlichen Affekte richtig wahrzunehmen und angemessen zu beantworten, lassen sich auch durch die Ergebnisse der Forschung zu Misshandlungen belegen, denn »emotion regulatory problems are among the best documented of the problems maltreated children display« (Pollak et al. 1998, S. 813). Mütter, die ihre Kinder vernachlässigen, sprechen mit ihren Säuglingen signifikant weniger als Mütter aus einer Kontrollgruppe (Laucht et al. 2000). Die mangelnden Spiegelungsmomente führen beim Säugling zu Übererregung und Rückzug (s. a. das »Still-Face-Experiment« von Tronick in Weinberg et al. 2008). Die so entstehende Apathie vernachlässigter Säuglinge wird auch als Depressionsäquivalent verstanden, das durch einen Mangel an sprachlich vermittelter Affektkommunikation induziert wird.

Bei depressiven Müttern finden sich gehäuft Schwierigkeiten in der affektiven Regulation der Beziehung zu ihren Kindern (Staun 2017). Sie neigen ihnen gegenüber zu Feindseligkeit (Bosquet & Egeland 2001) bzw. Rückzugsverhalten (Lovejoy et al. 2000), zu Vernachlässigung, harter Bestrafung und Misshandlung, insbesondere wenn sie in ihrer Kindheit selbst durch Missbrauch oder Misshandlung traumatisiert wurden (Banyard et al. 2001; Dubowitz et al. 2001). Ähnliches gilt für alkohol- und drogenabhängige Mütter (Kaiser 2008).

Misshandelnde und vernachlässigende Mütter scheinen also die Affekte ihrer Säuglinge nicht nur inkongruent, sondern aufgrund ihrer leichten Erregbarkeit bzw. einer depressiven Grundhaltung auch nicht markiert zu spiegeln. Die Säuglinge erfahren deshalb keine Affektregulation und können sekundäre Repräsentationen ihrer Affekte gar nicht oder nur verzerrt entwickeln. Die daraus resultierenden Fehlabstimmungen (mismatchings) zwischen Mutter und Kind führen immer wieder zu Unter- und v. a. zu Überstimulationen des Säuglings. So kommt es dauerhaft zu entgleisenden affektiven Dialogen, die sich in aversiven Zirkeln aufschaukeln und die zu akuten Traumatisierungen in Form von Misshandlung, Vernachlässigung und Missbrauch führen.

Das folgende kurze Fallbeispiel aus einer Eltern-Säuglings-Beratung soll die beschriebenen Phänomene illustrieren.

Beispiel: Die Eltern eines zwei Monate alten Mädchens kommen über die Familien- und Jugendhilfe zur Abklärung in meine Privatpraxis. Der Säugling schreie sehr viel und die Mutter, die hauptsächlich für seine Betreuung zuständig sei, reagiere zunehmend depressiv und wende sich von ihm ab.

Im Erstkontakt lerne ich ein bemühtes Elternpaar kennen, welches jedoch aufgrund eigener aktueller Belastungen in ihrer elterlichen Fähigkeit beeinträchtigt erscheint. Die Mutter berichtet außerdem bald über ihre schwierige Beziehung zur eigenen Mutter, eine Beziehung, die durch das Erleben von Vernachlässigung in der Kindheit geprägt gewesen sei.

Während sie erzählt, erwacht das Mädchen und beginnt sofort zu schreien. Die Mutter springt auf, nimmt den Säugling in den Arm und beginnt ohne Blickkontakt oder Ansprache ihn hin- und herzuwiegen. Gleichzeitig greift sie zu einer Musikspieldose, die am Kinderwagen hängt, und zieht sie auf.

Die Szene, die mir präsentiert wird, ist eindrücklich: Die Mutter bewegt sich mit dem Mädchen im Arm hektisch hin und her und die Musik spielt laut dazu. Der Vater schaut beunruhigt auf die beiden, ohne jedoch etwas zu sagen. Ich verspüre den Impuls, der Mutter das Schaukeln und Herumlaufen sowie die Musik zu verbieten. Stattdessen versuche ich aus einer mentalisierungsfördernden Position heraus besser zu verstehen, weshalb die Mutter denkt, dass dieses Vorgehen hilfreich sei. Ich sage zu den Eltern, ich sähe, dass sie einige Dinge täten, um ihre Tochter zu beruhigen, und fragte mich, wie diese Maßnahmen vom Säugling aus erlebt würden. Darauf antwortet der Vater schnell, sie machten das Mädchen doch nur nervöser und es besser wäre, weniger zu tun. Auf Nachfrage meint er, dass er ihr Kind in solchen Fällen auf den Arm nehme und ihm den Bauch massiere. Die Mutter unterbricht ihn und meint, dass ihre Tochter genau wie sie selbst sei; sie liebe Musik und Bewegung und so könne sie sich am besten entspannen.

Die weitere Arbeit mit den Eltern fokussiert sich darauf, dass diese besser lernen, den Säugling »zu lesen« und Angebote zu machen, die aufgrund seiner Reaktionen als sinnvoll erscheinen. Es zeigt sich, dass die Schreiperioden v.a. dadurch verringert werden, dass der Säugling häufiger im eigenen Bettchen, im eigenen Zimmer etc. schlafen kann. Die Mutter beginnt zu verstehen, dass das Bedürfnis nach Kontakt, Bewegung, Musik etc. primär ihr eigenes ist und dass entsprechende außerfamiliäre Aktivitäten für sie essentiell sind, um ihre mütterlichen Ressourcen im Zusammensein mit dem Säugling besser entwickeln und nutzen zu können.

In der klinischen Arbeit mit Eltern sollte es gelingen, solche neuen, entwicklungsfördernden Erfahrungen zu vermitteln, indem eine sichere Basis geschaffen wird, die neue Formen des Umgangs mit den Kindern ermöglicht. Dabei ist der Aufbau einer mentalisierenden Haltung anzustreben, die durch eine Atmosphäre des Vertrauens, des Nachdenkens und der Neugierde charakterisiert ist. Befunde aus der Bindungsforschung (Crittenden 2008; Slade et al. 2005a) untermauern, dass diese Haltung in der therapeutischen Arbeit mit Eltern von größter Bedeutung ist.

3.6 Traumatisierte Eltern

Viele Eltern sind aufgrund eigener traumatischer Erfahrungen nur begrenzt imstande, Stress zu regulieren. Ihre Kinder werden für sie zu Übertragungsobjekten der Vergangenheit: Sie interpretieren und reagieren auf deren Verhalten gemäß ihren unverarbeiteten traumaassoziierten Skripts (Diez Grieser 2022a). Mütter, die als Kind körperlich und/oder sexuell misshandelt worden sind oder schwere Partnergewalt erlebt haben, werden häufig durch vitales, lärmendes Verhalten ihrer Kinder getriggert. So berichtete eine Fachmitarbeiterin eines Frauenhauses, dass die Mutter eines Knaben diesen immer wegstieß und sich abwandte, wenn er nach der Spielstunde mit offenen Armen auf sie zurannte. Die Mutter erzählte im Gespräch, dass sie in dem Moment Angst empfinde und in ihrem kleinen Sohn den gewalttätigen Ehepartner sehe. Schechter et al. (2005, 2008) fanden eine eingeschränkte Fähigkeit zu mentalisieren bei Müttern, die in ihrer Kindheit interpersonale Gewalt erlebt hatten. Die traumatische Störung der Mütter beeinträchtigte den Aufbau von ausgewogenen und integrierten Repräsentationen bei ihren Kindern. Durch negative Zuschreibungen, die in solchen Situationen häufig stattfinden, kommt es bei den Kindern zur Internalisierung dieser Zuschreibungen und mittels Identifizierungsprozessen zur aktiven Wiederholung solch negativer Interaktionszirkel.

Die Weitergabe von Traumatisierungen über Interaktionen ist ein wesentlicher »Transmissionsriemen«. Nicht übersehen werden sollte dabei jedoch, dass Deprivation eine andere Form der Traumatisierung darstellt: Die Nichtreaktion, die emotionale Abwesenheit von primären Bezugspersonen in ängstigenden Situationen, überfordert die kindliche Psyche und führt zu Spaltungen (Dissoziationen), welche mit einem psychischen Tod gleichgesetzt werden können (Gurevich 2012). Man ist an den »Totstellreflex« in der Tierwelt erinnert, der die letzte Chance sein kann zu überleben.

Solche traumatischen Erfahrungen erschweren eine vollständige Reorganisation des Mentalisierens. Die Schwierigkeit, epistemisches Vertrauen zu entwickeln, bleibt häufig längerfristig bestehen und beeinflusst die Fähigkeit, zu anderen in eine Beziehung zu treten.

Traumatisierungen beeinflussen die Vorstellungen und Repräsentationen von Bindung bei Erwachsenen. Sie begünstigen problematische, dysfunktionale Verhaltensweisen gegenüber den Kindern, wie beispielsweise ängstigendes, feindseliges oder ablehnendes Verhalten (Cassidy & Mohr 2001).

Körperliche oder sexuelle Misshandlungserfahrungen in der Kindheit führen zu einem verstärkt feindseligen und körperlich oder psychisch aggressiven Verhalten (Cohen et al. 2008), teils auch zu Überfürsorglichkeit oder, im Gegenteil, zu verringertem Engagement gegenüber dem Kind (Schwertfeger & Goff 2007), eingeschränkter mütterlicher Emotionalität und desorganisierter Bindung (Lyons-Ruth & Block 1996). Besteht bei den Eltern eine Vorgeschichte emotionaler Ausbeutung, so finden sich Auffälligkeiten in der Eltern-Kind-Interaktion allerdings in einem geringeren Ausmaß als bei körperlichen und/oder sexuellen Misshandlungen (Lang et al. 2010). Kinder von durch solche Misshandlungen traumatisierten Eltern sind eher gefährdet, auch außerfamiliär traumatische Erfahrungen zu machen (Chemtob et al. 2013).

Scheeringa und Zeanah (2001) fanden bei traumatisierten Müttern und ihren Kindern bedeutsame Beziehungsmuster:

- abweisend, nicht responsiv,
- nicht verfügbar,
- überprotektiv, einengend und
- reinszenierend, gefährdend und beängstigend.

Aufgrund ihrer klinischen Erfahrung erweiterten van Ee et al. (2015) diese Liste um drei weitere Muster, was die Vielfalt besser abbildet:

- ein Muster der übermäßigen Erwartungen, weil der traumatisierte Elternteil für sich alle Hoffnung verloren hat, das Kind aber ein gutes Leben führen soll;
- ein Muster des Zuvielgebens, welches dadurch charakterisiert ist, dass der Elternteil alles für das Kind tut. Dies ist ein kompensatorischer Mechanismus, weil der Elternteil für sich nichts mehr will und sozusagen hinter dem Kind verschwindet.

Diese beiden Muster zeigen besonders deutlich die Schwierigkeiten traumatisierter Eltern, sich in die Lage der Kinder zu versetzen, d.h. zu mentalisieren.

Das Muster: »Trotz allem werde ich mein Bestes geben«, wird dagegen als resilientes Muster angesehen. Die traumatisierten Eltern setzen sich mit ihren Symptomen auseinander und es gelingt ihnen, auf eine adäquate Art mit ihren Kindern umzugehen, ihr Verhalten und ihre Gefühle zu reflektieren. Das letzte Muster setzt aber voraus, dass dem Elternteil die eigene Traumatisierung bewusst ist.

Beispiel: Die Mutter der dreijährigen Melanie meldet sich für eine Erziehungsberatung, da ihr Kind übermäßig trotze und sie nicht mehr wisse, wie sie mit ihm umgehen solle. Im Erstgespräch zeigt sich, dass das Trotzverhalten sowie die von den Eltern als »Anfälle« bezeichneten Wutausbrüche des kleinen Mädchens weder in der Kindertagesstätte noch an den Tagen, an denen der Vater für es zuständig ist, vorkommen.

In den weiteren abklärenden Gesprächen erzählt die Mutter von ihrer Kindheit, die durch massive psychische und körperliche Misshandlungen geprägt war. Sie habe immer davon geträumt, eine eigene Familie zu haben und als Mutter ihren Kindern die Liebe geben zu können, die sie selbst nie bekommen habe. Die Säuglingsphase ihrer Tochter sei eine schöne Zeit gewesen, und sie habe sich gebraucht und geliebt gefühlt. Sie leide chronisch unter schlimmen Albträumen und manchmal sei sie wie »nicht ganz da« und sehe sich von außen. Mit beiden Symptomen habe sie aber zu leben gelernt. Sie wisse, dass etwas in ihr zerstört worden sei und dass es für sie nie ein gutes Leben geben werde. Als Mutter möchte sie aber dafür sorgen, dass ihrer Tochter ja nichts passiere und dass sie eine starke und glückliche Frau werde. Sie habe immer gedacht, dass sich ihr Kind, wenn sie es beschütze und ihm möglichst viel Entfaltungsraum gebe, automatisch zu einem ausgeglichenen Menschen entwickle. Nun sei es aber überhaupt nicht so, Melanie sei unzufrieden und fordernd. Beispielsweise habe sie letztens beim Baden sämtliche Spielsachen aus der Badewanne geworfen und mit einem kleinen Kessel eine Riesenüberschwemmung verursacht. Sie habe ihr versucht zu erklären, dass dies nicht gut sei, ihr mit Strafe gedroht, aber es habe alles nichts genützt. Schließlich habe sie Melanie gepackt und ziemlich grob aus der Badewanne gezerrt. Das Mädchen habe »wie am Spieß« geschrien und sie habe es geschlagen, weil sie das Schreien nicht ertrage. Sie sei sehr frustriert darüber, dass sie nun genau wie ihre eigene Mutter reagiert habe, und wisse nicht mehr weiter.

Dieses Beispiel zeigt, wie eine Mutter trotz ihrer Differenziertheit aufgrund ihrer frühkindlichen Traumatisierung im Umgang mit ihrer kleinen Tochter zwei der von van Ee et al. (2015) beschriebenen Muster erfüllt: einerseits hohe Erwartungen an die Tochter bezüglich Zufriedenheit und Glück, andererseits den Wunsch, möglichst grenzenlos alles zu geben, was für das Mädchen aus ihrer Sicht nötig ist. Im Rahmen eines längeren Beratungsprozesses konnte die Mutter zunehmend die schwierigen Verhaltensweisen ihrer Tochter als ein »normales« Phänomen verstehen und entsprechend darauf reagieren. Sie kam zu dem Schluss – und damit mentalisierte sie ihre Tochter zunehmend adäquat –, dass Melanie ein Recht auf negative Gefühle habe und sie sie als Mutter nicht davor bewahren könne, Frustration oder Trauer zu empfinden.

Mentalisieren gibt den Eltern die Möglichkeit, sich an die Stelle des Kindes zu setzen und so Wiederholungen destruktiver familiärer Zyklen zu unterbrechen, weshalb mentalisierungsorientierte Interventionen einen wichtigen Beitrag für das therapeutische Setting sowohl auf der Ebene der Prävention im Einzelfall als auch bei dieser Risikogruppe leisten können.

KAPITEL 4

Mentalisieren fördern in der Kinder- und Jugendlichen-Psychotherapie

In den vorangegangenen Kapiteln haben wir uns mit der gelingenden und misslingenden Entwicklung der Mentalisierungsfähigkeit oder reflexiven Funktion bei Kindern und Jugendlichen beschäftigt. Die Erfahrung sicherer Bindung mit mentalisierenden Bezugspersonen bietet eine optimale Grundlage für die Entwicklung der Mentalisierungsfähigkeit und des epistemischen Vertrauens des Kindes. Sie hilft ihm, sich gegenüber neuen Informationen zum Selbst und zur Welt zu öffnen, sich selbst und seine Affekte zu regulieren und sich damit in einer Welt komplexer sozialer Interaktionen flexibel zurechtzufinden.

Die Förderung der sozial-kognitiven Kompetenz ist dort, wo es an ihr mangelt oder wo sie ganz fehlt, äußerst sinnvoll – sowohl für die aktuelle Selbst- und Beziehungsregulation als auch in präventiver Hinsicht zur Etablierung von Schutzfaktoren gegenüber einer möglichen aktuellen wie späteren Psychopathologie, insbesondere zur Förderung der Fähigkeit zu epistemischem Vertrauen und sozialem Lernen.

In diesem vierten Kapitel wenden wir uns den konzeptionellen Konsequenzen zu, die sich aus der Entwicklungstheorie des Mentalisierens für die therapeutische Praxis bei Kindern und Jugendlichen sowie ihren Eltern und Familien ergeben. Die Theorie legt wichtige, weitgehend auch neuartige Prinzipien für Kinder- und Jugendlichen-Psychotherapien nahe, auf die näher eingegangen werden soll.

Verschiedene Sequenzen aus der Therapie eines Jungen mit einer tiefgreifenden Störung der Persönlichkeitsentwicklung sollen anschaulich machen, welche Bedeutung dem therapeutischen Fördern des Mentalisierens zukommt.

Anschließend entwickeln wir Prinzipien, die dieser therapeutischen Mentalisierungsförderung zugrunde gelegt werden. Sie zielen auf eine mentalisierende und flexible Haltung von Therapeutinnen und Therapeuten, die bestrebt sind, diese Fähigkeit bei Kindern und Jugendlichen sowie in Bezug auf ihre Bindungssysteme zu fördern.

4.1 Warum therapeutisches Fördern des Mentalisierens?

Wenn es primären Bezugspersonen im natürlichen Bindungskontext nicht oder nicht ausreichend gelungen ist, die Entwicklung der Fähigkeit des Mentalisierens bei ihren Kindern zu fördern, stellt sich die Frage, ob, wo und wie dies verspätet oder ergänzend oder andernorts (oder alles parallel) nachgeholt werden kann.

Aus der Bindungsforschung ist das Phänomen der »earned secure attachment« (Siegel 2012) bekannt. Es besagt, dass Kinder mit frühen widrigen Bindungserfahrungen und dominant unsicheren Bindungsstilen durch die Erfahrung nur schon *einer* sicheren Bindung mit anderen Personen – wie Pflegeeltern, Großeltern, Kindergärtnerinnen, Lehrern oder anderen Betreuern – später ihre verinnerlichten Arbeitsmodelle von Bindung und Selbst zumindest partiell in Richtung sicherer Modelle revidieren können. Diese Nachentwicklung verbessert die soziale Integration oft drastisch und erhöht den Schutz bzw. die Resilienz gegenüber einer späteren Psychopathologie. Sie deutet zusammen mit der nur *relativen* Stabilität der intergenerationellen Tradierung von Bindungsmustern auf Möglichkeiten der Förderung von Bindungssicherheit und Mentalisierungsfähigkeit auch im therapeutischen Rahmen hin (Dornes 2000; Schultz-Venrath 2013).

Vulnerable, oftmals von Gewalterfahrungen geprägte Familien wirken jedoch eher auf eine *epistemische Hypervigilanz* hin. Darunter versteht man eine nahezu permanente Angstbereitschaft und überhöhte Vorsicht gegenüber allem, gegenüber Familienmitgliedern wie gegenüber der Außenwelt, gegenüber Neuem, ja sogar gegenüber eigenen Gefühlen und Gedanken, denen nicht mehr vertraut werden kann. Aus dieser Haltung resultiert ein Mangel an jener epistemischen Offenheit für neue Informationen und Erfahrungen, die eine nachträgliche Entwicklung von Bindungssicherheit und Mentalisieren wahrscheinlich machen könnte (Asen & Fonagy 2017; Fonagy et al. 2022; Fonagy et al. 2023a). Solche Familiensysteme bringen auf verschiedene Weise einen Widerstand gegenüber jeglichem Wandel zum Ausdruck, vermittelt durch das intergenerationell tradierte Nichtmentalisieren. Nichtmentalisieren ist in solchen familiären Bindungssystemen hochgradig adaptiv; die Bereitschaft und die Fähigkeit zur Selbst-Veränderung werden gleichermaßen untergraben.

Hier kann sowohl eine einzel- als auch eine familientherapeutische Förderung der Mentalisierungsfähigkeit sinnvoll werden. Eine Förderung der Mentalisierung kann als »via regia« zum epistemischen Vertrauen verstanden werden, denn (erfolgreiche) Psychotherapien verschiedener Grundorientierung scheinen gerade darin einen generellen gemeinsamen Wirkfaktor und eine gemeinsame Sprache zu haben (Allen et al. 2011; Schultz-Venrath 2013; Fonagy & Allison 2014; Luyten et al. 2020; Brockmann et al. 2022). Mentalisieren in Behandlungen zu lernen oder zu fördern ist zwar noch kein angemessenes therapeutisches Ziel, aber:

> »Mentalisieren in der Therapie ist ein generischer Weg, epistemisches Vertrauen in der Beziehung zwischen Patientin und Therapeutin zu etablieren – mit dem Ziel, die Patienten von Rigidität zu befreien, sodass sie beginnen können aus neuen Erfahrungen zu lernen und einen Wandel im Verständnis ihrer sozialen Beziehungen, ihres eigenen Verhaltens und ihrer Handlungen zu erreichen. (…) Einfach ausgedrückt: Die Erfahrung, dass in der Therapie über uns nachgedacht wird, macht, dass wir uns selbst sicherer fühlen, über uns in Beziehung zur Welt nachzudenken und etwas Neues über diese Welt und wie wir in ihr handeln können, zu lernen« (Fonagy & Allison 2014, S. 372, Übersetzung von R. M.).

4.2 Gemeinsame Wirkfaktoren in der Kinder- und Jugendlichen-Psychotherapie

Die Vermutung, dass das Mentalisieren ein Wirkfaktor sowohl in psychodynamischen als auch in kognitiv-verhaltenstherapeutischen Therapieansätzen ist, wird auch von Forschungsergebnissen aus dem Bereich der Kinder- und Jugendlichen-Psychotherapie gestützt. Goodman et al. (2016, S. 597) baten dazu Experten beider Therapiekonzepte sowie des Mentalisierungsmodells, je eine ideale prototypische Therapiesitzung mit Kindern auf einer Skala zu bewerten. Die Ergebnisse legten nahe, dass eine Mentalisierungsförderung eine »miteinander geteilte Komponente der Art und Weise [sei], wie diese Experten diese beiden therapeutischen Ansätze konzeptualisieren«. Dieser Umstand hänge damit zusammen, dass in Kindertherapien einheitlicher die Zentralität relationaler Elemente, ein besonderes affektives Engagement, eine nicht-wertende Haltung sowie sprachliche und affektive Einstimmung hervorgehoben würden – also Faktoren, die gerade im Mentalisierungsmodell von zentraler Bedeutung sind. Kindertherapien würden – im Sinne eines gemeinsamen Wirkfaktors – beim Kind oder Jugendlichen in besonderem Maße auf das Gefühl abzielen, verstanden zu werden, oder die Fähigkeit fördern, über Gedanken und Gefühle nachzudenken, sodass Affekt- und Beziehungsregulation unterstützt werden.

In einer nachfolgenden Studie evaluierten Goodman et al. (2022) die jeweiligen Sitzungsprototypen erfahrener Adoleszententherapeuten bei vier therapeutischen Richtungen: Psychodynamische Therapie, Mentalisierungsbasierte Therapie, Kognitive Verhaltenstherapie und Interpersonale Psychotherapie. Eine Mentalisierungsförderung war interessanterweise allen vier Richtungen in den Sitzungsprototypen gemeinsam.

Psychotherapien sind generell wirksamer als keine Behandlung; sie sind mit wenigen Ausnahmen wirksamer als Medikamente und zeigen unabhängig von der therapeutischen Orientierung nahezu gleich gute Ergebnisse (Wampold 2001; Cooper 2008; Miller et al. 2008; Zuroff et al. 2010; APA 2012; Luyten 2017; Wampold et al. 2018).

Damit stellt sich aber die Frage: Was ist bei erfolgreichen Psychotherapeuten der Mechanismus, mit dem sie u. a. Mentalisieren und epistemisches Vertrauen fördern? Was begründet diesen therapeutischen »epistemischen Superhighway«?

Drei kumulativ aufeinander bezogene Prozesse können als »therapeutische Kommunikationssysteme« unterschieden werden, die als Stufen oder Niveaus dieses Wirkmechanismus zu verstehen sind (Fonagy & Allison 2014; Luyten 2017; Fonagy et al. 2019; Luyten et al. 2020; Brockmann et al. 2022).

4.2.1 System 1: Psychoedukation. Das Lehren und Lernen von Inhalt

Alle nachweislich wirksamen Psychotherapien verhelfen dem Patienten zu einem glaubwürdigen persönlichen Modell der Psyche und des Verständnisses seiner Störung sowie zu einer hypothetischen Einschätzung seines Veränderungsprozesses. Dies gestattet ihm, sich als Subjekt und Agent mit eigener Intentionalität, aber auch mit seinem Problem wahrgenommen zu fühlen. Er fühlt sich mit und in diesen Modellen genügend gut gespiegelt und persönlich verstanden. In der Psychotherapieforschung ist dies unter dem Aspekt unspezifischer gemeinsamer Wirkfaktoren ein mittlerweile gut belegtes Resultat (Wampold 2001; Miller et al. 2008; Norcross 2011; Wampold et al. 2018; Norcross & Lambert 2019).

Überzeugen zu können setzt seitens der Therapeutin oder des Therapeuten im Wesentlichen ein gelingendes Mentalisieren dieses Patienten voraus. Der Patient entdeckt seinerseits Sinn und Gewinn, wenn er sich überzeugend verstanden und mentalisiert fühlt. Er lernt so auch ein erstes Modell für eine neue Öffnung zu sich, den anderen und der Welt kennen.

Insoweit diese Überzeugung zustande kommt, wird ein basales Arbeitsbündnis geschaffen, in dem auch der Keim späteren epistemischen Vertrauens angelegt ist. Auch die zentrae Bedeutung des Arbeitsbündnisses für eine gelingende Psychotherapie ist in der Psychotherapieforschung gut belegt (Norcross & Lambert 2019; Eubanks et al. 2023). Dabei geht es nicht so sehr um Vertrauen in die Therapeutin bzw. den Therapeuten als Person, sondern um sie oder ihn als vertrauenswürdige Quelle von relevantem, persönlich wichtigem Wissen über sich und die Welt.

Eine plausible Einführung dieser Erklärungs- und Veränderungsmodelle wirkt als Hinweissignal der Therapeutin/des Therapeuten (*ostensive cue*) gegenüber dem Patienten, dass ihm wichtige, persönlich relevante Information vermittelt wird, da in ihm ein Gefühl des persönlichen Verstandenwerdens durch die Therapeutin bzw. den Therapeuten ausgelöst wird. Dies ist wichtig für die Verminderung vorhandener epistemischer Hypervigilanz und für die Öffnung gegenüber neuen Sichtweisen und Reflexionen auf Selbst, Beziehungen und soziale Welt. Neue Information kann so zugelassen werden, was sequentiell verstandene Veränderung möglich werden lässt. Der Patient fühlt sich durch die »gefühlte Wahrheit« in den kommunizierten Inhalten mentalisiert. Der »epistemische Superhighway« ist damit eröffnet.

4.2.2 System 2: Mentalisieren und soziale Kognition. Das Wiederauftauchen von stabilem Mentalisieren

Die Erfahrung, dass der Therapeut (die Therapeutin) versucht, die Sichtweise der Patientin (des Patienten) zu verstehen, während er (aktiv) zuhört, bringt ein korrektives Potential mit sich: Er erkennt die Sichtweise der Patientin als Subjekt und Agentin im eigenen Recht an und präsentiert dabei ein Modell für den Versuch, den anderen (hier die Patientin) zu mentalisieren. Entscheidend ist dabei, dass es gerade nicht darum geht, dass der Therapeut der Patientin sein Wissen *über* sie präsentiert, sondern ihr vielmehr die Möglichkeit zeigt, *selbst* als Agentin von Nachdenken und Verstehenwollen wirksam zu sein.

Mit dieser Erfahrung beginnt ein weiterer günstiger Zyklus: Vom Therapeuten feinfühlig gespiegelt zu werden, öffnet die interpersonelle Kommunikation, sodass ein Prozess in Gang kommen kann, in dem die Mentalisierungsfähigkeit der Patientin wiederhergestellt wird. Sie beginnt sich für andere und neue Perspektiven zu öffnen.

Entsprechend geht man inzwischen davon aus, dass sich – als

zentrales Ergebnis und wesentlicher Gewinn – in allen als wirksam nachgewiesenen Psychotherapien diese mentale Funktion und auf dieser Basis auch die Selbst- und die Beziehungsregulation der Patienten verbessern. Zugleich fördert die Erfahrung des zunehmenden Mentalisierens in erfolgreichen Therapien bei der Patientin den Wunsch, die soziale Welt neu kennenzulernen und generell aus neuen Erfahrungen zu lernen.

Dennoch: Eine effektive und nachhaltige Verbesserung basiert letztlich auf dem dritten System – Lernen aus Erfahrung jenseits der Therapie.

4.2.3 System 3: Salutogenese. Das Wiederauftauchen Sozialen Lernens

Die Erfahrung in der Therapie, verstanden zu werden, öffnet eine neurobiologische Schlüsselroute – *den Highway* – zu Informationsaustausch und zur Möglichkeit, Informationen einzuholen, die als persönlich relevant und als generalisierbar, als persönlich »wahr« empfunden werden. Sie gestattet den Wandel zuvor rigide festgehaltener Überzeugungen. Die Erfahrung, dass über mich nachgedacht wird, öffnet den Weg dazu, Neues über die soziale Welt lernen zu wollen und zu können.

Damit beginnt ein dritter gutartiger Zyklus: Erfahrungen des Mentalisierens und des Mentalisiertwerdens in der Therapie verhelfen dem Patienten, signifikante Andere in seinem realen Leben *außerhalb* der Therapie besser zu verstehen, was auch von Seiten anderer zu feinfühligeren Reaktionen und Bestätigungen, verstanden zu werden, führen kann.

Jonathan Shedler (2011) konnte in einer Metaanalyse zeigen, dass Patienten nach Therapieende und katamnestisch dann profitierten, wenn sie von psychodynamisch *arbeitenden* Therapeuten (mit einem Fokus auf Verstehenwollen, Beziehung, Affekten, Biografie) behandelt wurden. Dies gilt interessanterweise auch dann, wenn die Therapeuten anderen Therapieschulen als psychoanalytisch-psychodynamischen angehörten – also z. B. verhaltenstherapeutisch *ausgebildet* waren. Shedler (2011) folgerte daraus, dass psychodynamische

Therapien nicht nur Symptome erfolgreich reduzieren, sondern auch selbst- und beziehungsanalytische Fähigkeiten, wie z. B. Mentalisierungs- und Symbolisierungsfähigkeit, aber auch narrative Kompetenzen in Gang setzen helfen, die für die gesamte spätere psychische Entwicklung und Lebensgestaltung grundlegend sind. Auf einen solchen empirisch fundierten *sleeper effect* (eine zeitlich verzögerte positive Veränderung nach Therapieende) auch in Kinder- und Jugendlichen-Psychotherapien weisen mehrere Studienergebnisse hin (Midgley & Kennedy 2011; Palmer et al. 2013; Midgley et al. 2017c; Midgley et al. 2021b).

Mit Hilfe des dritten Kommunikationssystems, das auf dem ersten und zweiten aufbaut, wird es Patienten möglich, soziale Interaktionen mit entspannter epistemischer Vigilanz anzugehen, eigene Überzeugungen je nach sozialer Erfahrung zu relativieren und zu modifizieren. Veränderung geschieht also nicht nur innerhalb, sondern wesentlich auch »jenseits« einer Therapie – im realen Sozialleben des Patienten. Gerade für Kinder und Jugendliche sollte der Therapieerfolg im Wesentlichen durch eine günstige, »genügend gute« responsive soziale Umwelt – vor allem Eltern und Familien, aber auch Schulen und unter Umständen Pflegefamilien, Betreuerinnen und Betreuer usw. – gestützt werden, wenn er anhaltend bleiben soll.

Nichtsdestotrotz kann für ein Kind, das dank der Therapieerfahrung besser mentalisieren kann, die Verminderung seiner epistemischen (Hyper-)Vigilanz in einer Familienatmosphäre, die nach wie vor von Nichtmentalisieren, rigiden Überzeugungen und der Neigung zu Gewalt geprägt ist, geradezu gefährlich werden. Mentalisieren muss dort weiterhin als nichtadaptiv gelten (Allison & Fonagy 2016, S. 280, S. 296).

Gerade bei Kindern und Jugendlichen besteht die zentrale Aufgabe der Psychotherapie darin, die Patientinnen bzw. Patienten und ihr familiäres System so zu stärken, dass die therapeutische Veränderung weitergehen kann. Psychotherapien mit Kindern und Jugendlichen zeigen dann tendenziell – und unabhängig vom Therapieansatz – bessere Erfolge, wenn sie parallel mit Eltern- und Familienarbeit kombiniert werden (Fonagy et al. 2002; Palmer et al. 2013; Fonagy et al. 2015b; Fonagy et al. 2017a, 2017b, 2017c; Asen & Fonagy 2020).

Als *Fazit* ist festzuhalten: Die natürliche Förderung des Mentalisierens und des epistemischen Vertrauens geschieht im Idealfall im Rahmen sicherer Bindungserfahrungen mit kontingent und markiert spiegelnden Bezugspersonen der Familie und ihres nächsten Umkreises. In Familiensystemen ohne diese Erfahrung besteht eher eine Tendenz zu intergenerationeller Weitergabe von Nicht-Mentalisieren und epistemischer Hypervigilanz und eine Chance zu spontaner Veränderung in Richtung Förderung dieser Schlüsselfunktionen ist geringer.

Therapeutische Förderung dieser mentalen Funktion ist deshalb äußerst sinnvoll, wo sie nicht oder nicht genügend ausgebildet werden konnte. Die Abhängigkeit von Kindern und Jugendlichen von Eltern und Familiensystem spricht in jedem Fall dafür, das ganze System in therapeutische Veränderungsversuche einzubeziehen – gerade dann, wenn dieses System durch epistemische Hypervigilanz, Nicht-Mentalisieren und verzerrende Selbst- wie Objektbilder geprägt ist. Ohne diese parallele Verbesserung des Mentalisierens beim kindlichen oder jugendlichen Patienten und seinem Familiensystem kann Widerstand gegen therapeutische Veränderung und Therapieerfolg in hohem Maße adaptiv sein.

Die direkte Einbeziehung der Eltern und oft der ganzen Familie hat daher gerade für die therapeutische Förderung des Mentalisierens und das Öffnen des »epistemischen Superhighways« in der Kinder- und Jugendlichen-Psychotherapie zentrale, strategische Bedeutung.

Zusammenfassend, sind folgende Ziele für die therapeutische Förderungsarbeit anzustreben:

Kinder/Jugendliche

- Förderung des Mentalisierens als sozial-kognitive Kernkompetenz – als Weg zu epistemischem Vertrauen und Öffnung für das soziale Lernen;
- Etablieren altersentsprechender Selbstregulation: Selbstgefühl – Selbstwirksamkeit – Selbstkohärenz;
- Stabilisierung und Erweiterung der Affektregulation und Milderung der epistemischen (Hyper-)Vigilanz;

- Aufbau neuer interpersoneller Erfahrungen mit Erwachsenen und Gleichaltrigen »jenseits der Therapie«;
- Mentalisieren traumatischer Erfahrungen, Integration in ein umfassenderes persönliches Narrativ.

System

- Förderung des Mentalisierens als sozial-kognitive Kernkompetenz;
- Schaffung einer Familienatmosphäre des Zuhören- und Verstehenwollens;
- Förderung des Mentalisierens der Eltern und einer reflexiven Elternkompetenz;
- Öffnung für die mentalisierende Wahrnehmung von Entwicklungsaufgaben des Systems, von Subsystemen (z.B. Pflegeeltern, Jugendämtern) und Individuen.

4.2.4 Von der epistemischen Hypervigilanz zum epistemischen Vertrauen

Der Weg von epistemischer Hypervigilanz – einer adaptiv-defensiven Haltung tiefen Misstrauens gegenüber allen Bindungs- wie auch fremden Personen sowie konstant hoher Angstbereitschaft gegenüber allem Neuen und Fremden – zu epistemischem Vertrauen kann außerordentlich beschwerlich sein und lange Zeit beanspruchen.

So war es auch bei Elia, einem bei Therapiebeginn zehnjährigen Jungen mit einer frühen Störung der Persönlichkeitsentwicklung mit ängstlicher und narzisstischer Färbung. Elia lebte – bis auf kurze, schmerzhafte Unterbrechungen – eng mit seiner psychisch belasteten, sich für ihn aufopfernden und dabei überforderten Mutter zusammen. Sein Vater hatte sich früh von den beiden getrennt und zeigte kaum Interesse an seinem Sohn, wertete ihn oftmals sehr hart und laut ab, wenn er nicht seinen Vorstellungen von einem »richtigen Jungen« entsprach. Trotz sehr guter Intelligenz hatte Elia in der Schule deutliche Lernprobleme sowie soziale Probleme, er war isoliert, eckte oft an und war für seine Lehrerinnen erzieherisch kaum führbar. Ein Kinderarzt hatte früh eine ADHS diagnostiziert und diese mit Methylphenidat zu behandeln begonnen.

Fallvignette 1 – zweite diagnostische Sitzung mit Elia: Der Junge bringt einen Rucksack mit und zeigt mir seine Lego-Bionicle-Figuren, die dehumanisiert wirken und mich nicht zum Mitspielen reizen. Doch er will gleich mit ihnen spielen und lässt sich nicht aufhalten.

Er will die einzelnen Teile der Figuren zusammenfügen, schafft das aber nicht so recht. Ich nehme das auf und betone, wie das Zusammenpassen gar nicht so einfach herzustellen sei. Elia bejaht – die Mitschüler seien ganz anders als er. Ich fahre fort: Dies sei ja wohl auch eine Frage für uns beide in den ersten Sitzungen. Elia meint, wir würden sehr gut zusammenpassen. Therapeut: »Obwohl wir ja auch anders sind«. Elia: »Ich will aber schon in die Therapie kommen.«

Danach will Elia die ganze Stunde spielen. Ich frage ihn, wie wir die Sitzung gestalten wollen. Er will die Regeln bestimmen und die totale Kontrolle über die Stunde haben.

In diesem Moment erfolgt eine unerwartete Störung: Wir hören unten auf der Gasse, vor unseren Fenstern, ein schreiendes Kind. Elia erstarrt und sagt, das könne doch eine Kindesentführung sein: »Und Sie als Psychologe unternehmen nichts, wenn ein Kind entführt wird!?« Jetzt erschrecke ich für einen Moment, fühle mich schuldig, versuche dann, Elia (und auch mich) zu beruhigen, indem wir am Fenster nachschauen gehen. Tatsächlich zerrt dort unten ein Dreijähriger seinen mit dem Ladeninhaber plaudernden Vater auf die Gasse, wobei er Zeter und Mordio schreit. Kein Anlass zur Besorgnis, wie ich und bald auch Elia feststellen können. Er lässt sich auf meine Beruhigung ein und kann sich wieder dem Spielen zuwenden – wenn auch unter seiner Kontrolle. Keine Gefahr für das Kind!

Kommentar: Seine Inszenierung stellt seine Probleme und Ängste um das Thema des Zusammenpassens trefflich dar. Das Zusammensein könnte für ihn auch gefährlich sein. Entführung und Misshandlung könnten bei Kontrollverlust und Sich-Einlassen auf eine neue interaktionelle Erfahrung mit einem fremden Therapeuten drohen. Elia zeigt eine paranoid anmutende Neigung zu epistemischer Hypervigilanz und zur Maximierung von Kontrolle, die auf dem Boden zutiefst verwirrender und verängstigender früher Bindungserfahrungen entstanden ist. Er antizipiert nach den ersten Erfahrungen sehr luzide, dass die geplante Therapie und das Einlassen auf die therapeutische Beziehung für ihn auch mit großen Gefahren verbunden sein könnten. Dennoch entscheidet er sich – wenigstens vorläufig, ein erstes Mal von vielen Malen, die folgen werden –, sein mitgebrachtes inneres Arbeitsmodell »paradiesische Symbiose vs. böse Dritte/böse Welt« zu relativieren und den Versuch zu wagen, sich auf mich als neue epistemische Autorität einzulassen. Jahre später sollte er darauf Bezug nehmen, wie wir sehen werden.

Die Eltern: Seine geschiedenen und nach wie vor zerstrittenen Eltern konnten sich in den getrennt durchgeführten Elternvorgesprächen wenigstens darauf einigen, dass Elia eine Psychotherapie in Anspruch nehmen durfte. Dies entlastete ihn und war ein wichtiges Hinweissignal, da beide dies für ihn wollten.

Der Mutter war klar, dass Elia und sie viel zu eng aneinander hingen und dass Elia in seiner Loslösung von ihr äußere Hilfe benötigte. Seine massiven schulischen Verhaltens- und Lernstörungen – bei hoher Intelligenz – belasteten sie sehr, zumal der Junge kaum Beziehungen zu anderen Erwachsenen und anderen Kindern aufnehmen, geschweige denn aufrechterhalten konnte. Die Ursache seiner Schwierigkeiten sah sie zunächst in seiner ADHS, die er von ihr geerbt habe, sowie der aggressiven Art seines Vaters.

Der Vater erhoffte sich von der Therapie einen Entwicklungsschub für Elia, vor allem mehr Abstand von der Mutter und vielleicht gar eine Hinwendung zu ihm, die beide bisher nicht wirklich angestrebt hatten. So hatte ihm der Vater nach einem Besuch am 1. August, dem Nationalfeiertag, an dem Elia wegen der vielen lauten Feuerwerkskörper und den zahlreichen ihn ängstigenden Insekten in Panik geraten und »ausgeflippt« sei, gedroht, er werde ihn »ungespitzt in den Boden rammen«, wenn er nicht sofort aufhöre. Elia nahm das wörtlich, fürchtete sich noch mehr vor dem Vater.

Die erste Therapiestunde: Heute kommt Elia mit einem Laserschwert und zwei großen Dinosauriern in die erste Therapiestunde. Ich zeige (markierend »beeindruckt«) auf diese Begleitung, die er nun wohl für unser Spiel benützen wolle. Nein, meint Elia, er wisse schon, was er heute in der Therapie spielen wolle: Eishockey! Das überrascht mich dann doch – er legt seinen Schutz gleich zu Beginn auf die Seite, wenn auch in Griffnähe. Er scheint das Ganze auch schon gut vorbereitet zu haben: Er gibt mir genaueste Spielanweisungen und bestimmt die Regeln. Ich müsse Italien spielen, er die Schweiz (sein Heimatland).

Bei diesem Eishockeyspiel handelt es sich um ein Tischspiel mit dreidimensionalen Spielern, das auch (wie hier) am Boden gespielt werden kann. Die beiden Spieler bewegen die Spielfiguren ihrer Mannschaft an beweglichen Stangen und versuchen, den »Puck« ins gegnerische Tor zu schießen.

Wir vereinbaren, dass Elia auch Schiedsrichter sein darf, aber ich wenigstens dessen Berater. So kann er selbst die Regeln bestimmen, was ihn ganz zufrieden macht.

Elia will unbedingt siegen und biegt die Regeln in der Folge so um, dass ihm das auch gelingt. Immerhin lässt er zu, dass der Berater Einwände erheben darf, die er hie und da aufnimmt und befolgt. Doch eigentlich hat er die volle Kontrolle.

Therapeut (Th): »Die beiden müssen lernen, wie sie miteinander spielen können. Die beiden sind ja anders, weißt du noch (Vorgespräch)?«

Elia: »Ja, ich weiß noch. Ich habe halt nicht so viel Erfahrung damit und muss das lernen.«

Elias Spiel wird nun zunehmend aggressiver, allerdings auf kontrollierte Weise.

Th: »Schau, die spielen jetzt aber recht heftig! Die setzen sich jetzt noch mehr ein, im Eishockey braucht es solchen körperlichen Einsatz, das ist nicht unfair.«

Elia kann dem zustimmen und fühlt sich dadurch offenbar legitimiert, mehr und mehr mit Eifer und Einsatz zu spielen. Er wirkt erleichtert, erzählt im Wartezimmer der Mutter begeistert von seinem Sieg im Eishockey. Elia wird die ersten Monate der Therapie nach diesem Beginn fast ausschließlich mit Eishockeyspiel gestalten. Er stürzt jeweils aus dem Wartezimmer ins Sprech- und Spielzimmer, mich im Schlepptau hinterher – »Nein, ich will nicht reden, spielen Sie jetzt!«

Klar, dass er immer gewinnen und die Kontrolle behalten muss. Er sonnt sich darin, mir immer höhere Niederlagen beizubringen – vor allem, weil er immer besser spielt, mit enormem Einsatz und Siegeswillen, aber auch mit großem motorischem Geschick und mit Ausdauer. Er genießt es sichtlich, aber wortlos, wenn ich seine gelungenen Aktionen, sein Können und seinen Erfolg mit Worten, Gesten und »Wow!« spiegele, lächelt dann vor sich hin, kommentiert aber nur mit einem »Weiterspielen!«.

Und doch variiert er: Er wählt jeweils zu Beginn die beiden Mannschaften aus, die er und ich übernehmen müssen. Nach Italien bestimmt er für den Therapeuten kenntnisreich stets eine neue der dominierenden Eishockeynationen: Russland, Kanada, Schweden, Finnland, Tschechien. Für sich dann aber einen »Kleinen«: Slowenien, Holland, Belgien, England, Japan, Venezuela, die Fidschi-Inseln, Vanuatu. Und das Resultat bleibt immer dasselbe: Der »Große« verliert und der »Kleine« gewinnt – deutlich!

Kommentar: Die Erfahrung im Vorgespräch mit der für ihn neuen Einigkeit der Eltern beim Therapievertrag gestattet Elia eine erste Öffnung: Er kann sich auf das Zusammenspiel mit dem noch Fremden einlassen und seine Bewaffnung, die er vorsorglich dabei hat, schnell weglegen. Ganz geschickt wählt er dann eine Spielanlage, in der der Therapeut zwar als Gegenüber und Mitakteur mitspielen darf, aber eigentlich doch von ihm ganz kontrolliert werden kann. Einerseits schützt ihn diese Kontrolle vor den offenbar gefürchteten Angriffen und der »Kindesentführung«; anderseits kann er doch auch etwas Neues lernen: Wie kann ich mit diesem ambivalent gefürchtet-bewunderten anderen in Sicherheit umgehen?

Die Rolle des Therapeuten ist klar: »Mitspielen!« Für Elia scheint es gerade noch tolerierbar, aber auch förderlich, wenn dieser ihn in seinen physischen Aktionen spiegelt, seine Geschicklichkeit, seine

Tricks und seine Erfolge in Worte fasst und die Einzigartigkeit des Spiels seiner einzelnen Akteure (Torhüter, Mittelstürmer, Verteidiger) hervorhebt. Ein Verbalisieren seiner Gefühle und inneren Zustände scheint hier noch nicht sinnvoll zu sein, ebenso wenig die Deutung des Beziehungsgeschehens. Der Therapeut nimmt hier (still für sich deutend) zum einen die Projektion des Verlierer-Selbstanteils an und versteht, wie Elia das spielerische Erproben eines neuen Selbstentwurfs (»Auch ein Kleiner kann Gewinner sein«) erfahren muss. Auch dass er den anderen testen können muss: »Ist er auch so gefährlich wie mein Vater – oder gerade nicht? Gibt es einen anderen Dritten – einen, der nicht gefährlich ist, sondern mit dem es etwas Neues zu entdecken und zu entwickeln gibt und dem ich vertrauen kann?«

Nach diesem Blick auf die ersten Begegnungen mit Elia im therapeutischen Spielraum machen wir einen Sprung zum Ende dieser langen »Entwicklungstherapie« (weitere Fallvignetten auf diesem Weg folgen unten).

Die letzte Therapiesitzung: Elia, mittlerweile 19 Jahre alt, kommt am Schluss seiner mehr als acht Jahre dauernden Therapie in die letzte Therapiesitzung. Nein, diesmal wolle er kein Video von sich und mir mehr machen, doch ein Audio, genau, ein Video mit Blick auf seinen leeren Stuhl, mit uns beiden außerhalb des Sichtbereichs, sei schon okay.

Th: »Heute ist unsere letzte Therapiestunde. Wie ist es so für dich, wenn du an diese lange Therapie zurückdenkst?«

Elia: »Ich weiß gar nicht, was ich da sagen soll – ich habe einfach in der Zeit eine riesige Entwicklung durchgemacht. Ich kam hierher, als ich noch klein war. Am Anfang habe ich nicht mit Ihnen geredet – ich habe da einfach die Spielsachen angeschaut, ich war halt noch ein Kind.«

Th: »Eishockey!«

Elia: »Genau! Aber nachher, mit den Jahren – je älter ich wurde –, hatte ich mehr Interesse, die eigentlichen Zwecke von Therapie zu nutzen – das Gespräch.«

Th: »Mhm?!«

Elia: »Einfach über Probleme zu reden, Probleme zu lösen. Einfach Ihre Tipps zu nutzen – Sie hatten immer gute Tipps! Mich weiterentwickeln können ... Von dem Zeitpunkt an ist es auch immer besser geworden und hat dann die Entwicklung angefangen ... Dann (Berufsausbildung in geschütztem Rahmen) ist es halt doch nicht so gut gelaufen. Da war ich immer froh, wenn ich mit Ihnen über die Sachen habe reden können. Die Tipps von Ihnen – Sie hatten immer wieder gute Tipps, wie man das ändern könnte. Ich hatte nicht so ein gutes Verhältnis zum Chef. Es ging darum: meine Motivation hatten wir besprochen ...«

Th: »Genau!«

Elia: »Wie kann ich versuchen, nicht auszurasten. Der Vulkan ...«

Th: »Ja, genau, der Vulkan! ...«

Elia: »... den hatten wir auch reingenommen ... Das war genau das: Ich hatte so eine explosive Ader. Ich bin etwas viel ausgerastet – hatte zu viel die Nerven verloren.«

Th: „Wenn dich jemand so behandelt hatte, dass du das Gefühl hattest, du würdest als schwach behandelt. Und dann ist der Vulkan losgedonnert! Oder?«

Elia: »Genau, ja.«

Th: »Aber deine Ziele hast du nie aufgegeben!«

Elia: »Nein! Es war immer wieder so: Wir hatten immer wieder Hochs und Tiefs. Es war sogar oft fast zuunterst. Ich hatte selbst fast nicht mehr Licht im Dunkeln gesehen. Und trotzdem konnte ich mich immer wieder raufkämpfen ... Das war auch wichtig, dass ich da in Therapie gehe. Wenn es nicht gutging, konnte ich mit Ihnen drüber reden. Es hat mir wirklich gutgetan – ich habe es gebraucht. Es ist damals wichtig gewesen, dass ich das hatte.«

Th: »Was hat es dir gegeben?«

Elia: »Es hat mir einfach Sicherheit gegeben ... und Halt. Es war einfach so: Als Kind war ich immer so abgegrenzt. Und ich habe auch nicht so wahnsinnig viele Leute gekannt damals. Ich hatte schon ein paar Kollegen, aber die habe ich ja kaum gesehen.«

(...)

Elia: »Es läuft jetzt wirklich, und ich bin selbst überrascht gewesen, wie gut es läuft!«

Th: »Du hast es dir nicht so recht …«

Elia: »Selbst habe ich es mir nicht zugetraut. Ich musste immer wieder Rückschläge einstecken, aber das ist sozusagen die Bestätigung, dass ich es kann – endlich. Ich habe das Ziel … noch nicht ganz erreicht, es geht natürlich noch weiter. Ist jetzt ein weiterer Prozess. Bis ich da bin, wo ich will: ein Job, Festanstellung, vielleicht sogar eine zweite, anspruchsvollere Lehre. Aber vorläufig mal habe ich mein Ziel sicher erreicht, ja!«

Kommentar: Mit seinen wiederholten Hinweisen auf die »Tipps«, die er vom Therapeuten erhalten habe, trifft Elia einen wichtigen Punkt. Er erfuhr von ihm Sicherheit und Halt, konnte sich so in seinem Mentalisieren entwickeln sowie dessen »Tipps« oder Kommunikation als »epistemischen Superhighway« (mit reduzierter Geschwindigkeit) zu neuen Sichtweisen von sich selbst wie auch seiner sozialen Welt (Lehrpersonen, Chefs, Peers, aber auch Mutter und Vater sowie Therapeut) zulassen. Dabei ist hier nicht von Belang, dass der Therapeut dem eigenen Eindruck nach kaum je irgendwelche »Tipps« gegeben hatte.

Selbstverständlich können nur wenige Psychotherapien – auch solche mit einem Fokus auf einer Mentalisierungsförderung – so viele Jahre dauern. Bei Elia war dies in den Augen der Beteiligten (Elia selbst, Mutter, Therapeut, Lehrpersonen, Ärzte) angesichts der multiplen, wechselnden Symptomatik mit hoher Komorbidität und dem hohen Leidensdruck für ihn und andere unerlässlich. Eine extreme Form der epistemischen Hypervigilanz erschwerte seine soziale und schulische Integration aufs Äußerste. Er begegnete nahezu auf Schritt und Tritt dem quälenden, abwertenden und verfolgenden »fremden Selbst« (Fonagy et al. 2004), das er zur Stabilisierung von Selbst- und Selbstwertgefühl externalisieren musste (»Vulkan«).

In unserem Zusammenhang stellt diese Therapie ein wertvolles Lehrstück dafür dar, wie wichtig, aber auch wie dornenvoll der Weg von epistemischer Vigilanz zu epistemischem Vertrauen sein kann –

und wie lohnenswert. Elia erweist sich so selbst als glaubwürdiger und signifikanter epistemischer Lehrer.

4.3 Prinzipien der therapeutischen Mentalisierungsförderung bei Kindern und Jugendlichen

Im umfangreichen Gesamtwerk des Begründers der Psychoanalyse, Sigmund Freud, findet sich interessanterweise nirgends, in keiner seiner Schriften, eine umfassende Darlegung der Theorie seiner Behandlungstechnik. Versuche, Freud *als Therapeuten* im Licht u.a. von Patientenberichten zu erfassen (Cremerius 1984; Müller 2012; May 2015), ergaben das Bild eines Behandlers, der sich erstaunlich »unanalytisch«, undogmatisch und pragmatisch auf den Patienten und dessen Bedürfnisse ausrichtete – was er seinen Schülerinnen und Schülern so gerade nicht empfohlen hatte. Erinnern wir uns nur an seine leicht missverständlichen Metaphern der ›Chirurgen-Haltung‹ des Analytikers (dieser soll sich den »Chirurgen zum Vorbild« nehmen«) oder der undurchsichtigen »Spiegelplatte« (vgl. Freud 1912e, S. 380 f., 384).

Der Schluss liegt daher nahe, dass Freud nicht nur das Theorie-Gebäude der Psychoanalyse als Ganzes, sondern immer wieder auch seine einzelnen psychoanalytischen Behandlungen spezifisch neu gestaltet, sozusagen »erfunden« hatte. Ein implizites Behandlungskonzept schimmert durch, das zumindest eine Gemeinsamkeit mit jenem der Mentalisierungsbasierten Therapie aufweist: das mentalisierende »Maßschneidern« der Therapie.

Im Konzept der Mentalisierungsbasierten Therapie (MBT) kommt diesem Aspekt zentrale Bedeutung zu: Der Therapeut wird jede neue Therapie *maßschneidern* müssen, indem er die Patientin (bzw. den Patienten), sich und ihre gegenwärtigen inneren Zustände zu mentalisieren versucht. Das »Mentalisieren des Moments« – die subtile Wahrnehmung von Übertragungs-Gegenübertragungs-Prozessen – stellt dem Therapeuten ein feines Diagnostikum zur Verfügung, um dissoziierte, nichtmentalisierbare Selbst-Objekt-Repräsentanzen verstehen zu lernen und die Behandlungspraxis optimal ein- und abgestimmt in Bezug auf Patientin und relationalen Moment zu adaptieren.

In der therapeutischen Praxis begegnen wir Kindern und Jugendlichen, aber auch Eltern und Familien mit ganz unterschiedlichen Mentalisierungsschwierigkeiten, sodass sich auch hier eine flexible, »erfinderische« Herangehensweise empfiehlt. Mentalisierungsbasierte Therapie beschränkt sich nicht auf die Anwendung bestimmter Techniken, sondern wird eher durch *Prinzipien der therapeutischen Haltung* charakterisiert. In den folgenden Abschnitten sollen diese Prinzipien herausgearbeitet und begründet werden.

4.3.1 Mentalisieren mentalisierend maßschneidern I: die Therapie immer neu erfinden

Mentalisieren heißt auch, Unterschiede wahrzunehmen, anzuerkennen sowie unterschiedliche Perspektiven zuzulassen, was Folgen für die Therapiekonzeption hat. Ins Zentrum rücken eher die Individualität und Persönlichkeit des Patienten, dessen Eltern, Familienmitglieder und Umfeld als Diagnosen oder Störungsbilder. Die Behandlungskonzeption ist somit eher *personen- und systemisch zentriert* und *transdiagnostisch* als störungsorientiert. Mentalisieren und seine Einbrüche verlaufen stets als dynamisches Geschehen (vgl. Fallbeispiel): Kinder oder Jugendliche mit schwerwiegender epistemischer Hypervigilanz können sich nach-entwickeln, auch wenn sie dazu meist intensive therapeutische Förderung benötigen.

Mentalisierungsschwierigkeiten sollten je nach zeitlichem Verlauf (akut vs. chronisch) und nach Situation (spezifisches vs. umfassendes Nichtmentalisieren) beurteilt werden (Tab. 1, S. 101). Akutes Nichtmentalisieren bei spezifischen Themen kann nahezu bei allen Menschen eintreten, selbst bei solchen, von denen man annimmt, dass sie normalerweise gut und stabil mentalisieren (wie z. B. Therapeutinnen und Therapeuten), und die einen dominant sicheren Bindungsstil zeigen. Dies ist vor allem bei spezifischen Triggern der Fall, wie z. B. Schwierigkeiten oder Konflikten in der Selbst- oder Beziehungsregulation, die neurobiologisch bei akuter Stressreaktion mit

Aktivierung der Amygdala und gleichzeitiger Deaktivierung höherer kortikaler Funktionen einhergehen können. Neue Entwicklungsaufgaben stellen regelhaft besonders hohe Anforderungen an die Mentalisierungsfähigkeit – am deutlichsten wohl in der Adoleszenz (Speranza & Midgley 2017), in der es im Gehirn selbst massive endokrinologische und neurobiologische Veränderungen gibt. Im Alltag werden viele kindliche und jugendliche Patienten solche akuten Situationen eher erfolgreich bearbeiten können, wenn sie über eine an sich stabile, ausgebaute Mentalisierungsfähigkeit und ein grundlegendes epistemisches Vertrauen verfügen.

Einem chronischen Nichtmentalisieren bei spezifischen Themen begegnen Therapeutinnen und Therapeuten insbesondere bei Kindern, Jugendlichen und Erwachsenen mit Persönlichkeitsentwicklungs- und Traumafolgestörungen. Es tritt typischerweise dann auf, wenn ihre kritischen bindungs- und selbstregulatorischen Themen aktiviert werden, die Mentalisierungsfähigkeit durch strukturelle Defizite gekennzeichnet ist und epistemisches Misstrauen oder Hypervigilanz vorherrschen. Diese Patienten und Patientinnen weisen gehäuft unsicher-desorganisierte, aber auch unsicher-ambivalente und unsicher-vermeidende Bindungsstile auf und zeigen eine hohe Komorbidität von psychopathologischen Symptomen, die eine verstärkte allgemeine Psychopathologie (höherer Wert im ›p-Faktor‹; Caspi et al. 2014; Caspi et al. 2023) und eine besondere Vulnerabilität für Persönlichkeitsentwicklungsstörungen erwarten lässt.

Diese Form der Mentalisierungsstörung, die insbesondere bei Borderline-Persönlichkeitsstörungen auftritt, war schließlich auch der Anlass für die Entwicklung der Mentalisierungsbasierten Therapie (Bateman & Fonagy 2008; Verheugt-Pleiter et al. 2008; Schultz-Venrath 2013; Bateman et al. 2023), welche auf den Aufbau oder die Wiederherstellung der Mentalisierungsfähigkeit und des epistemischen Vertrauens fokussiert.

Akute umfassende Mentalisierungsstörungen zeigen Patientinnen in besonderen Zuständen von psychophysischer Erregung und Hypervigilanz, wie z. B. bei Erregungszuständen oder generalisierten Angststörungen. Die Restitution ihrer Mentalisierungsfähigkeit verlangt häufig zusätzlich zur MBT andere Interventionen, wie z.B. Pharmakotherapie, beruhigende oder schutzbietende Interventionen.

Chronische und umfassende Mentalisierungsstörungen treten als »Theory of Mind«-Defizite bei Kindern mit Autismus-Spektrum-Störungen auf. Hier besteht aus psychotherapeutischer Perspektive noch größter Entwicklungs- und Forschungsbedarf. Solche Kinder werden häufiger einen sonderpädagogisch-therapeutischen Zugang benötigen, in dem die Einbeziehung des Familiensystems und die Arbeit an den Mentalisierungsproblemen, die dieses System mit dem Kind hat, eine wichtige Rolle spielen.

Komplex traumatisierte Kinder und Jugendliche benötigen einen auf Sicherheit angelegten psychosozialen Rahmen inklusive einer Psychotherapie, damit sie ihre wesentlich umweltbedingten Mentalisierungsdefizite bewältigen können.

Tab. 1: Arten von Mentalisierungsstörungen

	Akut	Chronisch
Spezifisch	A ▪ Momentaner emotionaler Stress bei oder nach kritischem Ereignis ▪ Einfache Traumafolgestörungen (spezifische Trigger bei PTBS) ▪ Phobien ▪ Milde Zwangsstörungen ▪ Dysthymia	B ▪ Borderline- und andere Persönlichkeitsstörungen (v. a. bei bindungsrelevanten Themen) ▪ Komplexe Traumafolgestörungen bzw. PTBS (KPTBS) ▪ Dissoziative Störungen (multiple Trigger)
Umfassend	C ▪ Floride Psychosen ▪ Schwere Erregungszustände ▪ Generalisierte Angststörungen	D ▪ Autismus-Spektrum-Störungen ▪ Psychopathie (gestörtes *emotionales* Mentalisieren) ▪ Dissoziative Identitäts-Störung ▪ Chronische Psychosen

Beim Nichtmentalisieren kann zwischen »State«- und »Trait«-Dimensionen unterschieden werden (Fonagy et al. 2015a, S. 24; Midgley et al. 2017a, S. 41 f.; Luyten et al. 2020):[5]

- *State* (Feld A, u. U. Feld C – siehe Tab. 1): situatives und oftmals adaptives Ausschalten des Mentalisierens in einem personalen und/oder relationalen Zustand erhöhter Anspannung. Es dient der Bewältigung und Abwehr mentaler Inhalte, die akut als zu unlustvoll oder bedrohlich erlebt werden.
- *Trait* (Feld B, u. U. Feld D): anhaltende, strukturell bedingte Unfähigkeit, in spezifischen oder unspezifischen Kontexten ein Mentalisieren einsetzen oder aufrechterhalten zu können, sodass epistemisches Vertrauen nicht oder kaum entwickelt werden kann.

Entsprechend ist eine auf Mentalisierungsförderung gerichtete Psychotherapie, wie gesagt, keine einheitliche (z. B. störungsspezifische) Therapie, sondern stets nach Maß »zu schneidern«, ganz im Sinne einer individualisierten oder personalisierten Psychotherapie (Norcross & Wampold 2018). Bevington et al. (2017) postulieren ein adaptives, kreatives Zusammenspiel von Mentalisierung und Manualisierung. Die Mentalisierungsförderung, etwa in einer mentalisierungsfördenden Therapie, orientiert sich damit an einem relational-kontextuellen – im Gegensatz zu einem medizinischen – Modell (Wampold 2001; Wampold et al. 2018).

Insofern lautet die erste Differenzierung in dieser Sichtweise:

- Das von der Erwachsenentherapie auf die Kinder- und Jugendlichen-Therapie übertragene Modell der Mentalisierungsbasierten Therapie (MBT) ist zugeschnitten auf »Trait-Patienten« (Feld B)

5 Selbstverständlich sind beide Dimensionen nicht exklusiv und festgefügt zu verstehen. Bei einer kontextbedingten Störung des Mentalisierens bei (vorwiegenden) »Trait«-Patienten können z. B. auch »State«-Veränderungen stattfinden, sodass sich Konfliktneigungen und Übertragungsmuster auch ohne grundlegende strukturelle Defizite ergeben können. Diese deskriptive Einteilung enthält außerdem keine Aussage darüber, ob die Mentalisierungsstörung eher die Ursache oder eher die Folge der psychischen Symptombildungen darstellt.

mit kontextspezifischer Aktivierung des Nichtmentalisierens, v.a. bei bindungsrelevanten Themen. Dieses Modell setzt seinen nahezu ausschließlichen Fokus auf die Förderung des Mentalisierens als strukturelles Therapieziel. MBT folgt einem konzisen Modell und basiert auf Manualen. Empirisch nachweislich erfolgreiche Therapieleitlinien und -manuale liegen zurzeit für Behandlungen von Erwachsenen mit Borderline- und Antisozialer Persönlichkeitsstörung sowie komorbiden Störungen vor (Bateman & Fonagy 2008; Schultz-Venrath 2013; Bateman & Fonagy 2016; Volkert et al. 2019a; Luyten et al. 2020; Bateman et al. 2023), ebenso von Adoleszenten mit selbstverletzendem Verhalten, Depressionen, Suizidalität und Borderline-Zügen (Rossouw & Fonagy 2012; Fonagy et al. 2014; Taubner & Volkert 2017; Volkert et al. 2019a; Rossouw et al. 2021; Bo et al. 2022; Johnstone et al. 2022). Midgley et al. (2017a) entwickelten eine Behandlungsanleitung für eine zeitlich limitierte MBT bei psychisch belasteten Kindern, Rossouw et al. (2021) für die MBT von Jugendlichen. Neuere mentalisierungsbasierte Behandlungskonzepte liegen außerdem vor für Personen mit Traumafolgestörungen (Diez Grieser 2022b), für Jugendliche mit Störung des Sozialverhaltens (Hauschild & Taubner 2023) und für Personen mit Essstörungen (Stalujanis et al. 2023).

- »State-Patienten« (Feld A) weisen sehr unterschiedliche Strukturniveaus und psychische Störungen auf. Auch bei ihnen macht die fokale Förderung des Mentalisierens Sinn, wenn gehäuft Brüche in ihrem Selbst- und Beziehungserleben auftreten, und zwar sowohl im Therapieprozess als auch in der außertherapeutischen Selbst- und Beziehungsregulation. Für so verstandene Therapien liegt ein expliziter Fokus auf Mentalisieren und dessen Entwicklung, jedoch neben anderen (impliziten oder expliziten) Therapiezielen – bei Kindern und Jugendlichen etwa die Förderung von Ressourcen, die Unterstützung bei der Wahrnehmung von Entwicklungsaufgaben oder bei der Lösung und Durcharbeitung von inneren wie äußeren Konflikten und Ambivalenzen. In Anlehnung an die britischen MBT-Protagonisten nennen wir dieses Konzept *Mentalisierungsinformierte Therapie (MIT)*, worunter sämtliche Therapieansätze subsumiert werden, die den expliziten Fokus auf der

Mentalisierung berücksichtigen und sich am Mentalisierungskonzept orientieren.[6]

Mentalisieren ist darüber hinaus ein *multidimensionales* Konzept, das vier Dimensionen unterscheidet (Luyten et al. 2015; Luyten et al. 2020; Brockmann et al. 2022):

- automatisches (implizites) vs. kontrolliertes (explizites) Mentalisieren;
- innerlich vs. äußerlich fokussiertes Mentalisieren;
- Mentalisieren des Selbst vs. anderer;
- kognitives vs. affektives Mentalisieren.

Entlang dieser Dimensionen lässt sich jeweils ein individualisiertes, dynamisches Mentalisierungsprofil der einzelnen Patientinnen und Patienten erstellen. Fluktuierende Ungleichgewichte in den vier Dimensionen sind vom Störungsniveau und der Art der Störung beeinflusst. Das Erfassen der jeweils beeinträchtigten Dimension durch den Therapeuten bzw. die Therapeutin gestattet die Bildung spezifischer, individualisierter Behandlungsfokusse, indem er/sie gerade den nicht oder wenig aktivierten Pol einer Dimension zu fördern versucht.

MBT entwickelte sich aus der Kinder- und Jugendlichen-Psychoanalyse und der darauf aufbauenden »Entwicklungstherapie« (siehe Kap. 1), indem sie für Kinder und Jugendliche mit Entwicklungsstörungen Akzentverschiebungen vornahm:

- Fokussierung auf die Fähigkeit zum Spielen *(playfulness);*
- Fokussierung auf die Verbesserung der »reflexiven Funktion«;
- Fokussierung auf die Arbeit in der Übertragung (»Hier und jetzt« vor »Dort und damals«);

6 Im deutschen Sprachraum sind als Mentalisierungsinformierte Therapieansätze z. B. die »Relationale Psychotherapie« des Instituts KJF Luzern (Jung 2010) sowie die »Psychoanalytische Kurztherapie mit Kindern« (PaKT) (Göttken & von Klitzing 2015) zu nennen.

- Betonung der Eltern- und Familienarbeit während des Therapieprozesses.

Aber: Therapeutische Mentalisierungsförderung kennzeichnet alle Kinder- und Jugendlichen-Psychotherapien, bei denen explizit zumindest *ein* Fokus auf dem Mentalisieren liegt. Die vier dimensionalen MBT-Akzentverschiebungen weisen eine Reihe von Überlappungen mit anderen Therapierichtungen auf und sind z.T. auch durch diese alimentiert – v.a. durch kognitive, systemische, personenzentrierte sowie humanistische Therapien. MBT zeichnet sich aber durch eine besondere Integrationsdynamik und Relevanz in der Psychotherapie als *transtheoretischer und »sozio-ökologischer« Ansatz im Sinne des Aufbaus von epistemischem Vertrauen, sozialem Lernen und Salutogenese* (Luyten et al. 2020; Brockmann et al. 2022) aus. Als »work in progress« stellt sie zudem kein starres Therapiemodul dar und lässt sich für unterschiedliche Kontexte und psychische Störungen einsetzen und adaptieren.

Vor diesem Hintergrund lässt sich eine wesentliche Absicht des vorliegenden Bandes genauer bestimmen, nämlich die Klärung der Frage: Wie kann Mentalisieren als expliziter Fokus – eher im Sinne von MIT als von MBT – gewinnbringend, konzeptionell abgestützt und praktisch hilfreich in die bestehende kinder- und jugendpsychotherapeutische Praxis integriert werden?

4.3.2 Förderung eines mentalisierenden Klimas in der Familie

Mentalisieren erzeugt Mentalisieren – Nichtmentalisieren begünstigt Nichtmentalisieren. Eltern und das familiennahe Milieu fungieren als natürliche Lehrpersonen, was das Wahrnehmen und Verstehen innerer Vorgänge bei sich und anderen und damit die Vorbereitung auf das soziale Leben außerhalb der Familie betrifft (s. Kap. 3). Dies gilt in beide Richtungen, positiv wie negativ. Kinder und Jugendliche therapeutisch in ihren Mentalisierungsfähigkeiten zu fördern, sollte diesen empirisch gut belegten Umstand berücksichtigen und in die therapeutische Orientierung mit Vorteil einbeziehen (Luyten et al. 2020; Fonagy et al. 2022).

Solange sich Kinder in einem familiären Klima der Verunsicherung und Anspannung bewegen, werden Nichtmentalisieren und epistemische Hypervigilanz als Bewältigungsstrategie adaptiv sein: Sowohl die Hyperaktivierung des Bindungssystems bei unsicher-ambivalenter Bindung als auch die Hypoaktivierung in der unsicher-vermeidenden Bindung oder der Wechsel zwischen beiden schützen das kindliche Selbst vor noch mehr emotionalem Stress und noch mehr intrusiver Verfolgung des Selbstgefühls. Agieren aller Art, sozialer Rückzug, Kommunikations- und Denkverbot und epistemisches Misstrauen gegenüber sozialen »Lehrern« werden sinnvollerweise als »kleineres Übel« in Kauf genommen. Der Preis, den diese Kinder und Jugendlichen in ihrem Leben dafür zahlen, ist allerdings sehr hoch.

Auch in äußerlich gut strukturierten und gut mentalisierenden Familien kann ein anhaltendes partielles Nichtmentalisieren adaptiv sein, wenn bestimmte familiäre Themen oder Situationen zu belastend sind, um im gegebenen Familiensystem mentalisiert und im Inneren repräsentiert werden zu können. Dazu gehören beispielsweise die Harmonie störende Konflikte, unerträglich scheinende Aggressionen, ungewohnte Stimmungsschwankungen, Sexualität als »peinliches« Thema, das Ausprobieren von Neuem im außerfamiliären Raum, aber auch Trennungs- und Scheidungssituationen, psychische oder somatische Erkrankungen eines Elternteils, Übergriffe durch Außenstehende, reale oder vermeintliche Mobbingsituationen. Besonders bei Entwicklungsübergängen können die erwähnten Themen und Situationen eine üblicherweise gegebene Mentalisierungsfähigkeit von Eltern wie Kindern einbrechen lassen und die Entstehung von internalisierenden wie externalisierenden Symptomen als adaptive Lösungsversuche in Gang setzen. Für diese »Lösung« zahlen sie allerdings meist den hohen Preis zusätzlicher psychischer oder sozialer Probleme.

Wer als Therapeut diese Familiendynamik nicht berücksichtigt, wird auf den berechtigten Widerstand des Patienten wie auch von dessen Familiensystem stoßen. Eine therapeutische Veränderung in Richtung positiven Mentalisierens und epistemischen Vertrauens bei einem Familienmitglied, selbst den Jüngsten, kann die Kohärenz und Stabilität eines Familiensystems gefährden. Es kann für das Kind oder die Jugendliche selbst äußerst gefährlich sein, als einziges Mitglied der Familie nunmehr gut mentalisieren zu können. Erhöhte aggressive Spannungen und Zurückweisung drohen, wenn seine bzw. ihre neuen und exklusiven mentalisierenden Fähigkeiten mit malignen repetitiven Konfliktmustern der Familie konfrontiert werden. Darauf verweist nicht zuletzt die hohe Abbruchrate von Kindertherapien ohne genügende parallele oder vorhergehende Elternarbeit (Fonagy & Target 1996a; Fonagy et al. 2002; Fonagy et al. 2015b; Núñez et al. 2021).

Familien und gerade auch die Eltern sollten deshalb von der Therapeutin/dem Therapeuten in spe hinsichtlich dieses Umstands antizipierend mentalisiert werden: In gewisser Weise müssen sie gute Gründe gehabt haben, das Mentalisieren zu vermeiden. Und diesen Gründen gilt es mit Verständnis und Anerkennung zu begegnen. Die Familie und insbesondere die Eltern entscheiden, ob sie sich auf das Risiko von Veränderung und speziell die Veränderung des Mentalisierens einlassen wollen – oder nicht.

Diese Sichtweise hat therapeutische Konsequenzen:

1. Die diagnostisch-therapeutische Suche nach dem »Schwarzen Peter« für die Verursachung der vorliegenden Symptome und Probleme ist immer eine Falle und leistet gemeinsamem Pseudo-Mentalisieren durch spekulative »Wahrheitssuche« Vorschub.
   Eltern sind nicht als Verursacher von Leid zu sehen, sondern sind als die natürlichen Experten für gewünschte Veränderungen bei ihrem Kind einzuladen. Für die Therapeutin bzw. den Therapeuten sind sie die besten Partner im geplanten Therapieprozess (Bleiberg 2001) und stehen mit ihr/ihm auf gleicher Ebene, nämlich als Experten in Bezug auf ihr Kind und ihre Familie, während die Therapeutin/der Therapeut als Expertin bzw. Experte für Entwicklungspsychologie und -therapie fungiert. Diese gemeinsame Aufgabe kann am ehesten durch dieses »Forschungsteam« oder »Expertenteam« angegangen werden. Eltern wird dadurch eine klare, aktive Aufgabe und Mitverantwortung im Therapieprozess zugewiesen und sie erfahren Wertschätzung und Anerkennung.

Gleichermaßen wird ihr Kind als Patient Experte und Partner sein, nachdem die Zustimmung der Eltern geklärt ist: Experte für sich, sein Denken und Fühlen wie auch für seine Familie. Seine Sichtweise wird durch die Therapeutin durchgängig validiert und als im therapeutischen Prozess wertvoll herausgestellt, was viele Kinder oder Jugendliche so nicht kennen.

Dieser therapeutische Zugang zu Eltern und Kind in der Therapie wird gut gestützt durch die empirisch breit nachgewiesene Wirksamkeit des *Arbeitsbündnisses* sowohl in der Kinder- und Jugendlichenpsychotherapie als auch in der Familientherapie (Norcross & Lambert 2019).

Als gemeinsam auszuhandelnde Ziele ergeben sich daraus (zunächst unabhängig von der Wahl des Settings):

- einander darin unterstützen, sich selbst und andere besser wahrnehmen und verstehen zu lernen;
- die Entwicklungsbedürfnisse primär des Kindes oder Jugendlichen, sekundär aber auch der Eltern und der Familie als Ganzes zu identifizieren und nach Wegen zu suchen, wie sie diese arbeitsteilig und unter Achtung der Generationengrenze erfüllen könnten.

Dieses Vorgehen zeichnet sich durch eine konsequente Fokussierung auf Gegenwart und Zukunft aus, durch die Orientierung an Ressourcenaktivierung sowie die Vermeidung von Schuldzuweisungen. Alle Sichtweisen sind hier gefragt und willkommen – allen wird Raum und Respekt gegeben.

2. Eine Auftragsklärung als Prozess der Wahrnehmung, Herausarbeitung und Klärung von elterlichen Anliegen und Ambivalenzen zum Therapievorhaben ist unerlässlich und beinhaltet bereits eine Möglichkeit, mit der Therapeutin bzw. dem Therapeuten eine neue mentalisierende Erfahrung als Entscheidungsgrundlage zu erleben. Die Abklärungs- oder Assessment-Sitzungen mit Eltern und Kind sowie das abschließende Rückmeldungs- und Entscheidungsgespräch stellen in sich ein Stück der Mentalisierungsförderung dar und erlauben damit eine informierte Annahme oder Ablehnung des Therapievertrags.
3. Eine weitere Konsequenz ist die Transparenz dessen, was in der

Mentalisierungsfördernden Therapie Ziel und Inhalt ist – also des expliziten Fokusses auf dem Mentalisieren und der Förderung sozialen Lernens. Sowohl den Eltern als auch dem Patienten/der Patientin sollte ein für sie Sinn machendes *Entstehungs- und Veränderungskonzept* angeboten werden, das die Symptomatik als adaptiven, aber letztlich dysfunktionalen Lösungsversuch im Rahmen eines Netzes von äußeren wie inneren Beziehungen darstellt. Zu den äußeren Beziehungen gehören die Bindung des Patienten an die Familienmitgliedern und die Beziehungen zu Peers, Lehrpersonen oder Arbeitgebern sowie Sozialarbeitern u. a. Mit inneren Beziehungen sind seine Persönlichkeitsanteile und deren Konfliktdynamik und innere Dialoge angesprochen, die sich u. a. in den Symptomen und im Nichtmentalisieren Ausdruck und Geltung verschaffen.

Dieses Konzept soll Eltern und Patient bzw. Patientin in einer offenen und klaren Sprache verständlich machen, wie die Therapeutin (der Therapeut) die Familie mentalisiert, was sie (er) über die Entstehung der Probleme und eine mögliche Veränderung durch eine Therapie denkt. Als »Fokusformulierung« (s. Kap. 5) soll dies die Familienmitglieder und den Patienten zum Mitmentalisieren anregen und ihnen das Mentalisieren dessen, was sie selbst wollen, erleichtern. Diese Transparenz soll zusätzlich durch Psychoedukation gestützt werden (s. Kap. 5).

Als die legitimen Nachfahren der »Entwicklungstherapie« führen MBT und MIT diese systemische, sozio-ökologische Sichtweise mit der psychodynamischen und der entwicklungsorientierten Perspektive zusammen: Nach-Entwicklung erfordert wesentlich ein mentalisierendes soziales Klima und damit auch das Mentalisieren der Eltern und des nahen sozialen Umfelds (Hausärztin bzw. -arzt, Lehrpersonen, Ausbilderinnen und Ausbilder, Sozialarbeiterinnen bzw. Sozialarbeiter usw.) (Bleiberg 2001; Asen & Fonagy 2010, 2015, 2020; Bo et al. 2022).

4.3.3 Die therapeutische Beziehung nutzen, um in Sicherheit mentalisieren zu lernen

Gerade für Kinder und Jugendliche mit schweren Bindungs- und Mentalisierungsstörungen hat die Psychotherapie jenen sicheren Raum zur Verfügung zu stellen, der ihnen eine Nachentwicklung von Bindungssicherheit und Mentalisierungsfähigkeit gestatten soll. Die sichere therapeutische Bindung und die Mentalisierungsförderung stellen vor allem die Bedingung dafür dar, epistemisches Vertrauen (wieder) aufbauen zu können. Es geht darum, die Patientinnen und Patienten zu befähigen, außertherapeutische soziale Beziehungen günstiger, d.h. weniger dysfunktional, gestalten und sich neuen Erfahrungen in der sozialen Außenwelt gegenüber öffnen zu können.

Traumatisierten Kindern und Jugendlichen wurde in aller Regel die Bezeugung ihrer Erfahrung und Wahrnehmung sowie der Schutz durch unzweideutig Halt und Orientierung gebende Bindungspersonen vorenthalten, sodass sie in ihrer Not ganz alleine blieben.

> »Die Erfahrung, psychologisch in unerträglichen emotionalen Situationen alleingelassen worden zu sein, ist potentiell traumatisch, was zum Teil auf die Absenz des Mentalisierens zurückzuführen ist. Die Behandlung umfasst das Schaffen eines sicheren, mentalisierungsfördernden Bindungskontextes, in dem zuvor unerträgliche emotionale Zustände erfahren, ausgedrückt, verstanden und reflektiert werden können; sie können so wieder bedeutungsvoll und erträglich werden« (Allen & Fonagy 2015, S.166, Übersetzung von R.M.).

Das Schaffen von »Safety First« in Zusammenarbeit mit Eltern (wenn möglich) und mit dem weiteren Umfeld ist therapeutisch absolut vorrangig, wo eine traumatische Situation besteht oder bis vor kurzem bestanden hat. Die Schaffung eines sicheren therapeutischen Raums (Diez Grieser 2022a) und damit ein sinnvoller Therapiebeginn setzen eine vorgängige, manchmal auch erst parallele äußere Stabilisierung voraus, bevor eine innere Stabilisierung als Ziel einer ersten

Therapiephase angestrebt werden kann (van der Kolk et al. 2000; Herman 2003; Sachsse 2004). Dazu gehören vor allem die Beendigung jedes physischen Täterkontakts, die Schaffung einer genügend guten Betreuungssituation (eventuell mit Fremdplatzierung), einer altersgemäßen Tagesstruktur (Schlafhygiene, Ernährung, Aktivitäten, Schulbesuch oder Besuch der Ausbildungsstätte etc.), der Aufbau altersgemäßer Strukturen, Grenzen und Regeln im familiären Alltag, u. U. die Einrichtung von Krisenplänen für Notfallsituationen.

»Safety First« – das Angebot eines sicheren Rahmens – gilt aber auch für Kinder und Jugendliche, die nichttraumatische unsichere Bindungserfahrungen (unsicher-ambivalent, unsicher-vermeidend) mitbringen und in von außen gesehen »geordneten« Familien leben; auch bei ihnen können einzelne, innerfamiliär wenig mentalisierte kritische Lebensereignisse mildere strukturelle Dissoziationsformen bewirkt haben.

Ziel dieser Prioritätensetzung ist ein »Representational Mismatch« (Bleiberg 2001), nämlich die »Korrektur« unsicherer Bindungsrepräsentanzen durch eine neuartige sichere, mentalisierende Beziehungserfahrung. Eine letztlich korrektive emotionale Erfahrung kann nach und nach epistemische Hypervigilanz mildern und im positiven Falle den Aufbau oder die Stärkung epistemischen Vertrauens erlauben.

Die Wege zu dieser Erfahrung im Therapieprozess sind vielfältig. Begemann und Müller haben ein AZSW-Modell des Therapieprozesses in vier sich wiederholenden Zyklen vorgestellt (referiert in Jung 2010, S. 188), das für das Verständnis dieses Prozesses hilfreich sein kann. Es wurde inspiriert durch Buchholz (1990), der ein »AZFD-Modell« (AZFD für: Aushandeln – Zusammenspiel – Formalisierung – Desorganisation) für den familiären Entwicklungsprozess vorstellte, sowie durch die Arbeiten der Forschergruppe um Safran, Muran und Eubanks (Safran & Muran 2000; Eubanks et al. 2023) zum therapeutischen Arbeitsbündnis und der reparativen Arbeit an dessen Brüchen (rupture and repair).

Das AZSW-Modell umfasst:

A = Aushandeln

Therapeutische Beziehungen müssen stets wieder neu ausgehandelt werden, beginnend mit der Klärung der Anliegen der Patienten und dem Angebot der Therapeutin/des Therapeuten, welches kognitiv-konzeptionelle, emotional-beziehungsmäßige und formale Aspekte beinhaltet. Innertherapeutische Prozesse des Aushandelns stellen im Idealfall neue Möglichkeiten des unerlässlichen Aushandelns auch aller außertherapeutischen Beziehungen modellhaft dar, was zu einer neuen emotional-beziehungsmäßigen Erfahrung führen soll.

Z = Zusammenspiel

Auf der Grundlage des vorangehenden Aushandelns und verbunden mit stetem Neu-Aushandeln in Mikro-Interaktionen entwickelt sich ein therapeutisches Zusammenspiel, in welchem Therapeutin und Patient oder das Familiensystem affektiv-kommunikativ aufeinander eingestimmt sind, sodass wesentliche neue Interaktionserfahrungen möglich werden.

> »Psychotherapie geschieht dort, wo zwei Bereiche des Spielens sich überschneiden: der des Patienten und der des Therapeuten. Psychotherapie hat mit zwei Menschen zu tun, die miteinander spielen. Hieraus folgt, dass die Arbeit des Therapeuten dort, wo Spiel nicht möglich ist, darauf ausgerichtet ist, den Patienten aus einem Zustand, in dem er nicht spielen kann, in einen Zustand zu bringen, in dem er zu spielen imstande ist« (Winnicott 1985, S. 49).

S = Störung

Was die Patientin (der Patient) und ihre (seine) Familie nicht antizipieren werden, aber Therapeuten (im idealen Fall) voraussehen: Dieses Zusammenspiel wird unweigerlich gestört werden. Gerade die allseits positive Erfahrung gelingenden Zusammenspiels (Z) und die geweckte Erwartung einer positiven Bindungserfahrung provozieren bei allen Teilnehmern – auch den Therapeuten – unweigerlich Angst, Zweifel, Unsicherheit und Ärger. Kampf-Flucht-Reaktionen aller Art können die Folge sein. Brüche des Arbeitsbündnisses gehören zur Regel, begleitet von einem Einbruch des Mentalisierens, wie es in früheren, oft traumatischen Lebenssituationen adaptiv gewesen sein mag. Das Identifizieren dieser Störungen in Übertragung und Gegenübertragung bietet die therapeutische Chance, alte dysfunktionale Bewältigungsstrategien im Hier und Jetzt der Therapie zu erleben, aber eben auch zu »bearbeiten«. Erinnert sei hier an Freuds Diktum (Freud 1916–17a), dass die psychoanalytische Arbeit primär an den Widerständen zu erfolgen habe.

W = Wiederherstellung, Wiedergutmachung
Brüche in der therapeutischen Bindung und im Arbeitsbündnis (S) mit akutem Nichtmentalisieren sind bedeutsame Chancen im therapeutischen Prozess (Fonagy et al. 2023b). Sie gestatten dem Therapeuten, durch seine Intervention den Fortbestand der Sicherheit und den Halt dieser Beziehung quasi unter Beweis zu stellen. Es ist eine zentrale Aufgabe des Therapeuten (der Therapeutin), diese Wiederherstellung durch als geeignet erscheinende Interventionen anzustreben. Dies gilt unabhängig davon, ob er (sie) selbst oder ein anderer Teilnehmer am Therapieprozess die Störung ausgelöst hatte.

Erst diese Wiedergutmachung vermittelt der Patientin (dem Patienten) die neue, korrektive Erfahrung, dass die andere Person für die Selbst- und Beziehungsregulation eine wichtige und hilfreiche Rolle spielen kann. Sie fördert trotz der vorangegangenen Störung nach und nach relationale Hoffnung sowie epistemisches Vertrauen.

Das AZSW-Modell postuliert nach jedem Zyklus einen Übergang in einen neuen Zyklus: Nach einer W-Phase erfolgt ein Neuaushandeln der Beziehung (eine neue A-Phase). Die Beteiligten müssen aushandeln, wie nach dem Bruch der aktuellen Beziehung und des Mentalisierens eine »Reparatur« erfolgen und die therapeutische Beziehung nützlich und hilfreich weitergehen kann (Eubanks et al. 2023; Fonagy et al. 2023b). Sie generalisieren z. B. die eben erlebte Beziehungserfahrung in Bezug auf frühere oder außertherapeutische Lebensbereiche oder bauen neue Parameter wie klarere Abmachungen, neue Ziele oder erweiterte therapeutische Mittel ein. Strategische Ziele dieser therapeutischen Beziehungsreflexion und -gestaltung sind in jedem Falle die Entwicklung oder die Bekräftigung des epistemischen Vertrauens und damit die Förderung der Öffnung für das Lernen über sich und die soziale Welt.

Das Modell eignet sich damit, den relationalen Prozess im Sinne von MBT und MIT zu mentalisieren, und hilft, die sich in diesem Prozess ändernden Aufgaben des Therapeuten zu verstehen (Fonagy et al. 2023b).

Fallvignette 2 – Störung und Wiederherstellung im Therapieverlauf: Elia kommt nun schon viele Monate in die Therapie und beschränkt sich weiterhin ganz auf das Eishockeyspiel (siehe Fallvignette 1, S. 91–97). »Wir gehen jetzt spielen!«, unterbricht er mich, wenn ich zu Beginn der Stunde frage, wie es ihm in der Zwischenzeit so gegangen sei.

Er benutzt mich mit großer Konstanz und Freude als Mitspieler, der sich jedoch seinen Regieanweisungen und seiner Kontrolle genauestens zu unterwerfen hat. Gespräche sind schwierig, er gestattet mir aber doch Kommentare über sein und unser Spiel. Er genießt es sichtlich, wenn ich ihm seine wirklich außerordentliche Geschicklichkeit und seine Erfolge spiegele. Zugleich betone ich bei Spielbeginn immer wieder, dass »Russland« (ich) heute unbedingt gewinnen wolle und ganz siegesgewiss sei; dass es frustrierend sei, dann aber gegen einen Kleinen so klar zu verlieren und keine Chance zu haben.

Für mich geht das über lange Zeit ganz gut so, und ich spüre, wie er sich in unserem Zusammenspiel sonnt und darin aufblüht. Elia fühlt sich jetzt schon recht sicher und in seiner Hypervigilanz entspannter – um den Preis der konstanten Kontrolle.

Nach einigen Monaten stelle ich bei mir eine akute Veränderung fest. Allmählich taucht bei mir ein Gefühl des Ärgers auf. Ich kann im Eishockey-Spiel tun und lassen, was ich will – ich bin nur der Verlierer, werde nun aber auch abgewertet und lächerlich gemacht. Elia scheint durchaus einen Genuss daraus zu ziehen. Ich entscheide mich, hier eine Grenze zu setzen, damit unsere

Beziehung nicht eine sadomasochistische Färbung annimmt. Ich beschließe, ihn darauf anzusprechen, und möchte etwas im Zusammenspiel ändern.

Th: »Du, Elia, also, ich finde das jetzt doch etwas mühsam und anstrengend für mich – immer so dasselbe, immer verlieren.«

Elia (lacht schelmisch): »Das ist doch cool so! Kommen Sie – weiterspielen!«

Th: »Nein, also immer nur so zu verlieren, das ist echt mühsam. Ich würde ja auch gerne mal ein ausgeglichenes Spiel machen.«

Elia: »Dann spielen Sie doch weiter – Sie müssen sich halt mehr Mühe geben …«

So komme ich bei ihm offenbar nicht weiter. Ich beschließe in meiner »Not«, ihm eine Änderung vorzuschlagen – angeregt durch meine erwähnten Gefühle. Warum nicht endlich mal ein neues Spiel, z.B. Tippkick (ein Fußball-Tischspiel, das er sich schon interessiert angeschaut hatte, aber noch nicht spielen wollte).

Th: »Das kann ich besser – da hast du einen besseren Gegner für dich.«

Elia ist hin- und hergerissen, sagt dann schließlich zu, das mal auszuprobieren. Und siehe da – jetzt liegen die Vorteile im Spiel auf meiner Seite. Mir gelingen schnell einige Tore, was für ihn schwer auszuhalten ist. Er hat motorisch etwas Mühe, die Figuren zu bewegen, sodass er sich mit dem Toreschießen noch schwertut. Jetzt ist wohl auch bei ihm eine Störung in unserem Zusammenspiel eingetreten, sodass er etwas zur erneuten Kontrollmaximierung unternehmen muss: Er führt autokratisch neue Spielregeln ein, die ihn bevorteilen – eigentlich beginnt er zu mogeln. So gelingen ihm auch erste Tore, was ihn sehr freut. Elia gibt sich dann zufrieden mit einem (ungewohnten) Unentschieden und beginnt in den folgenden Sitzungen, zwischen den beiden Spielen hin- und herzupendeln, wobei er weiterhin Eishockey-Dominator ist und wir im Tippkick anders, nämlich ausgeglichen, spielen können.

Kommentar: Monate des produktiven Zusammenspiels (Z) verhelfen Elia offenbar zu einem Gefühl von Kontrolle und Sicherheit in der therapeutischen Beziehung, was auch mit einer offensichtlichen narzisstischen Gratifikation und Stabilisierung verbunden ist. Er kann jetzt auch den Mitspieler-Therapeuten anders als noch im Erstgespräch wahrnehmen: nicht mehr als potentiellen Kindesentführer oder Weggucker (Szene mit dem schreienden Kind), sondern als kontrollierbaren Mitakteur in einer durchaus lustvollen Spielerfahrung. Er genießt es, den negativen Selbstanteil des »ewigen Verlierers« mittels der projektiven Identifikation loszuwerden und sich probeweise in der Rolle eines Gewinners zu erfahren. Er macht dabei auch die Entdeckung, dass der Therapeut seine Verlierer-Projektion aushalten kann und sich nicht dafür rächen muss.

Elia hält damit wohl auch seine zu dieser Zeit schwierige Erfahrung in der Schule aus, in der er noch wenig Neues aufnehmen und sich kaum auf die Beziehungen zu den Lehrerinnen und Mitschülern einlassen kann. Die therapeutische Erfahrung scheint dem Jungen einen ersten inneren Halt zu geben, um sein nahezu tägliches »Versagen« in der Regelklasse (vor dem anstehenden Übertritt in eine Kleinklasse) aushalten zu können.

Nach Monaten des Zusammenspiels (dem »Honeymoon«) erfolgt nun jedoch eine Störung (S), die der Therapeut als Signal in seinen Gegenübertragungsreaktionen wahrnimmt: Dessen durchgehend freudig väterliche Reaktion schlägt in ein Gefühl wirklichen Ärgers und Gekränktseins um, was er zuvor markierend »nur gespielt« hatte und was Elia ganz gut so verstanden zu haben schien. Neu stellt sich ein Gefühl ein, mehr und mehr sadistisch gequält zu werden. Diese Störung in der Gegenübertragung veranlasst den Therapeuten zu einem Schritt (Spieleingriff), mit dem die therapeutische Beziehung wieder neu entspannt und gestaltet werden soll – einer Wiederherstellung (W). Er drückt seine aktuelle Mühe mit dem Spielen explizit aus, ganz auf sein eigenes Gefühl und den Spielrahmen bezogen, und lässt sich auch durch die Beschwichtigungsversuche des Klienten nicht davon abbringen. Er zeigt Elia damit aber auch, dass er die Konstanz der Beziehung durch eine neue Erfahrung nicht für gefährdet hält. Dadurch kann das Bedürfnis des Therapeuten Raum erhalten und die totale Kontrolle durch den Klienten relativiert werden; beide haben in ihrer Beziehung als eigenständige, aufeinander bezogene Subjekte Platz.

Für Elia stellt dieser Schritt des Therapeuten zunächst jedoch eine Störung dar, da seine Neigung zur Kontrollmaximierung angetastet wird. Auch er sucht – gemeinsam mit dem Therapeuten – aktiv nach Wiedergutmachen und Neuaushandeln (A), was eine weitere Öffnung für ein neues (Zusammen-)Spiel und damit eine weitere neue Beziehungserfahrung erlaubt: Beziehungen lassen sich gemäß den Bedürfnissen der Beteiligten gestalten, erneuern und verändern, ohne dass notwendigerweise Gefahr droht.

4.3.4 Mentalisieren mentalisierend maßschneidern II: das Haus von unten her bauen

Hohe Responsivität und ein mentalisierendes Anpassen der psychotherapeutischen Behandlungstechnik gehen in MBT wie in MIT gegenüber jeder Anwendung von Manualen vor. Diese Technik kann daher nicht bei Behandlungsbeginn festgelegt werden, sondern ist im Prozess des therapeutischen Geschehens und der Entwicklung des Arbeitsbündnisses sorgfältig stets neu zu kalibrieren. Anne Alvarez (2012, 2014), eine britische Kinderanalytikerin, postulierte »Ebenen der analytischen Arbeit« und »Ebenen der Pathologie«, um eine Konzeption des »Kalibrierens« der therapeutischen Intervention zu entwerfen, eine adaptive Behandlungstechnik.

Sie bezog sich dabei auf Anna Freud, welche die Strukturierung der Persönlichkeit mit einem Hausbau verglich: »Zuerst muss die Struktur da sein«, bevor ein reiferer Abwehrmechanismus wie die Verdrängung überhaupt funktionieren könne (Sandler & Freud 1989, S. 177). Alvarez' Ansatz betont neben den Ebenen der Psychopathologie und der Behandlungstechnik als dritte Ebene die Gestaltung der therapeutischen Beziehung. Kritisch weist sie darauf hin, dass Anna Freuds Vorstellung dieses Hausbaus noch an der Ein-Personen-Psychologie orientiert war.

Viele klassische psychotherapeutische Interventionen – insbesondere verbale – scheitern oder sind bestenfalls wirkungslos, wenn die

Perspektive des »Hausbaus« beim Kind oder Jugendlichen therapeutisch nicht berücksichtigt wird. Nach unserer Überzeugung gilt dies nicht nur für eine psychoanalytische Therapie (v.a. Deutungen), sondern genauso für systemische (z.B. reflexive und hypothetische Fragen), kognitiv-verhaltenstherapeutische (z.B. Verhaltensanalysen), humanistische (z.B. freies Rollenspiel) oder hypnotherapeutische (z.B. gewisse imaginative Techniken) Therapien.

Auf einer elementaren Ebene (im Bild: dem »Keller«) geht es Alvarez darum, das Kind quasi mit einer Art »Hey!« ins Leben zurückzurufen. Sie zielt auf eine basale *Aufmerksamkeitsregulation* in Bezug auf sich als körperliches Selbst, den anderen, die Verbindung miteinander und den äußeren Rahmen dieser Verbindung. Wir können hier an den Bau des *Kellers* denken. Diese »intensivierte vitalisierende Ebene« (Alvarez 2012, S.77f.) begegnet uns einerseits bei eher chronischen Mentalisierungsstörungen, anderseits aber auch bei akuten Regressionen des Mentalisierens im Therapieverlauf. Letztere treten bei momentanem akutem Stress – bedingt durch die Aktivierung bindungsrelevanter Kontexte – im therapeutischen Spiel oder Gespräch oder in aktuellen außertherapeutischen Belastungen unvermeidbar und regelmäßig auf.

Auf einer zweiten Ebene wird die Betrachtung des »Was«, des »Wie« und des »Ist« wichtig und überhaupt erst möglich. Laut Alvarez handelt es sich um eine »beschreibende Ebene«, auf der es um

- die Identifizierung und die Wahrnehmung,
- die Verarbeitung und
- den Ausdruck von Affekten in Interaktionen

geht. Mit »Was«, »Wie« und »Ist« kennzeichnet Alvarez somit eine einfache, phänomenologische Betrachtung im therapeutischen Dialog, die auf jedes Ergründen von Zusammenhängen oder tieferen Bedeutungen verzichtet.

Wir könnten an dieser Stelle an den Bau des *Parterres* eines Hauses denken. Häufig nimmt hier der Therapeut z.B. einen Gefühlszustand irgendeiner Person (von ihm selbst, der Patientin, einem realen Dritten oder einer der Spielfiguren) für die Patientin (den Patienten) vorweg und verbalisiert diesen versuchsweise – vorsichtig genug, um die Patientin damit nicht zu überschwemmen, wenn sie dies noch nicht annehmen kann. Im Vordergrund stehen auf dieser Ebene damit die Störung der *Affektregulation* und deren Bearbeitung.

Erst auf einer dritten, »erklärenden« Ebene (Alvarez 2012, S. 76 f.) – hier: *1. Stock* – kann eine *entwickelte Form der Mentalisierungsfähigkeit* angenommen werden, auf der dann gemeinsam »Wer-du« und »Wo-dort« im spielerischen Wechsel der Perspektiven exploriert, reflektiert und entwickelt werden können (»Playing with reality«). Alvarez weist mit den beiden Frage-Antwort-Paaren (»Wer-du« und »Wo-dort«) darauf hin, dass hier Verweise, Bezugnahmen und Zusammenhänge über die phänomenologische Betrachtung hinaus thematisiert werden können.

Wir bevorzugen differenzierend und daran anschließend die Vorstellung eines *2. Stocks* als Teil dieser bei Alvarez (2012, 2014) dritten Ebene: Sie gestattet eine erfolgversprechende Arbeit zu einem »Warum-weil«. Auf dieser Ebene kann eine Fähigkeit zu Selbst- und Fremdwahrnehmung und zur *Selbst- und Beziehungsreflexion* von inneren Teilen und mit äußeren Personen postuliert werden, u. a. auch zur gemeinsamen Reflexion von Übertragung und Gegenübertragung.

Dieses *Hausbau-Modell* leistet für das Kalibrieren der Mentalisierungsförderung in MBT und MIT einen wertvollen Dienst, indem es das mentalisierende Kalibrieren der Technik nicht durch strikte Einforderung einer mechanistischen technischen Modelltreue behindert, sondern als einfache, pragmatische Orientierungshilfe dient. Es gestattet nicht nur eine vereinfachte, gut abrufbare Form von Strukturdiagnostik, sondern vor allem auch eine Prozessdiagnostik und adaptive Indikationsstellung für jeweils sinnvolle Schritte der Mentalisierungsförderung.

Darüber hinaus stellt es eine Stütze für das Mentalisieren des Therapeuten selbst und die Handhabung der Gegenübertragung dar. Bions Konzept der »Angriffe auf Verbindungen« und damit auf die Alpha-Funktion der Behandelnden (Bion 1990) und Fonagys Konzept des »fremden Selbst« (Fonagy et al. 2004) machen gut verständlich, wie Therapeutinnen und Therapeuten »under fire« von Projektionen destruktiver, maligner Introjekte traumatisierter, misshandelter und vernachlässigter Kinder, Jugendlicher und Eltern geraten können und wie dieses »Feuer« ihre Mentalisierungsfähigkeit gefährden kann. Ihre Fähigkeit, sich selbst, den anderen und ihre Gegenübertragungsreaktionen feinfühlig wahrzunehmen und zu mentalisieren, wird genauso einem harten Test unterworfen wie das Mentalisieren der Patienten. In diesem »Feuer« kann die Hausbau-Metapher stützend und orientierend wirken.

Alvarez' (Alvarez 2012; Alvarez 2014) Konzeption für unsere Belange modifizierend, können wir somit folgende Dimensionen postulieren:

I. Psychische Entwicklung[7] als Hausbau: Stufen der Entwicklung der Mentalisierungsfähigkeit;
II. Behandlungstechnik als Hausbau: Hierarchie von mentalisierungsfördernden Interventionen;
III. Beziehungsgestaltung als Hausbau: Stufen des Beziehungsaufbaus.

Was die vier Stockwerke – Keller, Parterre, 1. und 2. Stock – betrifft, haben Verheugt-Pleiter et al. (2008) und Zevalkink et al. (2015) wesentliche Bausteine für dieses Modell auf differenzierte Weise erarbeitet, sodass wir uns in der Folge auf ihre Arbeit beziehen und diese in das Hausbau-Modell integrieren.

Die Autoren unterscheiden drei Ebenen – in unserer Terminologie hier: »Stockwerke« – der Mentalisierungsförderung bei Kindern:

1. Aufmerksamkeitsregulation;
2. Affektregulation;
3. Mentalisierung (im engeren Sinne).

Wir fügen diesen Ebenen – wie oben ausgeführt – hinzu:

4. Selbst- und Beziehungsreflexion (siehe Abb. 2).

---

7 Bei Alvarez: »Psychopathologie«.

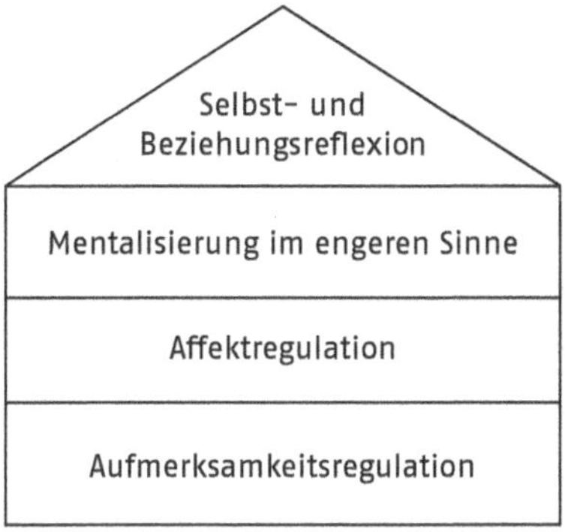

Abb. 2: Mentalisieren und Mentalisierungsförderung als Hausbau (© Autoren)

Das Hausbau-Modell ergibt in der Synthese einen therapeutischen Bauplan der Mentalisierungsförderung. Wir wenden uns in Kapitel 5 ausführlich dem Kalibrieren der Mentalisierungsförderung in den einzelnen Stockwerken zu. Tabelle 2 kann hier als vorläufige Zusammenfassung dienen.

Wie alle Metaphern unterliegt auch die des Hausbaus zur mentalisierenden Kalibrierung der psychotherapeutischen Interventionen mit Kindern und Jugendlichen der Verdinglichungsgefahr. Sie stellt nicht mehr, aber auch nicht weniger als einen Versuch zur Stützung des Mentalisierens des Therapeuten bzw. der Therapeutin dar. Technische Konzepte wie die Hausbau-Metapher »sind Orientierungstafeln im Fluss der emotionalen Bewegung, die die Übertragungsentwicklung kennzeichnet« (Morgenthaler 1986, S. 13). Sie ersetzen auch in keiner Weise ausführliche diagnostische Abklärungen oder strukturdiagnostische Beurteilungen – wie etwa anhand der OPD-KJ (Resch et al. 2013) oder des *Psychodynamic Diagnostic Manual* (Lingiardi & McWilliams 2017).

Die Hausbau-Konzeption weist den Therapeuten vielmehr darauf hin, sich dem Moment-to-moment-Prozess des gemeinsamen Aushandelns (A) und Zusammenspiels (Z) zu öffnen, feinfühlig und ohne quasi-therapeutisches Pseudomentalisieren auf Brüche im Mentalisieren und Störungen des Prozesses (S) zu achten sowie nach Möglichkeit für ein stimmiges »Reparieren« (W) zu sorgen. Sie soll damit gerade verdinglichenden, vom Modus der psychischen Äqui-

Tab. 2: Kalibrieren der Mentalisierungsförderung in den Stockwerken

	Entwicklung des Mentalisierens	Behandlungstechnik	Beziehungsgestaltung
2. Stock: Selbst- und Beziehungsreflexion	Positives Mentalisieren Gefahren: ▪ Regression (untere Stockwerke) ▪ »Blinde Flecke«: dissoziierte, nichtmentalisierte Bereiche ▪ Pseudo- und Hypermentalisieren	Aufgaben: »Warum« ▪ Arbeit an einem umfassenderen biografischen Narrativ im Lebensverlauf ▪ gemeinsame Reflexion der Übertragungserfahrung im Hier und Jetzt im Zusammenhang mit dem Dort und Damals ▪ Integration zuvor dissoziierter Elemente (Trauma-Ereignisse, Beziehungserfahrungen, Selbstanteile usw.) ▪ Arbeit an Selbst- und Beziehungsmustern	▪ Therapie als Geschichtsschreibung, als Geburtsort und Werkstatt des autobiografischen Selbst ▪ Therapeutin (Th) als unterstützend-anregende Co-Autorin
1. Stock: Mentalisierung i. e. S.	Positives Mentalisieren Gefahren: ▪ Regression (untere Stockwerke) ▪ »Blinde Flecke«: dissoziierte, nichtmentalisierte Bereiche ▪ Pseudo- und Hypermentalisieren	Aufgaben: »Wer«-»Du«, »Wo«-»Dort« ▪ Arbeit an Bruchstellen des Mentalisierens ▪ U. U. Mentalisieren von Trauma-Fragmenten (erste Trauma-Exposition)	▪ Therapie als (sichere) Entdeckungs- und Forschungsreise ins Innere (Selbst und andere), als »Geburtsort« des mental-repräsentationalen Selbst ▪ Th als epistemische Wegbereiterin, Reisebegleiterin, als begleitende Affekt-Detektivin, Supervisorin, Mentorin

Parterre: Affektregulation	Fixierung/Regression auf: ■ Prämentalistische Modi ■ Hypo- und Hypermentalisieren ■ Agieren ■ Spielhemmung, -störung	Aufgaben: »Was« – »Wie«– »Ist« ■ Basale Hinwendung zu Bausteinen des Mentalen mit Fokussierung der Affekte ■ Affektive Stabilisierung	■ Therapie als (sichere) Entdeckungsreise in die Gefühlswelt, als Lehr- und Lernort ■ Th als Lehrerin, teilnehmende Beobachterin, Reiseführerin, Navigatorin
Keller: Aufmerksamkeitsregulation	Fixierung/Regression auf: ■ Prämentalistische Modi ■ Hypomentalisieren ■ Konkretistisches Mentalisieren ■ Agieren ■ Spielhemmung, Spielunfähigkeit ■ Denkhemmung, Denkstörung	Aufgaben: »Hey« ■ Kontakt herstellen, auf Regulationsprofil einstellen, »wecken« für gemeinsamen Fokus in Beziehung/Spiel/Gespräch ■ Basales Containment, Holding, Attunement ■ Arbeit in der Spiegelübertragung	■ Therapie als »Sicherer Ort« des Kontakts ■ Therapeutin (Th) als Entwicklungsobjekt, aktive Entwicklungshelferin, als »Wecker«, als Wegweiserin, als Container

valenz oder vom Als-ob-Modus geprägten Phasen des therapeutischen Prozesses gegensteuern. Patientinnen – wie auch ihre Therapeuten – mentalisieren nicht einfach stabil »schlecht« oder »gut«, sondern sind ständigen Schwankungen im Mentalisieren unterworfen. Diese dürften allerdings zu einer Zentrierung um eines der aufgeführten vier Stockwerke tendieren.

Das Konzept des therapeutischen Hausbaus ist grundsätzlich nicht nur in Therapien mit Kindern und Jugendlichen sinnvoll und gut anzuwenden. Während sich die holländische Autorengruppe um Verheugt-Pleiter (Verheugt-Pleiter et al. 2008; Zevalkink et al. 2015; Verheugt-Pleiter & Zevalkink 2021) ausdrücklich nur auf die Altersgruppe von sieben bis zwölf Jahren bezieht, erachten wir das integrative Modell auch für Therapien mit Jugendlichen und sogar – mutatis mutandis – mit Familiensystemen als hilfreich.

4.3.5 Die mentalisierende Haltung macht den Unterschied

Aus den bisherigen Erläuterungen zu den Prinzipien der MBT kristallisiert sich zweierlei heraus: Erstens kennzeichnet MBT und MIT eine bestimmte Haltung und Beziehungsgestaltung. Zweitens ist diese deutlich wichtiger als spezifische Techniken, die sie teilweise durchaus mit anderen Therapieansätzen teilen.

Die mentalisierende Haltung der Therapeutin ist ein »Garten, in dem Therapie wächst und die Basis für das Arbeiten mit Vernachlässigten und Traumatisierten sich entwickelt« (Oestergaard Hagelquist 2017, S. 28, Übersetzung von R. M.). MBT stelle mit dieser Haltung eine »Lernbeziehung« zur Verfügung, um »das Kind im Hinblick auf seinen eigenen mentalen Zustand [zu] lehren, während es gleichzeitig über den inneren Zustand« des Therapeuten oder der betreuenden Person lerne. Offenheit, Balance, Empathie, Neugier und Geduld seien die Bausteine dieser mentalisierenden therapeutischen Haltung (ebd.). Midgley (2015b) nennt vier Kernelemente der therapeutischen Haltung in der MBT-K (MBT bei Kindern):

- *Die therapeutische Präsenz des MBT-K-Therapeuten.* Er schafft Sicherheit, zeigt Haltung gegenüber anderen Menschen und anderem Mentalem, fördert die Modulation des Erregungsniveaus in einer engen Beziehung. Diese Präsenz bildet die Basis für den Erwerb des epistemischen Vertrauens.

»Wichtig ist, dass das Kind das Gefühl bekommt, mit einem Erwachsenen zusammen zu sein, der aufrichtig, wertneutral, empathisch ist und sich mit einem bestimmten Grad an Selbstoffenbarung wohlfühlt. Dies alleine genügt wahrscheinlich nicht, um als Behandlung effektiv zu sein, aber ohne dies wären die Aussichten auf Erfolg mit Sicherheit viel kleiner« (Midgley 2015b, S. 5 f.).

- *Ein Interesse an der Innenwelt, nicht nur am Verhalten.* Der Therapeut (die Therapeutin) lehrt das Kind durch hinweisende Zeichen (ostensive cues), durch kontingente Responsivität und durch markierte Spiegelung, dass hinter dem Verhalten etwas anderes steht und dieses bestimmt – mentale Prozesse und Inhalte.
  Bei Kindern stellt das gemeinsame Spiel, soweit es dem Kind bereits zugänglich ist, den Raum für markierte Externalisierung zur Verfügung. Im Spiel kann es seine innere Welt unmittelbar plastisch erfahren, indem es in diesem gemeinsamen Raum vom Therapeuten kontingent und markiert gespiegelt wird, sodass es sein Inneres von außen betrachten und dennoch mit sich selbst in Verbindung bringen kann. Mit seiner aktiven Spielteilnahme eröffnet der Therapeut durch dieses Spiegeln die Möglichkeit neuer Perspektiven – auf die Spielarten von Selbst und anderen. Mentalisierungseinbrüche werden »von unten nach oben« repariert (Hausbau). Zum Beispiel verzichtet der Therapeut darauf, solche Brüche oder Störungen zu deuten oder gar der Patientin (dem Patienten) zuzuschreiben. Er wird eher für Entspannung sorgen und sich entschuldigen, seinen Anteil fokussieren und benennen, ohne das Innere der Patientin vorschnell – und möglicherweise noch intrusiver als zuvor – explorieren zu wollen.
- *Neugier und eine nichtwissende (wissbegierige) Haltung.* Die Therapeutin (der Therapeut) vermittelt durch ihre (seine) Haltung, dass sie (er) innere Denkprozesse für undurchsichtig hält und daher den

Patienten fragen muss, was in ihm vorgehe. Sie vermittelt dem Kind, aber auch dem Jugendlichen, den Eltern und den Familien, dass sie sich nicht für *die* Expertin des Inneren anderer Personen hält. Es geht darum, ein gemeinsames »Expertenteam« zu bilden und alle Perspektiven zu validieren, wie wir oben postulierten. Die Therapeutin ist keinesfalls jemand, die es besser weiß oder die weiß, was im Kopf des anderen vor sich geht. Implizit führt sie damit auch eine Sichtweise ein, dass es vermutlich gute Gründe gibt, warum jede Person die Ansichten hat, die sie hat – Gründe, welche am besten verstanden werden können, wenn wir begierig sind zu wissen, wo sie herkommen.

- *Beobachtung von Missverständnissen.* Manchmal kann man durch den einfachen Akt der Überprüfung gut mit diesen umgehen und sie rasch auflösen: »Lass mich sehen, ob ich dies richtig verstehe …« Wichtiger noch ist es für die Therapeutin, ihre eigenen Missverständnisse offen und mutig anzuerkennen, sich dafür zu entschuldigen und explizit zur nichtwissenden und explorierenden Haltung zurückzukehren. Die Therapeutin versucht der Familie zu vermitteln, dass Missverständnisse großartige Gelegenheiten sind, um über sich nachzudenken und dadurch umso mehr über Zusammenhänge, Erfahrungen und Gefühle zu lernen (s.a. AZSW-Modell bei Korrektur solcher Störungen in der Interaktion). »Ich hoffe, meine nächsten Irrtümer werden nicht schmerzlich sein, aber sie werden uns einen Chance bieten, um zurückzutreten und zu lernen, darüber zu sprechen, um unsere Missverständnisse, Missdeutungen und all den daraus resultierenden Schmerz und Ärger zu verstehen« (Midgley 2015b, S. 20).

Eine solche Haltung ist damit in MBT und MIT Ziel und Mittel zugleich. Sie erlaubt der Therapeutin bzw. dem Therapeuten eine konstruktive, metabolisierende Handhabung ihrer Gegenübertragung und ein Containment des affektiven »Feuers« unter dem Druck manchmal destruktivster Projektionen, was die Patientin (den Patienten) eine neue, korrektive emotionale Erfahrung machen lassen kann. Das damit angestrebte nichtdefensive, reflexive Aus-Halten dieser Projektionen, der Verzicht auf vorschnelle Deutungen und stattdessen das nichtwissende Nachfragen und Explorieren, zusammen mit dem Validieren der Perspektive der Patientin, lehren zugleich ein Modell der Selbst- und Beziehungsregulation, an dem sich die Patientin orientieren und das sie in einem meist längeren Prozess verinnerlichen kann. Therapeutische Förderung des Mentalisierens und des epistemischen Vertrauens stellt die *via regia* zur sozialen Welt und dem Leben darin dar. Der Weg ist zwar das Ziel – aber eben nicht abschließend. Es geht vielmehr darum, die Patientin auf neue Interaktionen und soziales Lernen nach der Therapie vorzubereiten:

> »Finden, Verlieren und Wiederherstellen einer mentalisierenden Haltung ist ein so zentraler Teil der klinischen Arbeit, dass wir argumentieren, dass die Haltung die Basis aller therapeutischen Arbeit in MBT-K ist. Niemand kann eine mentalisierende Haltung über die ganze Zeit beibehalten, aber wir können uns bemühen zu bemerken, wann eine Mentalisierung nicht mehr stattfindet, und Wege suchen, um unsere Kompetenz wiederzufinden und zu untersuchen, was zum Zusammenbruch der Mentalisierung in erster Instanz geführt hat« (Midgley 2015b, S. 21 f.).

Wenn wir also diese Haltung auch als Therapeuten nicht konstant aufrechterhalten können, gibt es nach Midgley doch eine Reihe von eindeutigen Signalen, an denen wir deren (hoffentlich nur) momentanen Verlust und damit eine nicht- oder gar anti-mentalisierende Haltung erkennen können. Therapeutische Interventionen, die das Mentalisieren untergraben, sind z. B. (Allen et al. 2011, S. 220):

- jeder Versuch, schlau und brillant zu sein und »durchzublicken«;
- komplizierte, weitschweifige Interventionen;
- langwierige Diskurse im Als-ob-Modus (»Psychogeschwätz«, »Bullshitten«);
- Zuschreibungen mentaler Zustände an den Patienten (die Patientin), die auf theoretischen Vorannahmen des Therapeuten (der Therapeutin) beruhen;
- selbstgewisse Formulierung der eigenen Vorstellungen über den Patienten;

- ausschließliche Konzentration auf Beziehungsstruktur und -inhalt statt auf Beziehungsprozesse;
- Zurückführen der Art, wie der Patient eine Beziehung erlebt, auf ein allgemeines Muster, statt die spezifische Erfahrung und deren Grundlage detailliert zu erforschen;
- Verwenden der Übertragung, um unbewusste Wiederholungen von Verhaltensweisen aus der Vergangenheit zu erforschen;
- langes Schweigen;
- Ermunterung zu freien Assoziationen und Fantasien über den Therapeuten;
- sehr emotionale, unmarkierte Reaktionen auf den Patienten.

KAPITEL 5

Praxis der therapeutischen Mentalisierungsförderung

Die *maßgeschneiderte Implementierung* der therapeutischen Mentalisierungsförderung bei Kindern und Jugendlichen, ihren Eltern und ihrem weiteren Umfeld ist grundlegend und unerlässlich. Die Zusammenarbeit mit den Eltern ist ein unverzichtbares Element und Fonagy (2017, S. VIII) spricht ihr sowohl psychoedukatorische als auch eine therapeutische Bedeutung zu. Die Bindungspersonen sollten von Hemmungen und Verzerrungen ihres Mentalisierens gegenüber dem betroffenen Kind befreit werden. Die »Klarheit, mit der die Eltern ihr Kind als intentionales Wesen sehen könnten«, fördere »die Entwicklung des Mentalisierens des Kindes« im Sinne eines »dialektischen Modells der Selbst-Entwicklung«.

Diese Konzeption einer parallelen und/oder sequentiellen Mentalisierungsförderung zielt somit darauf ab, einen quasi-natürlichen Prozess in sicheren familiären Bindungen wieder in Gang zu setzen. Als zentrales Ziel der Behandlung sollten jene Bedingungen geschaffen oder verbessert werden, die das Kind auf die soziale Welt und seinen Ort in dieser gut vorbereiten.

Diese Sichtweise hat zur Konsequenz, dass MBT und MIT als Einzeltherapie mit einem Kind oder Adoleszenten stets mit Eltern- und/oder Familienarbeit zu kombinieren sind, manchmal sogar durch diese ersetzt werden kann. Tabelle 3 vermittelt einen ersten Überblick:

Tab. 3: Praxisfelder in MBT/MIT mit Kindern und Jugendlichen[8]

Praxisfeld	Kind	Jugendliche	Familie	Eltern
Ziele	■ Mentalisieren ■ Aufmerksamkeitsregulation ■ Affektregulation ■ Kohärentes Selbstgefühl ■ Selbstwirksamkeit ■ Epistemisches Vertrauen	■ Mentalisieren ■ Aufmerksamkeitsregulation ■ Affektregulation ■ Kohärentes Selbstgefühl ■ Selbstwirksamkeit ■ Epistemisches Vertrauen	■ Mentalisieren ■ Affektwahrnehmung ■ Elementare Kommunikationskultur	■ Mentalisieren ■ Affektwahrnehmung
Setting	■ Wöchentliche Termine im Einzelsetting ■ Zeitlich limitiert oder »open end«	■ Wöchentliche Termine im Einzelsetting ■ Zeitlich limitiert oder »open end«	■ Gesamte Familie oder/und Eltern mit Patient ■ i. d. R. monatliche Termine	■ Eltern gemeinsam oder separat ■ Leibliche Eltern und/oder Pflegeeltern ■ i. d. R. monatliche Termine
Medium	■ Spiel (strukturiert/unstrukturiert) ■ Gespräch	■ Gespräch ■ Spiel ■ Gemeinsame Videoanalyse	■ Gespräch ■ Gemeinsames Spiel ■ Gemeinsame Videoanalyse	■ Gespräch ■ Gemeinsame Videoanalyse
Inter-vention	■ Spektrum orientiert an »Hausbau« ■ Reflektierender Bezug zu Spielprozess oder therapeutischer Beziehung oder außertherapeutischen Themen ■ Spiele ■ Übungen	■ Spektrum orientiert an »Hausbau« ■ Reflektierender Bezug zu außertherapeutischen Themen oder therapeutischer Beziehung ■ Spiele (v. a. Rollenspiele) ■ Übungen ■ Imaginationen	■ Auftragsklärung (»Expertenteam«) ■ Reflexion von Mentalisierungseinbrüchen und Perspektiven ■ Arbeit mit der »Grund-Technik« ■ Psychoedukation »Mentalisieren« ■ Spiele ■ Übungen	■ Auftragsklärung (»Expertenteam«) ■ Reflexion von Entwicklungsbedürfnissen, Perspektiven und Mentalisierungseinbrüchen ■ Arbeit mit der »Grund-Technik« ■ Psychoedukation »Mentalisieren« ■ Spiele ■ Übungen

8 Mentalisierungsstärkende Interventionen mit Müttern/Eltern und Kleinkindern in verschiedenen Settings werden in Kapitel 7 behandelt.

Die oben eingeführten Prinzipien stellen den Rahmen für die folgenden Anregungen dar, wie Mentalisieren als Fokus (neben anderen Fokussen) in die eigene therapeutische Arbeit mit Kindern und Jugendlichen eingebaut werden kann. Dafür steht die bereits eingeführte Bezeichnung »Mentalisierungsinformierte Therapie« (MIT). Wenn wir in der Folge einfach von MBT-K oder MBT-A (MBT bei Kindern/bei Adoleszenten) sprechen, ist MIT immer mitgemeint.

5.1 Phase der Abklärung und der Auftragsklärung

Ziele dieser Phase:

- Einladung zu einer neuen mentalisierenden Haltung gegenüber sich selbst und anderen sowie »Eröffnung« dieser neuen Haltung;
- Beurteilung der Mentalisierungsfähigkeit und Persönlichkeit;
- Ko-Konstruktion eines mentalisierungsbasierten Erklärungs- und Veränderungsmodells;
- Aufbau eines basalen Arbeitsbündnisses mit Eltern, Familie und Heranwachsendem;
- Aushandeln eines mentalisierungsfokussierten Therapieauftrags und -vertrags.

Kinder und Jugendliche, die für eine therapiebezogene Abklärung angemeldet werden, zeigen in der Regel emotionale Symptome und/oder Verhaltensauffälligkeiten, die sie selbst oder ihr Umfeld stören. Sie selbst oder ihr Umfeld möchten diese »loswerden«. Solche Symptome stellen aber stets auch adaptive Lösungsversuche in Bezug auf Entwicklungsaufgaben und im Hinblick auf Schwierigkeiten im Leben und Zusammenleben dar, sodass dieses »Loswerdenwollen« meist ambivalent mit gleichzeitigen Veränderungsängsten verbunden ist. Für die Anfangsphase stellt das einerseits ein Hindernis, andererseits aber auch eine besondere Chance dar, mentalisierendes Denken in einem sicheren Rahmen zu erfahren.

Nicht alle psychischen Probleme bei Kindern und Jugendlichen sind durch Mentalisierungsstörungen verursacht. Diese lassen sich jedoch bei allen psychischen Störungen als Begleitphänomen diagnostizieren. Mentalisieren ist fundamental mit Prozessen der Aufmerksamkeits-, der Affekt- und der Selbstregulation verbunden. Kinder und Jugendliche mit genetisch bedingten neuropsychiatrischen Störungen (wie Aufmerksamkeitsdefizit-/Hyperaktivitätsstörung [ADS/ADHS] und Autismus-Spektrum-Störungen [ASS]) sind aufgrund ihrer Symptomatik unweigerlich auch im Mentalisieren beeinträchtigt. Mentalisierungsstörungen sind somit über ein breites Spektrum von psychischen Störungen als wichtiger Risikofaktor zu berücksichtigen (Midgley et al. 2017a; S. 40; Luyten et al. 2020). Die Förderung des Mentalisierens macht daher auch in präventiver Hinsicht Sinn, indem der »epistemische Superhighway« eröffnet und der Druck auf die gegenwärtige oder eine spätere Psychopathologie reduziert wird.

In der diagnostischen Phase stehen damit als *Leitfragen* im Vordergrund:

- Liegen relevante Mentalisierungsprobleme beim Heranwachsenden und/oder seinem Umfeld vor?
- Hängen diese eher mit einem generellen Entwicklungsdefizit des Mentalisierens oder mit akuten, kontextbedingten Einbrüchen zusammen? (Vgl. Tab. 1, S. 101)
- Zeigen oder entwickeln Eltern, Familie und Heranwachsender in den ersten Gesprächen eine Fähigkeit und Bereitschaft, an den Problemen mentalisierend zu arbeiten?

Eine auf den Fokus Mentalisieren konzentrierte Abklärung, wie wir sie hier vorstellen, kann nicht alle Ziele einer umfassenden kinder- oder jugendpsychiatrischen Abklärung erfüllen; eine solche ist separat davon durchzuführen und mit der Diagnostik der Mentalisierungsstörung sinnvollerweise zu kombinieren. Auch die Klärung der Diagnose, des Intelligenzprofils und möglicher Komorbiditäten sowie die Erhebung der persönlichen und familiären Anamnese sind in der Regel unerlässlich.

Noch wichtiger als diese diagnostische Klärung ist in der Startphase, dass Familie und Kind in den ersten Sitzungen eine neue Erfahrung machen können, nämlich die Wertschätzung der Perspektiven aller Beteiligten sowie ein gegenseitiges Verstehenwollen. Die erste Begegnung mit der mentalisierenden Haltung der Therapeuten soll als Modell sozial-emotionalen Verstehens verankert werden, ergänzt durch geeignete explizite Aufklärung, worum es hier, in dieser Abklärung, und einer möglichen späteren Mentalisierungsinformierten oder -basierten Therapie gehen soll.

5.1.1 Eltern- oder/und Familienerstgespräch

Bei Kindern wie Jugendlichen sind es in aller Regel deren Eltern oder gesetzliche Vertreter, die sie für eine psychologisch-psychotherapeutische Abklärung und Hilfe anmelden. Im Sinne unserer Erörterungen zum Familiensystem in Kapitel 4 empfiehlt es sich, zum Erstgespräch entweder die Familie oder beide Eltern (gemeinsam oder getrennt) einzuladen, mit dem explizit geäußerten Interesse des Therapeuten, die Sichtweisen aller beteiligten Familienmitglieder kennenzulernen.

Eine Einladung nur an die Eltern kann angezeigt sein, wenn

- ein hohes Maß an Vorwürfen und negativ-destruktiv wirkenden Zuschreibungen gegenüber dem »Index-Patienten« und Hinweise auf eine ausgeprägte Mentalisierungsproblematik der Eltern gegenüber diesem Kind bestehen, sodass dessen Schutz im Erstgespräch erschwert sein könnte;
- die Eltern dieses Elternerstgespräch selbst wünschen oder bevorzugen;
- die Eltern begründet wirkende Zweifel äußern, ob sie ihr Kind zum Mitkommen bewegen können;
- ein früherer oder aktueller virulenter Paarkonflikt ein gemeinsames Erscheinen der Eltern als nicht vielversprechend erscheinen lässt und ihr Mentalisieren des Kindes und seiner Bedürfnisse absehbar zusätzlich erschweren dürfte;
- wenn einer der Elternteile oder ein anderes Familienmitglied bekanntermaßen sexualisierte, psychische oder physische Gewalt ausgeübt hat oder weiterhin ausübt.

In den beiden letzten Fällen wird es sinnvoller sein, die Eltern getrennt zu Erstgesprächen einzuladen und dort ihre jeweilige Sichtweise in Bezug auf ihr Kind und sich selbst, auf dessen Situation und die eigene Situation kennenzulernen.

Wo Jugendliche (v.a. ältere) zunächst ein Erstgespräch alleine wünschen, wird sich die Therapeutin (der Therapeut) darauf einlassen – nicht ohne die Bedingung zu äußern, dass diesem bald ein Eltern- oder Familienerstgespräch folgen sollte. Diese Haltung stellt auch eine Botschaft an die Jugendliche wie ihre Eltern dar, dass nämlich trotz aller möglicher Konflikte und Spannungen die Eltern für ihr heranwachsendes und bald erwachsenes Kind immer noch Verantwortung tragen, also auch für die Therapie von Bedeutung sind.

Wo dies institutionell möglich ist, wird die Teilnahme zweier Therapeuten am Erstgespräch sinnvoll sein: Ein Therapeut (eine Therapeutin) übernimmt die Leitung der Familien- und Elterngespräche und der (die) andere leitet die Einzelsitzungen mit dem Kind oder Jugendlichen. Wo dies nicht möglich ist (häufig in Privatpraxen), wird eine Therapeutin – nach entsprechender Klärung und Transparentmachung der unterschiedlichen Rollen – beide Verantwortungen zu übernehmen haben.

Als *Sitzungsstruktur des Familien- oder Elternerstgesprächs* bietet sich folgendes Vorgehen an:

1. Begrüßung und Selbst-Vorstellung der Therapeutin und/ oder des Therapeuten

2. Erklärung zum Vorgehen und zum Rahmen

- In jeder Familie gibt es so viele Sichtweisen wie Personen, sodass alle willkommen und wertvoll sind.
- Alle sind eingeladen, ihre persönliche Sichtweise mitzuteilen.
- Ohne diese Mitteilungen können Therapeuten nichts »wissen«.
- Sie wollen sich durch Zuhören und Verstehen aber ein Bild machen.
- Rahmen: Abfolge der Fragen, Dauer, Fortsetzungsfrage am Schluss.

3. Gegenseitige Vorstellung der Familienmitglieder

- Die Familienmitglieder werden gebeten, sich »über Kreuz« gegenseitig kurz vorzustellen.
- Sinnvollerweise wird dem kommunikativen »Door Opener« in der Familie als Erstem das Wort erteilt.
- »Distancers« dürfen sich zurückhalten, kriegen Support und werden geschont.
- Durch aktives Nachfragen bekunden die Therapeutinnen (Therapeuten) ihr Interesse an den Sichtweisen.

4. Problemsicht aller Familienmitglieder

- Die anmeldende Person wird gebeten anzugeben, was aus ihrer Sicht Anlass zur Anmeldung war – also: »das Problem« zu nennen.
- Anschließend werden die anderen teilnehmenden Familienmitglieder mit dem Hinweis befragt, dass kaum alle das Problem genau gleich sehen werden.
- Eventuell abwesende Familienmitglieder, im Elterngespräch der Index-Patient, werden ebenfalls mentalisierend »befragt«: »Was würde er/sie jetzt dazu sagen?«
- Die Therapeuten versuchen durch entspannende, beruhigende, womöglich humorvolle und reflexive Interventionen ein möglichst angenehmes Gesprächsklima zu schaffen oder wiederherzustellen.

5. Einführen eines mentalisierenden Spiels (s. u. Fallvignette 3)

6. Feedback und Zusammenfassung

- Die Therapeutinnen (Therapeuten) bitten die Familie um ein kurzes Feedback: »Wer nimmt was aus der Sitzung mit? Was hat Ihnen/dir gefehlt?« (Take-Home-Message)
- Die Therapeutinnen geben der Familie – eventuell nach kurzer gegenseitiger Konsultation vor der Familie oder auch in einem Vorzimmer – eine erste Rückmeldung in Form eines vorläufigen und erlebensnah an das Gespräch und das Spiel anknüpfenden Erklärungsmodells und deuten ein Veränderungsmodell durch weiteres gemeinsames Mentalisieren an.

7. Schlussintervention

- Empfehlung und Angebot weiterer Sitzungen im Familien-, Eltern- und Einzelsetting (s. unten).
- Die Familie soll darüber in aller Ruhe zu Hause sprechen, wonach die Eltern entscheiden und ihren Beschluss in ein paar Tagen mitteilen sollen.
- Gemeinsame Vereinbarung über Fortsetzung, wenn möglich.

In diesem Erstgespräch erhalten die Familienmitglieder einen ersten lebendigen und anschaulichen Eindruck, was eine mentalisierende Haltung sein kann und wie sie wirkt. Auf der Grundlage dieser Information und Aufklärung können sie sich am Ende der Abklärungsphase für oder gegen MBT/MIT entscheiden. Dies gilt selbstverständlich auch dann, wenn der Begriff »Mentalisieren« nie verwendet wurde. Umgekehrt bietet sich den Therapeuten ein erster Eindruck über Mentalisierungsstärken und -schwächen sowie schwierige Themen der Familie oder einzelner Mitglieder, die zum Einbruch des Mentalisierens führen können.

Fallvignette 3 – ein Spiel mit Tierfiguren im Familienerstgespräch: Jonas (neun Jahre) fällt in der Schule wie zu Hause durch sein lautes, impulsives Verhalten auf, in welchem er von den Erwachsenen kaum gestoppt werden kann, während sich Mitschüler und Geschwister vom ihm »genervt fühlen« und von ihm distanzieren. Die Eltern sind mit ihrem Latein am Ende und wirken erschöpft. Eine vorangehende kinderpsychiatrische Abklärung ergab bei dem Jungen eine Aufmerksamkeitsdefizit-/Hyperaktivitätsstörung.

Im Erstgespräch mit Vater, Mutter, älterer Schwester, älterem Bruder, Jonas selbst sowie der Einzeltherapeutin und dem Familientherapeuten wird die Familie nach der gegenseitigen Vorstellung und der Problemschilderung zum Spiel mit Tierfiguren eingeladen. Jedes Familienmitglied soll sich drei Tiere[9] auswählen, die gut zu ihm passen würden.

9 Der Vorschlag, drei Tiere (und nicht bloß eines) zu wählen, scheint sinnvoll, um nicht binäre Selbstzuschreibungen (wie »gut – böse«) zu fördern und um

Ein Ausschnitt: Jonas darf als Jüngster mit Zustimmung der Eltern beginnen und wählt für sich den Löwen, der gut jagen und rennen, aber auch gut aufpassen könne; das Krokodil, das wütend werden, aber auch gut schwimmen, jagen und kämpfen könne; der kleine Bär kann gut kuscheln und jagen, auch rennen, kämpfen, Honig schlecken. Auf Rückfrage bestätigt der Vater, dass Jonas auch gut kuscheln könne – manchmal. Der Bruder meint, er könne auch gefährlich wie ein Krokodil sein, wenn er einen seiner Wutausbrüche habe.

Der Bruder, Felix, wählt für sich einen großen heulenden Wolf, der mal laut werden kann, es aber selten wird; einen schlauen Dachs, der sich eher im Hintergrund halte, wenn Jonas und die Eltern stritten; einen kleinen Hasen, der manchmal auch immer noch gerne kuscheln möchte. Die Schwester, Rebekka, wählt für sich: die Schlange, die gut den Konflikten ausweichen könne; den schlauen Fuchs, der sich schon seine Vorteile zu verschaffen wisse; den schwarzen Panther, der (wohl eher selten) auch kämpfe, wenn es denn mal nötig werde.

Der Vater wählt für sich einen Bernhardinerhund: groß, treu, zuverlässig, gemütlich, wie er selbst. Man streichle ihn gerne – was er selbst auch gerne habe. Er habe es gerne ruhig – zu Hause. Therapeut: »Aber der bellt auch?« Alle lachen. Vater: »Ja, kann ich auch.« Dann wählt er als zweites Tier den Bären: stark, aber mit einem weichen Kern. Der wolle gar nicht immer stark sein, sondern gerne mal gestreichelt werden. Der könne aber auch laut werden und wütend sein – da würde wohl (als drittes Tier) der Elefant gut dazu passen. Der könne auch mal stampfen.

Die Mutter wählt für sich die Känguru-Mutter: »schnell wegspringen«, »trägt die Kleinen im Beutel mit sich«, »beschützend«. Therapeut: »Welcher Jonas kommt dann zu ihr?« »Der kleine Bär – anfangs wollen manchmal zuerst der Löwe und das Krokodil kommen, doch die haben im Beutel ja nicht Platz!« Dann folgt bei der Mutter als zweites Tier der Igel: »nicht so schnell angreif-

---

einen eher ressourcenorientierten Zugang einzubringen. Jede Seite (Tier) hat Kompetenzen und verdient Wertschätzung.

bar«, »sich zurückziehen«, »fass mich nicht an«. Der komme meist, wenn es Streit in der Familie gebe. Therapeut: »Und was geht ab, wenn Sie mal mit einer Forderung an die Kinder hinstehen müssen?« Dann komme (3.) der Stier: »stur«, »mit dem Kopf durch die Wand« – das war aber eher früher der Fall. Sie habe damit vieles erreicht, aber im Familienleben gelinge ihr das nicht gut. Da sei sie mehr in der Igel-Rolle. Für die Regeln brauche es schon den Stier, aber das falle ihr halt schwer, da reinzurutschen. Therapeut: »Ihr Mann hat da eben beim Stier geschmunzelt …« Sie: »Er kennt meine Stier-Seite sehr gut!« Vater: »Ich kriege den Stier viel mehr zu spüren als die Kinder.« Alle lachen. Therapeutin: »Dann wäre es für Sie wünschenswert, dass der Stier sein Territorium ausweiten würde?« Vater: »Ja, schon, dann müsste der Elefant viel weniger brüllen!« Therapeut an Jonas: »Wenn Stier und Elefant vor dein Team hintreten und sagen würden: ›So wollen wir das jetzt!‹ Was würde da in deinem Team passieren?« Jonas: »Dann kommt das Krokodil und beißt sie!« Therapeut: »Der Stier und der Elefant lassen sich beißen – das glaube ich ja nicht!« Jonas, lachend: »Also nein, wenn ich einen Wutanfall habe, ist nicht der Stier bei der Mutter vorne, sondern das Känguru.« Alle lachen. Jonas: »Ich habe aber gemerkt, dass in letzter Zeit der Stier auch mehr kommt und das durchzieht.« Mutter: »Wir wissen wirklich nicht, wie wir das Krokodil stoppen können. Ich pendle so zwischen Känguru und Stier.«

Wirklich »gelöst« ist damit noch nichts. Aber in der folgenden Feedbackrunde zeigen sich die Eltern beeindruckt, wie klar vieles für sie wird und wie anschaulich und »stimmig« die familiären Spannungen zum Ausdruck gekommen sind. Die Eltern betonen, dass es einen Unterschied mache, wer in seinem Team jeweils wen losschicke – da gebe es wirklich Möglichkeiten.

Die Therapeutin und der Therapeut laden die Familie zu weiterer Selbstbeobachtung im Alltag ein. Sie schlagen vor zu beobachten, was passiere, wenn Jonas das Krokodil in seinen Teich zum Ausruhen schicke und stattdessen den kleinen Bären vorschicke, wenn Jonas etwas wolle; oder wenn der Bruder seinen Wolf anders aktiviere als für den Kampf mit Jonas' Krokodil; oder

wenn bei der (ruhigen, gehemmt wirkenden) Schwester der schwarze Panther aktiver werde – oder bei den Eltern: was passiere, wenn Stier und Elefant gleichzeitig aktiv würden, auch wenn das schwer sei?
Ihr Vorschlag an die Familie lautet, mit einem Elterngespräch und zwei Einzelterminen mit Jonas fortzufahren. Die Familie will sich das überlegen und ihre Entscheidung bald mitteilen. Jonas: »Ja, ich komme!«

Kommentar: Das Spiel stellt für Familie wie Therapeuten plastisch dar, was in den äußeren und inneren Beziehungen geschieht, wenn die familiäre »Betriebstemperatur« ansteigt und das Mentalisieren aussetzt. Alle machen sich allerdings im Verlauf der ersten, hier nur auszugsweise wiedergegebenen Sitzung in ruhiger, auch humorvoller Atmosphäre fast unweigerlich Gedanken, was jeweils mental »abläuft« – und dies in einer von Gefühlen geprägten Art und verschoben auf die Spielfiguren, was das Gespräch erleichtert und entspannt. Die Familie erarbeitet sich im gemeinsamen Mentalisieren mit den Therapeuten ein erstes metaphorisches Erklärungsmodell, das nicht auf Schuld und Verursachung hin orientiert ist, sondern auf eine mögliche Veränderung durch erweiterte Sichtweisen und Reflexion.

Die Therapeuten können sich ein erstes Bild über das Mentalisieren in der Familie und bei Jonas machen: Unter Anspannung neigt die Familie als Ganzes zum Nichtmentalisieren und zur Regression in den teleologischen und den Äquivalenz-Modus (s. Kapitel 2 und unten), wenn es um Fragen der Verantwortung, des Ausgleichs zwischen eigenen Bedürfnissen und Anpassungsforderungen sowie der Grenzsetzung geht – also ein eher situatives, wenn auch häufiges Ausklinken des Mentalisierens. Jonas selbst zeigt eine deutliche Abhängigkeit in seinem reflexiven Funktionieren von jenem der Eltern wie auch der Therapeuten. So wird seine Erzählung im Verlaufe des Gesprächs deutlich differenzierter und reflektierter, löst sich von eher telelogischen Charakterisierungen. Man kann sich gut vorstellen, dass sein Mentalisieren unter dem Druck des Alltags vor dem Hintergrund seiner ADHS dazu tendiert, leicht und oft »offline« zu gehen. So deutet sich an, dass seine Affektregulationsproblematik mit dem Nichtmentalisieren zusammenhängen könnte.

5.1.2 Folgegespräche mit den Eltern

Nach dem Erstgespräch sind zwei Elterngespräche und parallel drei Termine mit dem Kind oder Jugendlichen sinnvoll, um die diagnostischen Fragen aus dem Erstgespräch zu erweitern und zu differenzieren. In den Elterngesprächen wird den Eltern Raum gegeben, nochmals über die Schwierigkeiten mit ihrem Kind zu sprechen und darüber nachzudenken, was hinter seinem und ihrem Verhalten stehen könnte. Dies kann in verschiedenen Formen geschehen:

- Freies exploratives Gespräch zu den Sichtweisen der Eltern auf ihr Kind, sich selbst und ihre Beziehungen;
- Verwendung einzelner Fragen aus dem *Parent Reflective Functioning Questionnaire* (PRFQ; Luyten et al. 2017), dem *Parent Development Interview* (PDI; Slade et al. 2004; Slade et al. 2005b; s. a. Sleed et al. 2020) und dem *Adult Attachment Interview* (AAI; George et al. 1985).
  Beispiele (PRFQ): »Können Sie drei Eigenschaftswörter wählen, die zur Beziehung zwischen Ihnen und Ihrem Kind passen? – Fällt Ihnen zu diesen drei Wörtern ein passendes Ereignis oder eine Erinnerung ein? – Erzählen Sie doch von einem Moment in den letzten ein bis zwei Wochen, als Sie sich als Mutter/Vater richtig geärgert haben? – Was für Situationen lösen bei Ihnen dieses Gefühl aus? – Wie gehen Sie dann mit diesem Ärger um? – Wie könnten Ihre eigenen Erfahrungen mit Ihren Eltern Ihre jetzige Erfahrung als Mutter/Vater beeinflussen?« (Midgley et al. 2017a, S. 122, Übersetzung von R. M.).[10]
- Mentalisierungsanregende Spiele und Übungen, wozu sich in Anhang C einige Beispiele finden.

10 Eine deutsche Übersetzung des PRFQ (der dazugehörigen Aussagen) ist online zugänglich unter: https://www.ucl.ac.uk/psychoanalysis/research/parental-reflective-functioning-questionnaire-prfq (Zugriff: 10.10.2023). AAI: Frei zugänglich ist eine deutsche Übersetzung bei Brisch (2023, S. 357 ff.).

Die *Leitfragen* für die Elterngespräche lauten:

- In welchem Ausmaß und wo zeigen die Eltern oder ein Elternteil gelingendes Mentalisieren?
- Inwieweit gibt es Hinweise auf misslingendes Mentalisieren mit Regressionen auf prämentalistische Vorstufen (siehe Tab. 4)?
- Inwieweit könnte misslingendes Mentalisieren mit der Aktivierung eigener konflikt- oder traumabedingter Reaktionen zusammenhängen? Zeigen sich Hinweise auf inkohärente, verzerrte (auto-)biografische Narrative?
- Zeigen sich Zeichen einer reflexiven Elternhaltung und Elternkompetenz (siehe Kap. 3)?
- Gibt es bei ihnen und gemäß ihren Beschreibungen bei ihrem Kind Hinweise auf Probleme der Aufmerksamkeits- und Affektregulation (s. Hausbau-Modell in Kap. 4)?

Eltern sollten über basale Fähigkeiten der Aufmerksamkeits- und Affektregulation verfügen, um diese reflexive Grundhaltung aufrechtzuerhalten oder nach emotionalen Krisen mit einer Regression auf Vorstufen ihres Mentalisierens wiederherzustellen. Damit kann das Hausbau-Modell – mutatis mutandis – als Orientierungshilfe für das Einschätzen des elterlichen Mentalisierens genutzt werden.

Weitere Kriterien für die Beurteilung der *reflexiven Elternhaltung und -kompetenz* wurden in Kapitel 3 aufgeführt.

Tabelle 4 enthält eine um Kernbeispiele erweiterte Fassung prämentalistischer Modi der Subjektivität bei Eltern und Kindern. Die Zusammenstellung erfolgt unter klinischen Gesichtspunkten und sollte die Orientierung im Beurteilungsprozess des Mentalisierens und seiner Störungen in der Abklärungsphase wie auch in der Therapie erleichtern (vgl. auch Abschnitt 5.1.3); in den Kapiteln 2 und 6 wird als weiterer, grundlegender Modus der »Körpermodus« separat dargestellt.

Die Rückkehr zu prämentalistischen Modi kann als Regression unter akuter, spezifischer emotionaler Belastung und/oder als Fixierung auf diese Modi verstanden werden, die eine chronisch gehemmte Entwicklung des Mentalisierens ausdrückt.

Tab. 4: Prämentalistische Modi (modifiziert n. Rossouw 2012a, S. 1–5; Bateman & Fonagy 2016, S. 16–19; Oestergaard Hagelquist 2017, S. 57; Taubner & Volkert 2017, S. 57; Midgley et al. 2017a, S. 49 f., S. 120)

Prämentalistischer Modus	Merkmale	Beispiele	Kinder	Eltern	Interventionen
Teleologischer Modus	■ Eigene wie fremde mentale Zustände werden nur bei beobachtbarem Resultat anerkannt und geglaubt ■ Selbst und andere werden nur im Zusammenhang mit ihrem physischen Verhalten verstanden; nur eine Veränderung in der physischen Welt gilt als wahres Zeichen der Absichten des anderen ■ Manifestiert sich in Verhaltensweisen, die ein beobachtbares Resultat generieren – Worte und Gedanken zählen gegenüber Aktionen kaum ■ Extremer externaler Fokus ■ Missbrauch des Mentalisierens zu teleologischen Zwecken (z. B. anderen schaden).	Alle Formen des Agierens; »rote Tränen« (selbstverletzendes Verhalten); Kalorien- und Gewichtsfixierung (Anorexie); nur physischer (etwa sexueller) Kontakt zählt als »Liebesbeweis«; »Du hast auf meine SMS nicht geantwortet – also liebst du mich nicht mehr«, usw.	Das Kind verlangt eine sofortige Lösung; es fordert, dass der Erwachsene (z. B. Therapeut) *jetzt* etwas tut; nur materielle Beweise zählen als echte Zuwendung durch Bindungsperson	»Meinem Kind hilft nur Ritalin!«; »Erst auf die Ohrfeige hin wurde er dann ruhig.«	Empathische Validierung des Problems; einem Nichtmentalisieren mit Explorieren von Gefühl und Gedanken bei konkreter Handlung begegnen; stellvertretend eigenes Denken oder Fühlen als Therapeut offerieren (»ich an deiner Stelle …«); Vorsicht bei eigenem Handlungsdruck als Therapeutin
Modus der psychischen Äquivalenz	■ Mentale Realität wird äußerer Realität gleichgesetzt (»Ein Tiger ist unter meinem Bett«);	Flashbacks bei PTBS, Träume, wahnhaftes Er-	Wildes, chaotisches und destruktives »Spielen«; das Kind	»Er hat halt die Gene seiner Mutter!«; »Ich weiß,	Empathische Validierung des subjektiven Erlebens;

	Realität und Fantasie werden nicht (oder kaum) unterschieden ■ Das Innere hat dieselbe Macht wie das Äußere: Gedanken werden als real erlebt ■ Die subjektive Erfahrung des Innenlebens kann hier grauenerregend sein ■ Intoleranz in Bezug auf alternative Sichtweisen ■ Konkretes Verstehen ■ Selbstbezogene negative Kognitionen können als »zu real« empfunden werden – Fehlen der Als-ob-Qualität ■ Spiegelt die Dominanz eines spezifischen Denkens im affektiven Stresszustand wider – allerdings mit begrenztem Fokus auf das Innere	leben, verallgemeinernde Aussagen wie »er ist einfach böse«	handelt, als wenn es alles mit Sicherheit wüsste	dass meine Tochter das nie schafft.«	vermeiden, in den nichtmentalisierenden Diskurs einbezogen zu werden; zunächst den »Röhrenblick« der Patientin annehmen und »Wange an Wange« mit ihr (also in gleicher Blickrichtung) deren Sichtweise explorieren und verbalisieren
Als-ob-Modus	■ Ideen bilden keine Brücke zwischen innerer und äußerer Realität; die mentale Welt ist von der äußeren Realität getrennt	Tagträume (v. a. in der Adoleszenz), Dissoziation, wildes »Fantasieren«, Psychologisieren,	Rigider oder monotoner Charakter des Spiels; nicht im Kontakt mit seinen Gefühlen; inkon-	»Meine Tochter (acht Jahre) ist halt schon früher in der Pubertät«; »Er ist so hochsensibel –	Den nichtmentalisierenden Prozess bei dessen Auftauchen unterbrechen und versuchen,

Tab. 4: Prämentalistische Modi *(Fortsetzung)*

Prämentalistischer Modus	Merkmale	Beispiele	Kinder	Eltern	Interventionen
	■ Für die Therapeutin wirken die Äußerungen im Gespräch oder im Spiel leer, bedeutungs- und folgenlos, affektarm sowie repetitiv ■ Charakterisiert durch gleichzeitig aufrechterhaltene widersprüchliche Überzeugungen ■ Affekte stimmen oft mit dem Inhalt der Gedanken nicht überein ■ Dissoziation des Denkens, deutliches Hypermentalisieren oder Pseudomentalisieren ■ Täuscht explizites Mentalisieren vor, das aber durch einen impliziten, inadäquaten Fokus auf das Innere bestimmt wird ■ Einfaches Argumentieren mit Wunschdenken und Anfälligkeit für Verschmelzung mit anderen	Intellektualisieren oder Philosophieren, Gefühle der Derealisation	gruenter oder reduzierter Affekt	er ist ein Indigo-Kind, und keiner in der Schule versteht das«	Verbindung zur Realität herzustellen; sich nicht durch therapiebezogenes Vor- oder Nachplappern irreleiten lassen

Fallvignette 4 – neu gelingendes Mentalisieren im Elterngespräch: Die Mutter hatte Lea (sieben Jahre) sorgenvoll angemeldet, weil diese sehr aggressiv sei und sie mit ihren Wutausbrüchen an den Rand der Verzweiflung bringe. Die Eltern wünschen ein Erstgespräch zunächst allein, ohne die Kinder. Sie berichten bewegt von Leas schwieriger Krankengeschichte: Sie hatte einen angeborenen Herzfehler, es folgten zwei schwere Operationen, viele Untersuchungen und mehrere längere Krankenhausaufenthalte. Lea und sie beide hätten das eigentlich gut überstanden, die weitere Prognose sei jetzt sehr gut. Umso mehr seien sie irritiert von den heftigen Wutanfällen, die sie unter Druck brächten. Diese hätten bei Schulbeginn vor einigen Monaten angefangen – zuvor sei Lea sehr umgänglich gewesen. Oft müssten sie die ein Jahr ältere Schwester Julia vor Lea physisch schützen, was diese aber noch mehr in Rage versetze. Kürzlich habe sie gar gedroht, sich umzubringen. Sie selbst seien mit ihrem Latein am Ende und erschöpft.

Der Therapeut fragt, wie sie dieses Verhalten von Lea denn verstünden, wie Lea in so einen veränderten Zustand von Wut und Verzweiflung und von tiefer Frustration geraten könnte, wo sie dann offenbar ganz »außer sich« sei.

Sie glauben, dass dies mit ihrer »Gegen-Aggression« (als Eltern) zusammenhängen könnte, vielleicht auch, weil sie – wegen der Krankheit und der langen Behandlung – so traurig sei. Ebenso könnte die Angst, dass sie kein normales Mädchen sei, mitspielen.

Der Therapeut schlägt den Eltern vor, für die verschiedenen »Leas« je eine Tierfigur auszuwählen. Sie lassen sich interessiert und neugierig darauf ein und wählen in gegenseitiger Absprache: eine Miezekatze (ruhig, aufmerksam, kuschelig) und einen Delfin (gerne schwimmen und rennen). Der Therapeut fragt nach, welches Tier denn nun am besten zu diesem wütenden Zustand und zu der umgänglichen, herzlichen Seite von Lea passe. Am besten passe für die Wut ein Drachen: der sei bei den Wutausbrüchen aktiv, stark, mächtig und stolz. Aber auch die Katze mit dem hochgestellten Schwanz: die wolle andere ärgern und piesacken, die könne zickig sein. Für die umgängliche Seite wählen sie einen kleinen Hasen, der noch kuscheliger als die andere Miezekatze sei, er komme noch oft nachts zu den Eltern ins Bett und schmiege sich an.

Der Therapeut fragt die Eltern, wie Lea ohne diesen Drachen und die zickige Katze wäre. Beide verdrehen die Augen, der Vater äußert spontan: »Das wäre ja furchtbar!« Die Mutter bestätigt nachdrücklich. Beide sind überrascht und tief bewegt. Der Therapeut fragt, ob der Drachen so etwas wie ein »Bodyguard« für Lea sein könne. Beide können das gut nachvollziehen und sagen, so hätten sie Leas Wutanfälle noch nie angeschaut. Es helfe ihnen, sie besser zu verstehen. Mit den Psychologen im Krankenhaus hätten sie nie so sprechen können. Sie hätten dort immer konkrete Ratschläge erhalten – ohne Erfolg.

Der Therapeut schlägt den Eltern zum Schluss weitere Gespräche vor. Ziel könnte es sein, ein Forschungsteam zu bilden, um Leas Seiten und Entwicklungsbedürfnisse noch besser verstehen und darauf antworten zu können, aber auch ihre eigenen und jene von Julia. Zwei Wochen später melden sich die Eltern für ein weiteres Elterngespräch an. In diesem drücken sie ihre Überraschung über Leas Entwicklung in den letzten beiden Wochen aus: Ihre Wutanfälle hätten stark nachgelassen; bei einem Ausflug aufs Eisfeld habe sie vor lauter Freude und Lebenslust richtiggehend jauchzen können. Dass sie sich danach noch bei einem Sturz eine kleine Verletzung zugezogen habe, habe Lea überraschend gut verkraftet.

Die Eltern fühlen sich gestärkt und vergewissern sich, dass sie sich wieder melden dürften – doch im Moment kämen sie dank der Hilfe auch selbst weiter.

Kommentar: Leas Eltern waren besorgt, engagiert und feinfühlig, ihre Mentalisierungsfähigkeit war generell gut ausgebildet. Dennoch stellten die Wutanfälle ihrer Tochter sie vor ein Rätsel und verursachten erheblichen emotionalen Stress, der nach Leas jahrelang belastender Krankheit mit Erschöpfung einherging. Ihre üblicherweise vorhandene reflexive Funktion stieß hier an eine Grenze, die sich in Form unwirscher Reaktionen und akuter Regressionen im Mentalisieren – etwa auf einer teleologischen Ebene mit festem Zupacken und »Halten« – äußerte.

Statt einer Therapie reichte hier eine Kurzintervention mit gemeinsamer mentalisierender Psychoedukation (»Forschungsteam«) zu Leas Selbstanteilen, vielfältigen Bedürfnissen und Kompetenzen. Die spielerische Tier-Aufstellung schien durch die Externalisierung und Verschiebung auf die anschaulichen, »griffigen« Tierfiguren hilfreich, um sie bei ihrem auf konkrete Handlungen (teleologischer Modus) ausgerichteten Umgang mit den Wutanfällen abzuholen und neues Mentalisieren anzuregen. Die Einladung, gemeinsam zu forschen, sowie die mentalisierende Haltung des Therapeuten regten beide zum Nachdenken an, etwa dessen Aussage, dass kindliche Aggression etwas mit Lebendigkeit und existenzieller Kraft zu tun habe. Die Eltern sahen Lea schnell mit neuen und anderen Augen, indem sie die gute Absicht des Drachens als wichtigen, integralen Teil ihrer Identität akzeptieren konnten: Aggressionen gehören dazu und können eine protektive Funktion erfüllen – letztlich ja auch bei ihnen selbst, indem sie durch ihre eher ungünstige »Gegen-Aggression« Lea wie Julia und auch sich selbst irgendwie schützen wollten.

5.1.3 Folgegespräche mit Kind oder Jugendlichem im Einzelsetting

In den Einzelsitzungen mit einem Kind oder Jugendlichen nach dem Familienerstgespräch kommen altersabhängig folgende Arbeitsformen zur Anwendung:

Kinder im späten Vorschulalter bis zum Beginn der Adoleszenz:

- unstrukturiertes und/oder strukturiertes Spiel – wie z. B. Spiel mit Figuren (Tiere, menschliche Figuren aus der Ritterwelt usw.), mit Ton oder Knete, Zeichnungen, das Schnörkelspiel nach Winnicott (Günter 2015);

- freies Gespräch über Gedanken und Gefühle des Kindes und über die Gedanken und Gefühle anderer (soweit möglich und ohne Druck), möglicherweise assistiert durch Gefühlskarten u. Ä.;
- *Child Attachment Interview* (*CAI*, Target et al. 1999; Shmueli-Goetz et al. 2008) und *Child Reflective Functioning Scale* (*CRFS*, Ensink et al. 2013; Ensink et al. 2015; Bizzi et al. 2022) [11] oder auch einzelne CAI-Fragen:
  - »Kannst du mir von den Personen in deiner Familie erzählen? – Sag mir drei Wörter, mit denen du dich beschreibst – also nicht, wie du aussiehst, sondern was für eine Person du bist. – Kannst du mir drei Wörter sagen, die deine Beziehung zu deiner Mama beschreiben? – Was passiert, wenn Mama wütend ist oder schimpft?«
- Operationalisierte Psychodynamische Diagnostik des Kindes- und Jugendalters (Resch et al. 2013) (v. a. Struktur-Achse);
- mentalisierungsaffine projektive Verfahren wie z. B.: Familie-in-Tieren-Zeichnung, Schwarzfuß-Test, Düss-Fabeln, Sceno-Test usw. (Übersicht bei Wienand 2015); MacArthur Story Stem Battery (Emde et al. 2003); Projektives Diagnostikum zum Beziehungserleben von Kindern (ProDiBez, Sticker et al. 2018); Family Relations Test (FRT-KJ, Schürmann & Döpfner 2018); Bindungsbrett bzw. Bondingboard (Steinke 2022);[12]
- mentalisierungsanregende Spiele und Übungen – Beispiele: »Rate, was ich denke«, Gefühlsmonster-Karten, Geschichten-Erzählen projektiv (Gep), Denken-Fühlen-Handeln, Ein Dino zeigt Gefühle (Box) usw. (siehe dazu auch Anhang C);
- Untertests zur Sozial-Emotionalen Kompetenz in den Intelligenz- und Entwicklungsskalen für Kinder von 5 bis 10 Jahren (*Intelligence and Development Scales, IDS*; Grob et al. 2009);
- mentalisierungsaffine Fragebogen und Diagnostikverfahren wie FEEL-KJ (Grob & Smolenski 2009) oder EMO-KJ (Fischer & Rohrmann 2018) usw.

11 Eine deutsche Übersetzung des CAI und der CRFS kann mit freundlicher Genehmigung von Mary Target beim Übersetzer (R. M.) bezogen werden.

12 Das »Bindungsbrett« von Lothar Steinke stellt ein innovatives Hilfsmittel für Diagnostik und Therapie gerade von Bindungs- und Mentalisierungsneigungen dar und steht sowohl als Tisch-Spielbrett als auch als Diagnostik- und Beratungs-Web-App zur Verfügung. Es lässt sich bei Kindern, Jugendlichen und Erwachsenen anwenden.

Jugendliche ab etwa 14 Jahren:

- freies Gespräch über eigene Gedanken und Gefühle und jene anderer;
- unstrukturiertes und/oder strukturiertes Spiel – wie z. B. Schnörkelspiel nach Winnicott (Günter 2015), Rollenspiele, Imaginationen (»Fantasiereisen«), Tischspiele, Eishockey- oder Fußballtischspiel usw.;
- u. U. *Child Attachment Interview (CAI)* oder auch einzelne CAI-Fragen (s. oben);
- Videotest: *Movie for the Assessment of Social Cognition* (*MASC*, Dziobek et al. 2006; Körner et al. 2009; Schultz-Venrath 2013);
- mentalisierungsaffine projektive Verfahren – Beispiele (zusätzlich zu den obigen Verfahren): *Object Relations Technique* (*ORT*), Sohn-Tochter-Aufsatz nach Ungricht usw.;
- mentalisierungsaffine Fragebogen: *Assessment of Identity Development in Adolescence* (*AIDA*, Goth et al. 2012); *Levels of Personality Functioning* (*LoPF-Q 12-18*, Goth et al. 2018); *Reflective Functioning Questionnaire* (*RFQ*);[13] *Toronto Alexithymia Scale* (*TAS*); *FEEL-KJ*; *Certainty about Mental States Questionnaire* (*CAMSQ*); Strukturerfassung bei Jugendlichen gemäß OPD mit dem OPD-KJ2-SF, usw.;
- Verwendung von mentalisierungsrelevanten Spielen und Übungen – Beispiele: Rollenspiele, Gefühlsmonster-Karten, Geschichten-Erzählen projektiv (GEp), Denken-Fühlen-Handeln usw. (siehe dazu auch Anhang C).

Ein flexibler und mehrspuriger Zugang statt einer Beschränkung auf ein bestimmtes Instrument oder eine reine standardisierte Form erweist sich im Kindes- und Jugendalter in der klinischen Arbeit als sinnvoll. Mentalisieren und Mentalisierungseinbrüche sind sehr kontextabhängig und damit hochgradig variabel – im Kindes- und Jugendalter möglicherweise noch ausgeprägter als im Erwachsenenalter. Diagnostische Zugänge sind auf diese Weise maßzuschneidern und mit den eigenen Vorlieben und Möglichkeiten zu verbinden. Playfulness, Spontaneität und Kreativität der Therapeutinnen und Therapeuten sind in der Mentalisierungsinformierten und -basierten Therapie keine Stör-, sondern Wirkfaktoren und deshalb sehr erwünscht.

---

13 Eine deutsche Übersetzung dieses Instruments ist online kostenfrei zugänglich unter http://www.ucl.ac.uk/psychoanalysis/research/rfq (Zugriff: 16.1.2024).

Die *Leitfragen* dieser diagnostischen Sitzungen mit Kindern und Jugendlichen lauten ähnlich wie bei den Eltern:

- Zeigt sich gelingendes Mentalisieren (Tab. 5 u. 6, S. 151 f.)?
- Gibt es Hinweise auf misslingendes Mentalisieren mit Regressionen oder Fixierungen auf prämentalistische Vorstufen (Tab. 4, S. 142–144)?
- Zeigt sich eine Tendenz zu epistemischem Vertrauen oder eher zu epistemischer Hypervigilanz und Misstrauen? Zum Beispiel: Wie spricht das Kind oder der Jugendliche auf ostentative Hinweise der Therapeutin an?
- Könnte misslingendes Mentalisieren mit der Aktivierung eigener konflikt- oder traumabedingter Reaktionen zusammenhängen?
- Zeigen sich Hinweise auf inkohärente, verzerrte (auto-)biografische Narrative?
- Gibt es in den Sitzungen mit dem Kind oder Jugendlichen oder aus den Familien- und Elternsitzungen Hinweise auf eher akute oder eher entwicklungsbedingt chronische Probleme der Aufmerksamkeits- und Affektregulation (s. Tab. 1, S. 101, und Hausbau-Modell, Tab. 2, S. 122 f.)?

Bezogen auf das Hausbau-Modell haben Kinder mit etablierter basaler Mentalisierungsfähigkeit grundsätzlich dessen Vorstufen bezüglich Aufmerksamkeits- und Affektregulation erreicht, auch wenn unter emotionaler Belastung und in bestimmten Kontexten oder Situationen Regressionen möglich sind (State-Gruppe A in Tab. 1). Sie verfügen zumindest über die mentale Fähigkeit, nach einem Zusammenbruch oder einer Regression des Mentalisierens wieder an ihre reflexiven Fähigkeiten anzuknüpfen. Brüche in einer Beziehung bei emotionalem Aufruhr und interpersonellem Konflikt, begleitet von scheiterndem Mentalisieren, können sie von sich aus oder mit Unterstützung durch näher stehende Bezugspersonen aufgrund dieser Fähigkeit reparieren (siehe AZSW-Modell).

Die Merkmale gelingenden und misslingenden Mentalisierens (vgl. Tab. 5, 6 und 7) können als erste Orientierungshilfe für die Diagnostik und Indikationsstellung hilfreich sein.

Tab. 5: Erfolgreich mentalisierende Kinder im Latenzalter (6/7–11/12 Jahre) – in Anlehnung an Midgley et al. 2017a

Erfolgreich mentalisierende Kinder:

- zeigen Fähigkeit, alleine und mit anderen spielerisch eigene Themen und Konflikte um Selbstanteile und Beziehungserfahrungen einzubringen, zu problematisieren, zu gestalten und probeweise in (wenn auch »nur« fantasierte) Lösungen münden zu lassen;
- lassen sich dabei durch die vergangene, gegenwärtige oder zukünftige Realität nicht allzu sehr stören;
- müssen diese nicht dissoziativ abspalten und/oder lassen sich von entsprechenden Triggern nicht überschwemmen;
- öffnen sich verschiedenen Perspektiven auf Selbst und andere in kindgemäßer, altersgerechter Weise;
- können – meist mit Hilfe erwachsener Bezugspersonen – grundsätzlich zu explizitem Mentalisieren wechseln und wenigstens ansatzweise in kindgemäßer Formulierung über sich als Person und eigene Gedanken und Gefühle sowie jene anderer Menschen nachdenken und sprechen;
- verfügen in der Regel über ein Gefühl für ihre eigene Persönlichkeit und können andere in deren Persönlichkeitszügen sehen;
- drücken ihre Gefühle und Konflikte eher durch Spiel, Worte oder angemessene Körpersprache als durch aktiv oder passiv aggressives Agieren aus und können sich so gut selbst regulieren;
- können sich auf einen geteilten Aufmerksamkeitsfokus einlassen und sind vielfach offen für ein affektives Mitschwingen und die ostentativen Hinweise von gleichaltrigen oder erwachsenen Interaktionspartnern;
- verfügen grundsätzlich über epistemisches Vertrauen und öffnen sich geeigneten Bezugspersonen, um von ihnen über die soziale Welt zu lernen und anstehende Entwicklungsaufgaben konstruktiv anzupacken.

Tab. 6: Erfolgreiches Mentalisieren von Adoleszenten (ab 13–14 Jahre) – in Anlehnung an Midgley et al. 2017a

Erfolgreich mentalisierende Jugendliche:

- können über eigene Gedanken und Gefühle auch dann nachdenken und sich mit ihnen auseinandersetzen, wenn sie sehr widersprüchlich und irritierend sind;
- können ihre gesamte Person in unterschiedlichen Qualitäten reflektieren und einzelne »Seiten« oder »Teile« differenzieren, ohne dass sie dadurch zusätzlich verwirrt und belastet würden – ansatzweise gelingt ihnen eine noch labile Integration solcher Seiten zu einem annähernd kohärenten Selbstgefühl;
- zeigen die Fähigkeit, nach Konflikten und Brüchen in Beziehungen an diesem Selbstgefühl und ihrem Selbstwert mehr oder minder festzuhalten und es auf benigne, reflexive Art zu »revidieren«;
- haben die Fähigkeit, sich zu entscheiden, ob sie nach Beziehungskonflikten aktive Wiedergutmachung suchen oder selbst-gefährdende Beziehungen (vor allem) zu Gleichaltrigen aufgeben wollen;
- können – über den momentanen emotionalen Aufruhr und Konflikt hinaus – ein differenziertes Bild ihrer Eltern aufrechterhalten und deren gute wie weniger gute Seiten sehen und anerkennen;

- besitzen basale, wenn auch »under fire« brüchige Fähigkeiten der Aufmerksamkeits- und Affektregulation (Hausbau-Modell), die ihnen nach kontext- oder situationsbedingten Einbrüchen des Mentalisierens eine selbstgesteuerte und/oder durch Bezugspersonen (oft auch Gleichaltrige) assistierte Rückkehr zu explizitem Mentalisieren grundsätzlich gestatten;
- halten den Zugang zu ihren Gefühlen und Gedanken auch unter Anspannung grundsätzlich aufrecht und die Neigung zum Agieren unter Kontrolle – wenn auch manchmal mit Unterstützung ausgewählter anderer Personen;
- zeigen selektiv epistemisches Vertrauen zu einzelnen erwachsenen wie gleichaltrigen Bezugspersonen; öffnen sich auch bei Enttäuschungen und Rückschlägen für die soziale Welt, neue Beziehungen und die weitere Kultur; lernen mit Hilfe der Bezugspersonen, aufgrund der Auseinandersetzung mit ihnen und mit der fortlaufenden Beziehung, anstehende Entwicklungsaufgaben anzunehmen; setzen sich in ihrer Familie mit andern Familienmitgliedern auseinander, versuchen zuzuhören und unterschiedliche Sichtweisen zu bedenken, bringen eigene Sichtweisen ein, auch wenn dies durch aktuelle Konflikte oder psychosoziale Belastungen erschwert sein sollte.

Wer erfolgreich implizit und bei Bedarf auch explizit mentalisieren kann (dominant auf Niveaus 4 bis 9 in Tab. 7), verfügt über einen grundlegenden personalen Schutzfaktor gegen die Entwicklung einer Psychopathologie und über eine zentrale Ressource, um aktuelle psychische Schwierigkeiten selbst oder mit einem Minimum an therapeutischer Intervention adäquat bewältigen zu können.

Dennoch bleibt festzuhalten, dass die Fähigkeit, erfolgreich zu mentalisieren, bei keinem Menschen durchweg und stabil gegeben ist. Personen, die diese Fähigkeit kaum entwickeln konnten, sind jedoch diesen Brüchen in besonderem Maße ausgesetzt und damit in ihrer Selbst- und Affektregulation chronisch beeinträchtigt.

Tab. 7: Niveaus des Reflexiven Funktionierens bei Kindern und Jugendlichen[14]

Niveau	Beschreibung
–1	Bizarre, desorganisierte Antwort, in der Mentalisieren aktiv vermieden wird oder bei der es eine aggressive Verweigerung des Mentalisierens gibt: »Wenn Mama sauer wird? Ein Engel tanzt auf ihrem Schuh herum.«
0	Fehlen von Mentalisierung: »Ich weiß nicht, es ist einfach so.«
1	Beschreibungen in Begriffen von physischen oder verhaltensbezogen nichtmentalen Charakteristiken: »Mama sagt: Geh in dein Zimmer!«
3	Unausgearbeitete Bezugnahme auf mentale Zustände beim Beschreiben von Beziehungen: »Es gefällt mir. Es macht Spaß.«
4	Bezugnahme auf mentale Zustände mit Lücken, die gefüllt werden müssen: »Wenn ich mich traurig fühle, irgendwie ... tröstet mich Mama dann.«
5	Klare Beschreibung, die ein solides mentalisierendes Verstehen zeigt, auch wenn einfach gehalten: »Wenn Mama wütend wird, so schreit sie, und ich habe das gar nicht gerne, aber ich weiß, dass sie nicht wirklich meint, was sie sagt, und dass ich auch etwas selbst schuld bin.«
7 – 9	Zunehmend hoch entwickeltes Verstehen von mentalen Zuständen, wobei 9 ein außerordentliches Verstehen von mentalen Zuständen kennzeichnet: »Wenn Papa sich ärgert, ärgere ich mich zunächst auch, dann aber fühle ich mich schuldig, weil ich ja weiß, dass er mir sehr viel hilft. Und wenn ich meine Bücher in der Schule vergesse, dauert es halt länger, meine Hausaufgaben zu beenden, und dann wird er müde und hat auch noch Arbeit zu erledigen.«

Die drei folgenden Fallvignetten 5 bis 7 verdeutlichen ein akutes und chronisches Scheitern des Mentalisierens, wobei akut-kontextbedingte State-Formen von chronisch-kontextunabhängigen Trait-Formen unterschieden werden (Tab. 1, S. 101).

14 Midgley et al. 2017a, S. 22 (Übersetzung R. M.) auf der Grundlage von Ensink et al. (2016), S. 4.

Fallvignette 5 – Vorgespräche mit Claudia: Die Chance, an vorhandenes Mentalisierenkönnen anzuknüpfen (State-Form): Claudia (14 Jahre), eine feingliedrige, ganz brav und doch auch pfiffig wirkende Gymnasiastin, die mitten in einer heftigen Krise steckt, berichtet im Familienerstgespräch bedrückt und unter Tränen von ihrem selbstverletzenden Verhalten und den Selbstmordgedanken, die sie in den letzten Monaten Tag und Nacht geplagt hätten. Sie habe es nur einer Freundin in der Schule erzählt, sonst niemandem. Eine Lehrerin ihres Gymnasiums hatte schließlich von ihrer Mitschülerin davon erfahren und danach die Eltern informiert. Diese waren schockiert und fühlen sich schuldig, weil sie selbst nichts bemerkt haben. Sie möchten nun für sich und Claudia Hilfe und sind mit den vorgeschlagenen Vorgesprächen einverstanden.

Claudia erzählt den Eltern (offenbar erstmals) und dem Therapeuten, wie es dazu kam: Mehr und mehr sei sie in eine »Clique« von Kiffern und Dealern (ja, auch Kokain und anderes …) geraten, hätte mitansehen müssen, wie brutal und z. T. sogar sadistisch die miteinander umgegangen seien. Das habe sie nicht mehr losgelassen, ihr große Angst auch um ihr Leben gemacht. Was wäre, wenn sie in solche Kreise gerate und »absumpfe«? Sie habe immer dran denken müssen, insbesondere nachts, und sich sehr schuldig gefühlt. Doch sei sie auch immer wieder zu denen hingegangen, aber sie habe dann gar nicht mehr leben wollen.

Das offene Gespräch und das Interesse an ihrem Erleben seitens des Therapeuten scheint sie – und die Eltern in ihrem Schlepptau – zu erleichtern. Sie distanziert sich klar von Suizidabsichten und ist schnell bereit, zu zwei weiteren Einzel-Vorgesprächen zu kommen. Das Angebot, dort zu prüfen, ob solche Gespräche für sie hilfreich seien und sie so etwas über sich lernen könne, nimmt sie spontan an und zeigt mit ihrem hoffnungsvollen Blick auch ihr Interesse.

Im folgenden Einzelgespräch lädt der Therapeut sie ein, nochmals zusammen nachzudenken, was denn in diesen häufigen Momenten der extremen Anspannung genau abgelaufen sei – äußerlich wie innerlich. Sie nutzt seine explorativen Fragen und lässt so eine überzeugende und bewegende Erzählung entstehen.

Nachdem sie früher in der Schule eher eine Außenseiterin gewesen sei und etwas »uncool«, habe ihr das »Herumhängen« bei der Clique nach der Schule anfangs gut gefallen. Ja, manchmal habe sie auch gekifft, aber wenig. Zwei Jungs hätten dort ein diktatorisches Regime geführt und sich immer ein Opfer in der Gruppe ausgesucht, auf dem sie herumgehackt hätten (psychisch und z. T. auch physisch). Sie kann auf Fragen hin ihre Gefühle gut beschreiben und benennen: große Angst und auch Mitleid. Sie selbst sei zwar nie »drangekommen«, aber schlimm sei es immer zu Hause geworden. Wenn sie sich dort all das durch den Kopf habe gehen lassen, habe sie Stress – Angst, Wut, Scham und ein sehr schlechtes Gewissen – gekriegt. Dann seien die Selbstmordgedanken gekommen: »Einfach nicht mehr leben – das alles hinter mir lassen. Ruhe, Frieden.« Dann habe sie »nichts ausgelassen« und sich mit Zirkel, Scheren, Spitzer und später Rasierklingen zu ritzen begonnen.

Th: »Gab es da also irgendwas in dir, was diese schlimmen Gefühle und Gedanken zu stoppen versuchte?«

Claudia: »Ja, kann man schon sagen.«

Th: »Also so was wie eine Seite von dir, die dich schützen wollte.«

Claudia (überrascht): »Ja, ich glaube schon.«

Th: »So was wie eine innere Claudia-Beschützerin?! Hätte es vielleicht noch andere und weniger gefährliche und belastende Schutzmethoden gegeben?«

Claudia bestätigt und äußert den Wunsch, im bevorstehenden zweiten Vorgespräch weiter darüber zu reden. Das sei gut.

Beide schließen an das vorangehende Einzelgespräch an. Die Claudia-Beschützerin sei ihr noch durch den Kopf gegangen – das stimme wohl. Sie habe sich ja mit Ritzen wirklich auch beruhigen können. Sie sind sich schnell einig: Dann muss die Claudia-Beschützerin aber schleunigst andere Schutzmethoden finden.

Der Therapeut schlägt vor, sich doch mal ein Gesamtbild von sich zu machen: Was für Claudias gibt es denn neben der Claudia-Beschützerin sonst noch? Claudia nimmt dies auf und entdeckt in sich viele wichtige Seiten – eine musische, eine sportliche, eine ehrgeizige –, ja, und dann eine »Wellness-Planerin«, die für Faulenzen und Herumhängen wichtig sei. Allerdings hätten alle diese Seiten in den letzten Monaten »gepennt« und die Claudia-Beschützerin alleine arbeiten lassen.

Kommentar: Claudia kann eigentlich gut mentalisieren, was sich in den Gesprächen zeigt. Trotz der sehr schwierigen Themen kann sie im Gespräch ihre aktivierten Emotionen gut regulieren und auf die Hinweise des Therapeuten adäquat reflektierend eingehen. Sie kann und will das Angebot des gemeinsamen Explorierens schnell wahrnehmen. Sie kann an ihr vorhandenes Mentalisierungspotential und ihre Fähigkeit zu epistemischem Vertrauen anknüpfen, die Präsenz von Eltern und Therapeut nutzen und zumindest innerhalb der Gespräche ihre Affekte gut regulieren. Sie will so über sich nachdenken und sich besser verstehen lernen (Mentalisieren des Selbst).

Auch die Eltern benötigen die mentalisierende Hilfe offenbar dringend: Eigene blinde Flecke und aktivierte *ghosts in the nursery* (Selma Fraiberg) haben auch ihre Mentalisierungsfähigkeit partiell und phasenweise »ausgehebelt«, wie sich in den parallelen Elterngesprächen zeigt.

Bei einer zweiten, vulnerableren Gruppe von Kindern und Jugendlichen mit State-Formen von Mentalisierungsproblemen muss eine manifeste, anhaltende psychische Störung nicht durch chronische Mentalisierungsdefizite bedingt sein; allerdings kann ein kontextbedingt akut scheiterndes Mentalisieren zu einer Symptomaggravation beitragen, was umgekehrt aktuelles Mentalisieren in einer fatalen Wechselwirkung erschweren kann.

Fallvignette 6 – Vorgespräche mit Elisa: Wieder mentalisieren und vertrauen lernen, wenn das Traumhaus zusammengekracht ist (State-Form): Elisa (elf Jahre) lebt mit ihrer alleinerziehenden Mutter und zwei jüngeren Geschwistern in schwierigen sozialen Verhältnissen und wurde durch einen außenstehenden Täter sexuell missbraucht. Eine vorangehende kinderpsychiatrische Untersuchung ergab eine posttraumatische Belastungsstörung mit emotionalen und Verhaltensproblemen. Sie hängt sehr an ihrem leiblichen Vater, den sie aber nur selten sieht, und geht in ihren Gedanken gerne den alten Zeiten nach, als die Familie noch zusammengelebt hat. Ihre Mutter fühlt sich gegenüber Elisa sehr schuldig und möchte ihr um jeden Preis helfen, auch mit der empfohlenen Psychotherapie.

Im Laufe des ersten Einzel-Vorgesprächs nutzt Elisa das Angebot, ein Spiel selbst zu wählen: Sie will aus Ton ihr »Traumhaus« bauen. Mit großer Sorgfalt formt sie aus Ton Steine und baut sich damit ein Haus, das sie schmunzelnd als »etwas schräg« bezeichnet – aber das sei sie ja auch. Im folgenden zweiten Vorgespräch muss sie aber feststellen, dass mit dem Trocknen des Tons die Steine und das ganze Haus von Sprüngen übersät sind und das Haus am Zusammenbrechen ist. Elisa ist den Tränen nahe, meint, das passiere ihr immer wieder. Sie fange etwas an, und dann klappe es nicht. Sie sei richtig dumm und könne nichts.

Der Therapeut versucht sie zu beruhigen und zu trösten, schlägt dann vor zu prüfen, ob mit den Bruchstücken des Traumhauses nicht doch etwas anzufangen wäre. Nach einer Weile kommt Elisa auf eine Idee: die Bausteine in eine Wasserschale legen, dann würde sich der Ton aufweichen, und beim nächsten Mal (3. Vorgespräch) wäre der Ton wieder feucht und dann wieder verwendbar. Das sei übrigens ein Tipp ihres Vaters, der verstehe sich als Künstler darauf.

Voller Eifer und Neugier stürzt sich Elisa im dritten Gespräch auf die Wasserschale und muss sehen: Der Ton ist schon wieder getrocknet und fest – und wieder gebrochen. Mit Hilfe des Therapeuten lässt sie aber nicht locker. Die Bruchstücke erinnern jetzt an ein Mosaik! Elisa strahlt, und beide sind sich einig: Jetzt ist aus den Trümmern des Traumhauses doch etwas entstanden, etwas ganz Neues, ein neues Kunstwerk!

Kommentar: Im Verlauf der Vorgespräche inszenierte Elisa im freien Spiel ihr Grundthema: Das alte Traumhaus war zusammengebrochen. Aber aus dessen Baustücken konnte ein neues Kunstwerk gebaut werden, das zu ihr passte und auch ihre Familie positiv miteinbezog. Diese Rekonstruktion und Reparatur sollte zur zentralen Metapher für die folgenden Familiengespräche und ihre Einzeltherapie werden.

Elisa verfügt also durchaus über »Bausteine« (Mentalisierungspotential) und ein Halt gebendes Bindungsmodell, die die widrigen und teils traumatischen Lebenserfahrungen und Erschütterungen integrieren konnten. Ausgehend vom spielerischen Handeln und Erleben entwickelte Elisa dank ihres Potentials ein Gefühl für sich, für ihr Leben und ihre Zukunftsperspektiven, das einen Weg aus der Erschütterung und Verwirrung hin zu erneutem epistemischem Vertrauen andeutet. Für Elisa ist nach diesen Vorgesprächen klar: Sie will weiter an ihrem Kunstwerk arbeiten.

Beide State-Gruppen unterscheiden sich deutlich von Kindern und Jugendlichen mit einer unentwickelten Mentalisierungsfähigkeit und einem chronischen Scheitern des Mentalisierens (Trait-Gruppe). Letztere zeigen frühe Formen einer Fehlentwicklung der Persönlichkeit mit akzentuierten Störungen der Aufmerksamkeits- und Affektregulation (siehe Fallvignetten zu Elia, Kap. 4, S. 91–97 und 114–117). Auch wenn ihr häufig fehlendes oder misslingendes Mentalisieren nicht als *die* Ursache ihrer Probleme anzusehen ist, hindern ihr Mangel an epistemischem Vertrauen und ihr Mentalisierungsdefizit sie an entwicklungsfördernden Erfahrungen und an der Nutzung positiver sozialer Ressourcen und Aktivitäten.

Fallvignette 7 – Vorgespräch mit Jamie. In Sicherheit mentalisieren – oder sich weiter hypervigilant schützen? (Trait-Form): Jamie (sechs Jahre) lebt seit zwei Jahren bei seinem leiblichen Vater, der ihn mit Verwandten und einer Tagesmutter trotz seiner Arbeitstätigkeit betreut. Kurz nach seiner Geburt hatten sich seine Eltern getrennt und Jamie war bei der Mutter geblieben. Diese brachte ihn zu einer Großtante in ihr fernes Heimatland, wo er vernachlässigt und auch geschlagen worden sei, sodass sie ihn später wieder in die Schweiz zurückholte. Der Vater erzählte, sein Sohn habe ihn im Alter von vier Jahren bei einem Telefonkontakt dazu gedrängt, ihn doch von der Mutter weg und zu sich holen – es sei bei ihr so schlimm. Jamie habe Dinge erzählt, die ihn an schwere Vernachlässigung und physische Misshandlungen durch die Mutter und deren wechselnde Partner, noch dazu in einer sexualisierten Atmosphäre, denken ließen. Der Vater vollzog diesen Schritt, mit Unterstützung der Vormundschaftsbehörde und ohne Widerstand der Mutter. Eine kinderpsychiatrische Untersuchung erhärtete den Verdacht auf eine komplexe Traumafolgestörung mit einer frühen Störung der Persönlichkeitsentwicklung.

Der Vater und Jamies Vormund wünschen sich neben der sozialen Stabilisierung auch eine psychotherapeutische Begleitung, da der Junge seit der Einschulung schwere Verhaltensstörungen zeige, andere Schüler auf gefährliche Weise attackiere, sich den Anweisungen der Lehrerinnen verweigere und keinerlei Bereitschaft zu schulischem Lernen zeige. Er liebe Tiere mehr als Menschen und habe sich ein enormes Wissen über die Tierwelt angeeignet – da sei er richtiggehend lernhungrig.

Jamie schaut sich prüfend um, als er zum ersten Vorgespräch kommt. Er erzählt gleich von seiner Mutter: Die habe ein Mädchen gewollt, als sie mit ihm schwanger gewesen sei – aber nach seiner Geburt habe sie schon Freude an ihm gehabt. Nach der Rückkehr von der Großtante in X (Heimat der Mutter) sei er dann wieder bei der Mutter gewesen. Da habe er sich für die Tiere zu interessieren begonnen – er habe dann ja Papa gebeten, ihn von ihr wegzuholen.

Nach einer Weile entdeckt er die Tiere im Therapieraum, und der Therapeut lädt ihn ein, sich diese mal anzusehen und seine Lieblingstiere auszuwählen – solche, die zu ihm passten.

Jamie wählt den kleinen schwarzen Panther: weil der sich gut verteidigen und schnell rennen könne.

Th: »Warum muss der sich verteidigen?«

Jamie: »Wenn das Krokodil käme …« (nimmt es und geht auf Panther-Figur los). »Das will ihn fressen.«

Th: »Warum will es ihn fressen?«

Jamie: »Weil es ein Allesfresser ist. Außer wenn die Panther-Mutter kommt und ihr Junges mitnimmt – dann würde das Krokodil loslassen.«

Th: »Und warum passen die Panther gut zu dir?«

Jamie: »Weil ich gut Fangen spielen und mich verteidigen kann. Gegen Kinder, die mir wehtun wollen.«

Th: »Wer will dir wehmachen?«

Jamie: »Ist ein kleines Geheimnis!«

Th: »Da willst du lieber nicht drüber reden.«

Jamie: »Ja, Geheimnisse soll man für sich behalten – und es ist ein Geheimnis!«

Gleichzeitig beginnt er, neben das große Krokodil mehrere Krokodil-Kinder und noch ein Riesen-Krokodil zu stellen.

Th: »Gibt es an dir auch etwas, was zu den Krokodilen passt?«

Jamie: »Ja, weil ich so gut schwimmen kann. Und weil ich jetzt gerade Hunger habe.« (Dann nimmt er den Tiger:) »Weil ich gut brüllen kann.« (Er macht vor, wie er wie ein Tiger mit gestellten Krallen auf einen imaginären Gegner losgeht und brüllt.) »Das gehört auch zu meiner Verteidigung.«

Th: »Hast du oft Angst in deinem Leben, dass du angegriffen wirst und dich verteidigen musst?«

Jamie: »Nein« (worauf er ganz nachdenklich wird:) »Aber mir sind auch schlimme Erlebnisse passiert. Noch schlimmere. Von früher. Bevor ich zu meinem Papi ziehen wollte.« (Er spielt nun mit dem Riesen-Krokodil und öffnet dessen großes Maul.)

Th: »Und darum ist es wichtig, dass du dich gut schützen kannst?!«

Jamie: »Mhm. Sehr wichtig!« (Dann wählt er für sein Team noch einen Tresor:) »Das hilft mir auch: dass ich nichts vergesse! Für mein Wissen!«

Th: »Damit du es nicht verlierst?«

Jamie: »Ja, im Kopf oben – denn ich bin schwer vergesslich.« (Nun wählt er noch einen Igel – eine weiche Handpuppe:) »Weil ich mich auch wehren kann.«

Th: »Jetzt, wo du alle Tiere hast, die zu dir passen: Kannst du mal versuchen, mir eine Geschichte zu erzählen, worin die alle sich treffen? Wie eine Versammlung oder Familie.«

Jamie: »Die verschlingen und fressen sich!« Er spielt vor, wie alle aufeinander losgehen.

Th: »Eher wie eine Familie, die sich bekämpft?«

Jamie: »Ja, und der Igel« (nimmt ihn lachend), »der rollt sich einfach davon!«

Th: »Der schützt sich?!«

Jamie: »Ja, und wenn er ganz weit weg ist, macht er das«: Er rollt den Igel aus.

Th: »Jetzt kann er wieder atmen!«

Jamie: »Ja, aber etwas gemein vom Igel! Alle andern kämpfen und er rollt sich weg. Er könnte sich ja zusammenrollen« (zeigt, mit den Stacheln nach außen) »und dort bleiben.«

Der Igel könnte nämlich alle – Raubkatzen wie Krokodile – mit seinen Stacheln stechen. Dann könnten sie ein paar Tage nicht mehr beißen, müssten loslassen und sich trennen. Die Krokodile würden sich in den Teich zurückziehen und die Raubkatzen in einen Bauernhof, mit vielen Hühnern als Beute.

Jamie: »Die würden sich ›ausmischen‹. Und der Igel könnte sich auch ausrollen und müsste sie nicht mehr stechen. Alle haben es gemütlich jetzt.« Ein kurzer Friede herrscht.

Kommentar: Jamie gelingt es, eine sehr bewegende Geschichte zu erzählen, die sein äußeres wie inneres Leben anschaulich auf den Punkt bringt. Er kann seine Gefühle gut wahrnehmen und benennen, eine stimmige Geschichte mit einem Beginn, einer Krise als Zentralstück und einer brüchigen Lösung am Schluss berichten. Allerdings gelingt ihm dies wohl nur unter der Bedingung eines sicheren Raums mit einem ihn schützenden, seine Grenzen akzeptierenden, ihn engmaschig mentalisierenden und aktiv führenden Therapeuten. Dann kann er ein gewisses Mentalisierungspotential nutzen. Ohne diese Bedingung scheint er jedoch dauerhaft unter einer hohen Anspannung zu stehen, sich impulsiv und kontraphobisch zu verteidigen; epistemische Hypervigilanz und Misstrauen als problematisches »Schutzsystem« führen im Alltag zu massiven Verhaltensproblemen und einer konstanten ängstlichen Anspannung. Eine Diskrepanz und ein »Switchen« in seinem Mentalisieren also, die er auch symbolisch höchst präzise und berührend darstellt.

Für das anstehende Feedbackgespräch mit seinem Vater ergeben sich aus seiner Geschichte wertvolle Bausteine, um das gemeinsame Vorhaben der Therapie schlüssig erklären und begründen zu können.

5.1.4 Feedback- und Auftragsklärungsgespräch

Die Phase der Abklärung wird mit einem Feedback- und Auftragsklärungsgespräch mit den Eltern und in der Regel mit der Familie, mindestens mit dem Einzelpatienten, abgeschlossen.

Inhalte des Feedback- und Abklärungsgesprächs

- Erläuterung der diagnostischen Erkenntnisse (gemäß den erwähnten Leitfragen) und der darauf aufbauenden Indikationsüberlegungen als Fokusformulierung (Erklärungs- und Veränderungsmodell)
- Einladung zu einem gemeinsam formulierten Behandlungsplan als »Expertenteam«
  - inhaltliche Aspekte: »Fokusformulierung«, Psychoedukation »Mentalisieren« und MBT/MIT
  - organisatorische Aspekte: Settings, Frequenz, Regeln, Grenzen, Krisenplan, evtl. Abmachungen zu Pharmakotherapie; Finanzierung usw.
- Entscheidung der Eltern und Vereinbarung des Therapievertrags

In der Vorbereitung dieses Gesprächs und als Leitlinie für die folgende Behandlung empfiehlt sich die Ausarbeitung eines *Mentalisierungsprofils* der Familie insgesamt, der Eltern und des Kindes bzw. des Jugendlichen. Für diese Klientengruppe ist die Orientierung dieses Profils am Entwicklungsprozess sinnvoll, wozu das Hausbau-Modell als besonders geeignet erscheint.

Das gängige Mentalisierungsprofil entlang den vier Dimensionen *implizit – explizit, innerlich – äußerlich, kognitiv – affektiv, Selbst – andere* (Luyten et al. 2015, S. 86 ff.; Bateman & Fonagy 2016, S. 115 f.; Brockmann et al. 2022) ist überzeugend, aber u. E. eher für die Einzeltherapie mit Erwachsenen geeignet.

Das Mentalisierungsprofil sollte der Familie und dem Einzelpatienten nicht in einer fachlich gehaltenen Sprache und Form präsentiert werden. Als sinnvoller erscheint dessen Präsentation als Erklärungs- und Veränderungsmodell personenspezifisch in metaphorischer Form. Metaphern sind generell sehr anschlussfähig und offen, verbinden Kognition und Emotion in besonderem Maße, regen zum Mitdenken und zum Spielen an, was der mentalisierenden Haltung und der Einladung zum kooperativen Prozess entgegenkommt.

Für Kinder und Jugendliche sind sie besonders gut zugänglich, weil sie dem kindlichen Spiel (der *playfulness*) nahe oder damit auch direkt verbunden sind. Aus den Vorgesprächen mit Familien und Kindern bzw. Jugendlichen entsteht in aller Regel ein reicher Schatz von hochspezifischen und signifikanten Metaphern, manchmal explizit formuliert, manchmal eher implizit »abholbereit«. Sie sind durch das eigene Mitwirken und Erleben entstanden und stehen sozusagen als »kaltes Büffet« für Therapeutin wie Familie zur Verfügung.

Jonas (Fallvignette 3, S. 136 ff.) konnte im Familienerstgespräch verstehen, dass sein Krokodil auch anders als durch stetige Attacken auf seine Rechnung kommen könnte und der kleine Bär besser als dieses für Nähe und Nahrung sorgen könnte; seine Eltern erkannten, dass sich Elefant (Vater) und Stier (Mutter) manchmal doch gemeinsam hinstellen müssten, um Eskalationen abzubauen. Jonas erzählt denn auch im gemeinsamen Feedbackgespräch, dass der kleine Bär dem Krokodil letzthin mal einfach gesagt habe, es solle jetzt aufhören, aber erst, als Elefant und Stier gemeinsam Nein gesagt hätten. Das gehe schon – das Krokodil habe dann aufgehört und es eingesehen. Mutter und Vater bestätigen dies und berichten, dass sie das ja eigentlich entlaste.
Leas Eltern (Fallvignette 4, S. 145 ff.) fanden bereits im Elterngespräch ein neues Verständnis von Leas Wut: Es galt, Leas aggressiv-vitale Impulse (den Drachen) als etwas Gesundes anzunehmen und ihnen etwa durch gemeinsame Aktivitäten auch bewusst Raum zu geben (durch das Schlittschuhlaufen).
Claudia (Fallvignette 5, S. 154 ff.) erzählt ihren Eltern beim Feedbackgespräch überzeugend von ihrer neu entdeckten inneren Beschützerin, deren an sich guten Absichten und ihrem Ziel, nun für diese bessere Schutzmethoden (als Selbstverletzung) zu finden. Sie wolle ihre anderen inneren Teile wiederentdecken und

im Leben einsetzen, statt sie einfach – wie in den letzten Monaten (während ihrer Krise) – »pennen« zu lassen.

Elisa (Fallvignette 6, S. 156 ff.) zeigte ihrer Mutter im Feedbackgespräch das Foto des »Traumhauses« und berichtete ihr, gestützt durch den Therapeuten, von dessen Zusammenbruch und Wiederverwendung (Mosaik). Sie stellte explizit den Bezug zu ihrer gemeinsamen Vergangenheit her, was die Mutter zu Tränen rührte. Sie wolle nun entdecken, was sie mit den guten Bausteinen aufbauen könne, und nicht immer nur an das Alte denken. Der Therapeut ergänzte, dass sie sich gar kein neues »Kunstwerk« in ihrem Leben mehr vorstellen könne. Doch nun beginne Elisa sich für Neues zu öffnen – und die Therapie könnte sie und die Mutter auf dieser Entdeckungsreise begleiten. Die alten Bausteine oder Mosaikteile seien dabei ja gut zu gebrauchen.

Jamie (Fallvignette 7, S. 158 ff.) und sein Therapeut erzählten im Feedbackgespräch von der zerstrittenen Tierfamilie und dem kleinen Igel, der sich als Retter dazwischenwarf und opfern wollte. Der kleine Igel habe sich angewöhnt, immer Angst zu haben und auf der Hut sein, um sich und den immer nur vorläufigen »Familienfrieden« zwischen Raubkatzen und Krokodilen verteidigen zu können (chronisches Nichtmentalisieren im Alltag, Affektdysregulation, epistemische Hypervigilanz). Das sei sehr anstrengend, und das könne der kleine Igel auch in der Igel-Schule gar nicht vergessen: Er sei ja »schwer vergesslich« (leichte Aktivierung des Bindungssystems und Deaktivierung des explorativen Motivsystems). Es zeige aber auch, wie kräftig, mutig und hilfsbereit der Igel sei: Der beobachte genau, wo jemand unzufrieden sei, und springe dann ein.

Der Vater nahm die Metapher auf und meinte, der kleine Igel dürfe sich schon beruhigen. Er sei ja jetzt in Sicherheit, und er, der Vater, werde auch weiterhin dafür sorgen, dass das so bleibe. Vater, Jamie und Therapeut waren gerührt und sich ganz einig: Nicht immer Angst und Kampf zu erleben, wäre schon gut, und als »Team« in der Therapie Handlungsmöglichkeiten zu erforschen, wäre okay. Dafür könnte der Igel auch forschen, ob es nicht noch andere Helfer, Freunde und Lösungswege geben könnte, und der Vater könnte erforschen, wie er den Igel dabei mehr unterstützen könnte. Jamie setzte sich zu seinem Vater auf den Schoß und umarmte ihn nach diesen Worten liebevoll.

Bei älteren Jugendlichen kann die Fokusformulierung anders als metaphorisch ausgedrückt werden:

In Bezug auf Claudia (Fallvignette 5) entwickelten Familie und Therapeut (basierend auf dessen Entwurf) zusätzlich zur Beschützerin-Geschichte eine kurze Formulierung in der Alltagssprache:
»Claudia ist es sehr wichtig, dass sie in allen ihren Lebensbereichen (Schule, Freundinnen, Sport, Musik) möglichst selbständig entscheiden kann, was sie wie tun will. Sie will unabhängig sein und sich und den Eltern beweisen, dass sie das gut kann. Sie besitzt große Stärken, die ihr dabei helfen, sich innerlich gut damit auseinanderzusetzen, wie ihr das gelingen kann. In der Folge ist sie auch bereit, etwas zu korrigieren. Manchmal überfordert sich Claudia aber damit, dass sie alles selbst regeln will. Sie sucht dann keine Gespräche und Hilfe bei anderen, nicht bei den Freundinnen und schon gar nicht bei den Eltern. Sie fürchtet, dass sie von diesen sonst als noch abhängig und »kindisch« angesehen würde. Claudia zieht sich dann manchmal zurück und sucht Hilfe in sich. Sie kann auf ihre inneren Teile, besonders die Beschützerin, zählen, aber diese ist gelegentlich überfordert und neigt dann zu radikalen und schädlichen Methoden (ritzen), wenn die Gefühle überwältigend werden.
In der Therapie will Claudia erforschen, wie sie in so schwierigen Situationen mit ihrem inneren Team wie auch mit realen Personen in Kontakt treten kann, um Klärung zu suchen und ohne – wie als Kind – in alte Abhängigkeiten zu geraten. Sie möchte lernen, wie sie sich stark und unabhängig fühlen und dennoch mit gewissen anderen einen Austausch auch über Gefühle und Gedanken haben kann. Claudia hat schon in den Erstgesprächen gezeigt, dass sie eigentlich ganz gut über sich und andere nach denken kann. Die Eltern bemerken, wenn sich Claudia vermehrt

zurückzieht, wissen dann aber nicht so recht, ob sie sich vermehrt um sie bemühen oder sie für sich lassen sollen. Sie fürchten, egal, wie sie sich verhalten, gerade das Falsche zu tun.
Sie wären daher darauf angewiesen, dies in der Therapie (Familien- und Elterngespräche) und im Alltag mit Claudia gut zu klären und sie – in diesen Momenten und allgemein – wieder besser zu verstehen. Sie entwickeln oft Schuldgefühle, bei ihr etwas zu versäumen, was sie gelegentlich überaktiv werden lässt. Sie können verstehen, dass das für Claudia nicht das ›Wahre‹ ist. Sie möchten Claudia ihre Unabhängigkeit lassen, aber auch sicher sein, dass sie sich Hilfe bei ihnen oder anderen holt, wenn sie diese benötigt.«

Diese *case formulations* (Midgley et al. 2017a) oder »Fokusformulierungen« (Taubner & Volkert 2017) sollten folgende Elemente berücksichtigen:

- Bereiche und Anzeichen von gelingendem Mentalisieren, Stärken und Ressourcen;
- Bereiche und Anzeichen von misslingendem Mentalisieren, Störungen in der Aufmerksamkeits- und Affektregulation;
- Zusammenhang des gelingenden und misslingenden Mentalisierens mit den eigenen Lösungsversuchen – geeigneten wie ungeeigneten (Symptome)
- und Zusammenhang mit den positiven wie problematischen äußeren (v. a. familiären) und inneren Beziehungen (Selbst und seine Teile);
- Veränderungspotential durch positiv mentalisierende Interaktionen in Familie und gegenüber sich selbst;
- Öffnung zur Welt und zum Neuen als realistisches Ziel;
- Ziele der MBT oder MIT.

Ein technischer Ansatz zur Fokusformulierung in der MBT/MIT mit Kindern oder Jugendlichen wird in Anhang A vorgestellt.

Neben den hochspezifischen, individuellen Metaphern, die in den Fallbeispielen besprochen werden, eignen sich auch allgemeinere, um die Zielrichtung der bevorstehenden MBT/MIT anzudeuten:

- Therapie als gemeinsame Entdeckungsreise in ein unbekanntes Land (z.B. »Jamie-Land«) – mit der Therapeutin als Reisebegleiterin;
- Therapie als Zusammenarbeit in einem »Forschungsteam«, um sich selbst und die anderen besser verstehen zu lernen;
- Therapie als Suche nach dem nächsten sicheren Hafen für das Familienschiff bei unruhiger See – mit dem Therapeuten als »Lotse«, der vorübergehend an Bord geholt wird, bis die Meerfahrt ohne ihn weitergehen kann, usw.

Fokusformulierungen stellen nicht primär diagnostische Zusammenfassungen dar. Vielmehr handelt es sich um eine fundierende Übereinkunft und ein gemeinsames Konzept dafür, wohin die Therapiereise in den Augen aller Beteiligten gehen soll.

Als nächster Schritt erfolgt seitens der Therapeuten eine *Einladung zu einem gemeinsam erarbeiteten Behandlungsplan* mit seinen inhaltlichen wie formalen Aspekten. Das Konzept einer »Einladung« betont den interaktiven und mentalisierungsbasierten Charakter der Therapie sowie die Expertise aller Beteiligten. Es berücksichtigt die natürliche Ambivalenz gegenüber der Behandlung und drückt die Wertschätzung und Anerkennung der multiplen Perspektiven sowie die Entscheidungsfähigkeit der Beteiligten aus. Dass hier der Entscheidungskompetenz der Eltern gegenüber jener der Kinder (auch rein rechtlich) ein größeres Gewicht zukommt, schmälert die Bedeutung dieser Haltung nicht.

Zu den inhaltlichen Aspekten gehört beim Mentalisieren und der Mentalisierungsinformierten oder -basierten Therapie neben der Fokusformulierung auch *Psychoedukation.* In einem umfassenden Sinne stellt die gesamte Phase der Abklärung und Auftragsklärung Psychoedukation dar, wie wir in Kapitel 4 sehen konnten – als erster Schritt (»System 1«) auf dem »epistemischen Superhighway« wirksamer Therapie (Fonagy & Allison 2014; Luyten 2017). Sie schafft die Basis für ein gelingendes Arbeitsbündnis mit Eltern und Kind, das deren Bindung an die weitere Therapie begründen soll und für den Therapieerfolg entscheidend sein wird.

Psychoedukation ist im Feedback- und Auftragsklärungsgespräch, aber auch in einem spezifischen und expliziten Sinne angezeigt. Die folgenden Aspekte verdienen eine geeignete Präsentation im Rahmen einer Psychoedukation:

- Was ist Mentalisieren?
- Wozu ist Mentalisieren nützlich?
- Wie unterscheidet sich positives Mentalisieren vom Nicht-Mentalisieren?
- Wie kann Mentalisieren verloren gehen und was sind die Folgen?
- Warum soll die Therapie einen Fokus auf Mentalisieren beinhalten?
- Wie können die Familienmitglieder sich beim Re-Mentalisieren konkret unterstützen?

Wichtige Kriterien für die Formulierung dieser psychoedukativen Fragen bzw. Gesichtspunkte sind:

- Sie sollen kurz, einfach und klar formuliert sein;
- sie sollen nach Möglichkeit in einer metaphorischen Sprache gehalten sein (verbunden mit der Fokusformulierung);
- sie sollen dem sprachlichen Entwicklungsstand des Kindes angepasst sein;
- sie sollen Störungen des Mentalisierens insofern »normalisieren«, als sie die grundlegende Schwierigkeit von uns allen hervorhebt, die inneren Vorgänge bei uns und den anderen wahrzunehmen und zu verstehen (»Holding mind in mind«).

Eine für die Arbeit mit Familien geeignete Orientierungshilfe für Therapeuten zu dieser Psychoedukation bietet der Text »Beziehungen verstehen lernen« von Rossouw (2012b).[15]

---

15 Dieser Text wird in Anhang B mit freundlicher Genehmigung von Trudie Rossouw in deutscher Übersetzung (durch R. M.) wiedergegeben. – Den Text direkt an die jeweiligen Familien zu geben, wird eher in seltenen Fällen sinnvoll sein; er dient aber der Therapeutin als hilfreiche Orientierung in der Psychoedukation. – Weitere wertvolle Hinweise zur Psychoedukation finden sich bei Oestergaard Hagelquist (2017, S. 103 ff.), Schultz-Venrath (2013, S. 197 ff.) und Allen et al. (2011, S. 391 ff.).

Psychoedukation kann in größeren Institutionen (v. a. im stationären Rahmen) auch in Form von »MBT-Einführungsgruppen« (»Introductory Group MBT for Adolescents«, MBT-AI) angeboten werden (Taubner & Volkert 2017, S. 47 f.). In einem 12-wöchigen Programm mit einer einstündigen Sitzung pro Woche werden Jugendliche in Gruppen auf die bevorstehenden Therapien vorbereitet.

Zu den organisatorischen Aspekten des Gesprächs im Rahmen der erwähnten Einladung zum Behandlungsplan und des Therapievertrags sind zwei grundsätzliche Punkte zu betonen.

1. *Zeitlichkeit von Therapie:* Je nach Indikation sind verschiedene Formen der Therapie möglich. Kinder oder Jugendliche der State-Gruppe (wie Claudia oder Elisa) sowie ihre Familien benötigen meist eine zeitlich limitierte Kurztherapie mit dem Fokus auf Mentalisieren (MBT oder MIT) (mit 10, 20 oder 40 Sitzungen). Patienten der Trait-Gruppe werden eine Therapie eher als »Entwicklungsbegleitung« benötigen, meist in Form von MIT, sodass diese Therapien – mit einem offenen Ende – länger dauern (wie bei Jamie oder bei Elia). Eine zeitlich limitierte MBT wird zurzeit bei dieser Gruppe erprobt und kann erste Erfolge vorweisen (Midgley et al. 2017a).
2. *Therapie als sicherer Ort:* Das Aushandeln und Einhalten von Abmachungen im Therapievertrag ist über den organisatorischen Aspekt hinaus bedeutungsvoll. Gerade für Patienten mit Fixierung auf prämentalistische Modi kann dies Halt, Stabilität und relative Sicherheit geben, die ihnen früher fehlten. Damit kann eine korrektive emotionale Erfahrung ermöglicht werden, die den »epistemischen Superhighway« mit eröffnet.

Bedingung für beide Aspekte wird eine bestehende oder beginnende äußere Stabilisierung des Kindes oder des Jugendlichen in seinem Umfeld sein, die u. a. auch die Kontinuität der Therapie sichern soll.

Das Feedback- und Auftragsklärungsgespräch endet mit der Entscheidung der Eltern und des Kindes bzw. der Jugendlichen für oder gegen die Therapieempfehlung. Falls sie sich dazu noch nicht imstande fühlen, sollte ihnen genügend Bedenkzeit eingeräumt werden. Ihre »normale Ambivalenz« und ihre Selbstverantwortlichkeit als Familie sind durch die Therapeutinnen bzw. Therapeuten durchgehend zu respektieren, selbst wenn die Selbstverantwortlichkeit z. B. durch Kindsschutzbehörden oder richterliche Anordnungen eingeschränkt ist.

5.2 Mittelphase: Arbeit am Mentalisieren und seinen Grundlagen

In der Mittelphase der MBT und MIT steht die Arbeit am Mentalisieren und an seinen Grundlagen im Vordergrund. Sie deckt sich konzeptionell mit »System 2« der drei Kommunikationssysteme auf dem Weg zu neuem epistemischem Vertrauen (Fonagy & Allison 2014; Luyten 2017; Fonagy & Nolte 2023), auf die wir in Kapitel 4.2 eingegangen sind: dem Wiederauftauchen von stabilem Mentalisieren. Für die Mittelphase sind die folgenden Ziele, Settings und Medien kennzeichnend:

Ziele
- Entwicklung der Aufmerksamkeitsregulation;
- Entwicklung der Affektregulation;
- Aufbau und/oder Stabilisierung der Mentalisierungsfähigkeit.

Settings
- Einzelsitzungen mit Kind oder Jugendlicher (Frequenz: einmal wöchentlich; zeitlich limitiert – 12, 20 oder 40 Sitzungen – oder open end);
- parallele Eltern- und/oder Familiengespräche (Frequenz: ca. einmal monatlich);
- laufende Absprachen unter den beteiligten Therapeutinnen;
- begleitende Supervision der Therapeutinnen.

Medium
- Sitzungen mit Kind: strukturiertes vs. unstrukturiertes Spiel; Gespräch;
- Sitzungen mit Jugendlichem: Gespräch; Spiel; eventuell Videoanalyse;

- Familiensitzungen: Gespräch; Spiel;
- Elternsitzungen: Gespräch; eventuell Videoanalyse.

5.2.1 Die Arbeit im Einzelsetting mit Kindern und Jugendlichen: das Kalibrieren der Mentalisierungsförderung im »Hausbau«

Die Prinzipien von MBT und MIT und insbesondere eine mentalisierende Haltung als konzeptionelles Fundament charakterisieren die Therapie und leiten die Entscheidungen über als geeignet erscheinende mentalisierende Interventionen. Diese entstammen vielfach dem bekannten Repertoire der Kinder- und Jugendlichen-Therapie, sind teilweise aber für MBT und MIT modifiziert oder neu entwickelt worden.

Das Design, die Kalibrierung und die praktische Wahl dieser Interventionen folgen dem vorgestellten Hausbau-Modell. Sie setzen damit auf jenen Ebenen der Entwicklung der Mentalisierungsfähigkeit an, die bei dem neu in die Therapie eintretenden Patienten im Sinne von Fixierungsstellen oder Regressionspunkten dominant erscheinen (vgl. Übersicht in Tab. 2, S. 122 f.). Die folgende Zusammenstellung der unteren drei Ebenen oder Stockwerke im »Hausbau« orientiert sich an den grundlegenden Arbeiten von Verheugt-Pleiter et al. (2008, Kapitel 7–9; Verheugt-Pleiter & Zevalkink 2021), Zevalkink et al. (2015), Midgley et al. (2017a) und Taubner & Volkert (2017).

1. Ebene: »Der Keller« – Arbeit an der Aufmerksamkeitsregulation

Basales Ziel der Mentalisierungsförderung in der Kinder- und Jugendlichen-Therapie ist es, Aufmerksamkeit für sich selbst und das Beziehungsgeschehen sowie später für innere Zustände bei sich und anderen zu entwickeln oder überhaupt erst zu wecken (Alvarez' »Hey«). Das Kind soll nachholend lernen, mit einem anderen (Therapeut) zusammen zu sein, die Aufmerksamkeit für einen gemeinsamen Fokus zu teilen und dies ein Stück weit auch durchzuhalten. Diese Aufmerksamkeit für sich und andere gestattet ihm, seine Impulse besser regulieren und kontrollieren zu lernen sowie sich Schritt für Schritt als

Subjekt und Agent eigenen Erlebens und Handelns zu verstehen. Sie bereitet auf die Fokussierung von Affekten vor und stellt die Grundlage für ein späteres gelingendes Mentalisieren dar.

Erinnern wir uns an Elia. Er stellte die Frage, wie er es mit einem potentiell gefährlichen anderen überhaupt in einem Raum aushalten könne, ohne verfolgt und missbraucht zu werden. Seine zunächst totale Kontrolle gestattete den allmählichen Aufbau eines sicheren Spielraums, wozu Elia als konkretes Medium das Eishockeyspiel wählte. Dieser gemeinsam geschaffene Übergangsraum schien ihn vor früheren Verfolgungsängsten zu schützen. Basale Interventionen des Therapeuten wie Kommentieren und Spiegeln halfen Elia, sein Selbst in seinen physischen Aktionen beim Spielen (seine Geschicklichkeit, Schnelligkeit, Lautstärke, Heftigkeit, Ausdauer, Konzentration – und seinen Erfolg) kennen und schätzen zu lernen. Diese neue Erfahrung ebnete den Weg für eine zunehmende Angst- und Frustrationstoleranz, eine verbesserte Impulskontrolle und das Herstellen eines eigenen Zustands von Wachheit und Ruhe innerhalb dieser Beziehung. Der Therapeut sorgte in diesem sicheren Rahmen aktiv dafür, dass das Kind innerlich vor nicht aushaltbaren Frustrationen, Affekten, Impulsen oder vor Konfusion geschützt wurde.

Der Therapeut (oder die Therapeutin) muss auf dieser basalen Ebene bereit und fähig sein, sich auf die physischen und psychischen Rhythmen des Kindes – insbesondere sein Regulationsprofil (Verheugt-Pleiter et al. 2008; Verheugt-Pleiter & Zevalkink 2021) – einzustimmen. Er wird hierfür feinfühlig zwischen »Pacing« und »Leading« wechseln: einmal ganz mit dem Kind Schritt halten und seinem Gang folgen, dann wieder aktiv die Führung übernehmen (siehe Fallvignetten 1 und 2 zu Elia, S. 91–97 und 114–117).

Als wichtiger mentalisierender Kompass zeigt die Gegenübertragung der Therapeutin (des Therapeuten) jene Gefühle, Gedanken, Körperreaktionen und inneren Zustände quasi »vorausdenkend« an, die beim Kind oder Jugendlichen zwar präsent, aber nicht re-präsentiert und damit nicht abrufbar und verbalisierbar sind. Die feinfühlige und kontinuierliche Beachtung, Reflexion und Metabolisierung ihres inneren Geschehens wird ihr gestatten, schwierige und schwierigste emotionale Zustände des Patienten auszuhalten und zu mentalisieren – bis hin zu solchen der Leere, des totalen Verlusts jeder Sicherheit oder gar des psychischen Todes. Gegenübertragungsreaktionen werden jedoch ausschließlich dann geäußert, wenn sie das Mentalisieren des Patienten im gegebenen Moment des therapeutischen Prozesses potentiell fördern könnten. Auf dieser Ebene wird diese Äußerung in der Regel noch sehr eng in einer handelnd-körperlichen Weise erfolgen, wie das Fallbeispiel von Elia (Eishockeyspiel) zeigt.

Der MBT- oder MIT-Therapeut achtet auf Brüche (AZSW: S) im Arbeitsbündnis und das Auftauchen akuten Nichtmentalisierens (auch bei sich selbst), das sich auf dieser Ebene oft in heftigem Agieren und Spielabbrüchen zeigt. Anfangs löst er diese Störung durch einen entspannenden Übergang zu einem anderen Spiel oder generell durch ein Ablenken oder andere »Cool-down-Interventionen«, um die basale Einstimmung nicht weiter zu gefährden; er setzt klare Grenzen und stoppt destruktives Verhalten im Therapieprozess. Wo jedoch möglich, exploriert der Therapeut mögliche Auslöser und benennt diese bereits vorsichtig. Eine gute Orientierungshilfe für die Kalibrierung der Interventionen bietet die Beachtung der Reihenfolge »es«/»man« → »ich« → »du« (Alvarez 2012; Alvarez 2014):

- Zuerst: »Es ist halt …« (z. B.: »… frustrierend, wenn der Bus Verspätung hat«) oder auch das »man« (»das macht einen sauer, wenn der Bus Verspätung hat«);
- dann aber »ich« (Therapeutin/Therapeut) (»Ich bin manchmal sauer, wenn der Bus verspätet ist und ich irgendwo hinmuss«) und
- schließlich das fragende »Du …?« (Kind/Jugendlicher) (»Bist du vielleicht sauer geworden, weil der Bus Verspätung hatte?«).

Der Grund für die Vorsicht liegt darin, dass das »Ich« und das »Du« auf dieser »Keller«-Ebene oft verwirrend und invasiv wirken und Verfolgungsängste wecken können (siehe Elia).

Zu den wichtigsten Interventionen auf dieser Ebene gehören:

- Beruhigen, entspannen helfen, emotionalen Druck herausnehmen.

- Ermutigen, anregen und unterstützen beim Spielen, Handeln und Sprechen.
- Spielaktionen und Interaktionen konkret benennen und ihre Sukzession beschreiben (»Zuerst hast du …, dann bist du …«; bei Elia: Sein großartiges Hockeyspiel wird noch stark auf die physischen Handlungen bezogen gespiegelt, bevor der Therapeut seine Frustration markiert zum Ausdruck bringt).
- Affektfokus: Gefühle noch vorsichtig, zurückhaltend und eher positivierend ins Spiel bringen, identifizieren und benennen (Reihenfolge »es«/»man« → »ich« → »du« hier noch mit Schwergewicht auf dem »man« und dem »ich«).
- Positive Gefühle wecken oder stärken, mit respektvollem Humor arbeiten.
- Für das Handeln und Sprechen des Kindes Empathie zeigen, es anerkennen und Verständnis äußern.
- Sich anbahnende Störungen oder riskantes Agieren schnell stoppen und deeskalieren.
- Sich den Regulationsmustern, der Gestik, Mimik und Körperhaltung des Kindes anpassen und ihm Hinweisreize (»ostensive cues« – z. B. Augenbrauen hochziehen, nicken, lächeln) anbieten, die die Kommunikation fördern.
- Klare Vereinbarungen treffen (Zeit, Raum, Regeln, Stoppsignal, Grenzen) und einhalten.
- Sich annähern auf optimale Distanz im Raum und in der Höhe des Gesichtsfelds.
- Absichtliches Übertreiben in den Gesten oder Äußerungen – noch mit Vorsicht und Zurückhaltung (Markierung des Affekts und Rollenwechsel).
- Stress regulieren helfen (z. B. durch direkte spielintegrierte Stressregulation mittels einer spielerischen Atemübung mit Seifenblasen oder Windrädchen; Goodyear-Brown 2010): »Wer von uns beiden schafft mehr Seifenblasen bzw. Drehungen?«).

Auf dieser »Keller-Ebene« der Mentalisierungsförderung ist ein Therapeutenverhalten mit tiefgründigem Schweigen oder rekonstruktivem Deuten potentiell ängstigend oder verwirrend.

Sämtliche Interventionen der fokussierten Aufmerksamkeitsregulation zielen darauf ab, dem Kind – ausgehend von physischen Handlungen und Körpererfahrungen – eine grundlegende Erfahrung des gemeinsamen sicheren Bezogenseins und des Verstandenwerdens quasi als »Selbst avant la lettre« zu ermöglichen: Es realisiert, wie die Therapeutin es als eine Person, ein Subjekt im eigenen Recht, als Autor eines irgendwie sinnvollen Verhaltens sieht, erlebt und anerkennt. Selbst Impulse und auffälliges Verhalten erhalten so einen Sinn, wenn auch als dysfunktionale Lösungsversuche. Als Illustration dieser Ebene sei erneut auf die Fallvignette mit Elia in Kapitel 4, S. 91–97 und 114–117, verwiesen.

2. Ebene: »Das Parterre« – Arbeit an der Affektregulation

> Affektregulation – die Fähigkeit, Affekte kontextspezifisch adäquat zu regulieren – ist ein weiterer Vorläufer und ein Merkmal der Mentalisierungsfähigkeit. Sie wird in frühen sicheren Bindungsbeziehungen mittels der kontingenten und markierten Spiegelung der eigenen Affektzustände durch die Bezugsperson gebildet, die das Kind innerlich repräsentiert hat und in diesem Sinne »hält«. Diese gelingenden frühen affektiven Kommunikationen gestatten dem Kind nicht nur die Erfahrung der erfolgreichen affektiven Regulierung, sondern bewirken prozesshaft auch die mentale Repräsentation der Affekte als Bausteine des Selbst (spätere mentalisierte Affektivität).
> »Affektregulation« bezieht sich auf den Typ der Emotion, den Moment ihres Auftretens und Absinkens, den Stil, in dem sie erfahren wird, und die Art, wie sie ausgedrückt wird.
> Affektive Zustände sollen wahrgenommen und verstanden, mit einer Handlung oder einem mentalen Inhalt in Verbindung gebracht und verbalisiert werden. Erst darauf aufbauend kann eine innere repräsentationale Welt aufgebaut werden, welche die Basis für das Verstehen und die Regulation primärer affektiver Zustände schafft. Kinder können mit diesem durch Förderung der Affektregulation erreichten Mentalisierungsgewinn allmählich lernen, ihr eigenes Verhalten und jenes anderer im Zusammenhang mit Gefühlen, Gedanken, Wünschen und Intentionen zu interpretieren und z. B. auch vorherzusagen.

In der Praxis begegnen Therapeuten vielen Kindern und Jugendlichen, die diese konstruktive Erfahrung weder erleben noch verinnerlichen konnten. Therapeutische Mentalisierungsförderung sollte bei ihnen fokal auf dieser Ebene ansetzen und deren Charakteristik beachten.

Sinnvolle Interventionen auf der Ebene der Affektregulation sind:

- Gefühle identifizieren, benennen, unterscheiden und explorieren (stets unter Beachtung der Reihenfolge »es«/man« → »ich« → »du«).
- Den aktuellen Affekt des Kindes oder Jugendlichen feinfühlig und kontingent wahrnehmen und anerkennen, dabei in markierender Weise zurückgeben (begleitet durch einen differenzierenden eigenen Affekt, durch den der Therapeut z.B. Trost oder Bestätigung ausdrückt und die Unterscheidung der beiden Erlebens- und Sichtweisen betont).
- Das subjektive Erleben annehmen und validieren.
- Nachfragend und klärend das Kind/den Jugendlichen beim »Lesen« der affektiven Zustände anderer unterstützen, beim Besprechen von Ereignissen, Verhaltenssequenzen und »Fakten« usw.
- Schritt für Schritt versuchen, mit dem Patienten die Antezedenzien eines Affekts herauszufinden und zu sortieren; die Folgen heftiger Gefühle für das Kind (den Jugendlichen/die Jugendliche) oder andere diskutieren.
- Klare Vereinbarungen treffen (Zeit, Raum, Regeln, Stoppsignal, Grenzen) und einhalten.
- Mentalisierend Grenzen setzen: exzessive Angst und andere Erregungszustände aufzufangen und zu mildern versuchen (Kompass: Gegenübertragungserfahrung und -analyse) und anschließend gemeinsam explorieren und bei Konflikten zusammen Lösungen suchen.

Ein Kind kann eine zu frühe Konfrontation mit der Verbalisierung von Emotionen leicht als Attacke, Intrusion oder Beleidigung erleben, was zu iatrogenen, technikbedingten Störungen (AZSW: S) im Übertragungs-Gegenübertragungs-Prozess und zu defensiven Spielabbrüchen führt. Aus diesem Grunde ist es für solche Kinder oft hilfreich, therapeutenzentrierte Verbalisierungen oder Interpretationen vorzuziehen, wie wir bereits auf der Ebene der Aufmerksamkeitsregulation beschrieben hatten. Etwa als Spielmöglichkeit: »Was denkst du (Patient), was ich (Therapeutin) denke?«

Neben den spontanen therapeutischen Interventionen im unstrukturierten Spiel oder Gespräch bieten sich speziell für Kinder und Jugendliche, die im Spiel oder Gespräch noch gehemmt sind, strukturierte Techniken an. Spielintegrierte altersgemäße Psychoedukation mit einer Gefühlsuhr, mit Gefühlskarten oder gefühlsbezogenen Therapiespielen stellt eine nützliche und durchaus beliebte Möglichkeit dar.

Beispiel: das »Gefühlsherz« (Goodyear-Brown 2010): Der Therapeut zeichnet für das Kind oder den Jugendlichen (die Jugendliche) auf ein leeres Blatt die Umrisse eines Herzens und darunter fünf quadratische Kästchen. Diesen werden Gefühle zugeordnet, die dem Kind (Jugendlichen) als »häufige Gefühle von jungen Menschen« genannt werden: »fröhlich«, dann »ängstlich«, »traurig« und »wütend«. Beim fünften Kästchen wird das Kind (der/die Jugendliche) gefragt, ob es selbst noch ein fünftes, häufiges Gefühl kenne. Alle fünf Bezeichnungen schreiben Kind oder Therapeut unter das Kästchen. Nun kann das Kind (der/die Jugendliche) jedem der fünf Gefühle eine Farbe zuordnen und das jeweilige Kästchen damit ausmalen. Im nächsten Schritt fragt der Therapeut, ob das Kind (der/die Jugendliche) in den entsprechenden Farben das noch leere Herz ausmalen möchte – etwa nach den gegenwärtigen Gefühlen oder jenen in einer besprochenen Situation. Es wird dann gefragt, wann und wo das oder jenes gemalte Gefühl aufgetreten sei – soweit bereits möglich, auch nach Auslöser, Kontext und begleitenden Gedanken und Körperreaktionen. Zu den häufigen Leerräumen im ausgemalten Herzen wird der Jugendliche oder das Kind gefragt, was da wohl für ein Gefühl Platz hätte, das noch nicht erwähnt wurde oder zu knapp ausgefüllt wurde.

Dieses Spiel lässt sich für neue Situationen in der Therapie und dem außertherapeutischen Leben wiederholen und kann für das bisher konkret-teleologisch denkende Kind oder den Jugendlichen eine gut fassbare Stütze sein, um zu lernen, über sich und seine Gefühle nachzudenken.

Bei all diesen Prozessen spielt die miteinander geteilte emotionale Erfahrung eine zentrale Rolle, was nach der Erfahrung miteinander geteilter Aufmerksamkeit im »Keller« eine zusätzliche Basis schafft. In einer spielerischen, adaptiv auf das Kind und sein Spielen oder den Jugendlichen und die Gespräche ausgerichteten therapeutischen Psychoedukation lernt es bzw. er, sich selbst als affektiv erlebendes Selbst wahrzunehmen. Dies ermöglicht dem Kind (der/dem Jugendlichen), über sich und sein Verhalten nachzudenken (Übergang zum »1. Stock«).

Generell ist auf dieser Ebene der Affektregulation entscheidend, dass das Hier und Jetzt der therapeutischen Beziehung durch eine gelingende Beziehungsgestaltung (AZSW-Modell) die Chance einer neuen emotionalen Erfahrung in Richtung Affektregulation bietet. Dabei stehen die therapeutischen Prozesse im Hier und Jetzt in ihrer Bedeutung und Wirkung klar im Vordergrund gegenüber jeder Art von Inhalten. Priorität wird hier auf das »Was« und »Wie« im Sinne von Alvarez (2012, 2014) gelegt.

Fallvignette 8 – Fördern der Affektregulation: Die folgende Fallvignette fokussiert auf therapeutische Herausforderungen bei der Arbeit an der Affektregulation zu Beginn der Therapie. Livio ist ein zehnjähriger schmächtiger und sensibel wirkender Junge, der von seiner Mutter wegen massiver Ängste und multipler Phobien (Hunde, Spinnen usw.) zur Therapie angemeldet wird.

Livio wählt in der ersten Therapiestunde nach einigem Zögern die Spielburg mit Ritter- und Indianerfiguren, Soldaten, Flugzeugen und einem Panzer. Auf die Frage des Therapeuten hin erzählt er: Die Burg werde von außen angegriffen – die Angreifer wollten einen Schatz rauben und die Burg in Besitz nehmen. Er rüstet die Verteidiger in der Burg mit Batman, Soldaten, einem Helikopter und vielen Waffen auf, mit stiller Freude, aber auch ganz vorsichtig und immer wieder leise und scheu zurückfragend, ob das gut sei. Dann kommen auch die starken, ja stärker wirkenden Angreifer – sogar mit Panzern und Flugzeugen. Der Therapeut kommentiert diese Aufstellung der zwei mächtigen Gegner zunächst, betont auch, wic stark Burg und Angreifer wirkten.

Dann fragt Livio: »Spielst du auch mit?« Der Therapeut bejaht und lässt sich Regieanweisungen geben: Er soll (als König der Angreifer) mit seinen Truppen die Burg (Livio und seine Mannschaft) angreifen, um den König (der Verteidiger) gefangen zu nehmen und dessen Geld zu bekommen.

Der Therapeut spielt – mit markiertem Affekt – den zunächst siegesgewiss überheblichen, aber bald offen ängstlichen Angreifer-König, der seine Soldaten gegen die mächtige Burg in den Kampf schickt; dabei sollten sie ihn aber gut beschützen. Batman (Livio) schießt auf die Angreifer und besiegt sie Reihe um Reihe – im Gegensatz zum markierten, lauten Spielen des Therapeuten jedoch ganz leise und still, wenn auch mehr und mehr mit sichtbarem Spaß.

Der Angreifer-König (Therapeut) schickt immer wieder neue Truppen in den Kampf, hält sich selbst aber ängstlich – vom Therapeuten markierend-übertreibend gespielt – zurück. Livio strahlt, genießt es offensichtlich, sich den Angreifern erfolgreich entgegenzustellen und sie besiegen zu können; aber auch die laut geäußerten Ängste des Therapeuten-Angreifers scheinen ihn zu freuen.

Livio (nun erstmals mit lauter Stimme, als verteidigender König): »Dann geht doch heim!« Alle Soldaten des angreifenden Königs sterben, schließlich auch der König selbst.

Doch dann nimmt die Geschichte eine unerwartete Wende: Ein junger Kämpfer der Angreifer, den Livio nun selbst spielt, habe überlebt! Er sei der Stärkste, betont Livio, und suche nun den bisher siegreichen König in der Burg. Der junge Mann fordert den mächtigen König zum Zweikampf – und besiegt ihn. Die Burg sei erobert, und zwar im Alleingang. Der neue König Balthasar habe gewonnen!

Kommentar: Die Fallvignette illustriert die beginnende Arbeit mit einem Jungen, dessen Affektregulation durch traumatisierende Erfahrungen beeinträchtigt wurde. Der Therapeut übernimmt stellvertretend die Affekte der Angst, der Hilflosigkeit und der Ohnmacht und bringt diese markierend-übertreibend zum Ausdruck, indem er auf explizite Einladung des Jungen hin ins Spiel eintritt. Livios eigener affektiver Ausdruck wirkt stark gehemmt und eingeschränkt, aber der markiert dargestellte Affektausdruck des Therapeuten und Angreifers scheint so dosiert und abgestimmt, dass ihm die Freude und Erleichterung über die Chance zur Externalisierung ins Gesicht geschrieben ist.

Die Externalisierung auf den Therapeuten und dessen markierte Verbalisierung der Angst im Spiel gestattet Livio, probehandelnd Selbstwirksamkeit zu erfahren. Indem er bisher rigide abgewehrte Themen ins Spiel bringt und in ein Narrativ fasst, deutet er schon früh den biografischen Hintergrund seiner Ängstlichkeit an. Weitergehende Deutungen werden hier jedoch noch nicht geäußert, um die noch fragile Angst- und Affekttoleranz des Jungen nicht zu überfordern.

3. Ebene: »Der erste Stock« – Mentalisierung im engeren Sinne

> Diese Ebene beinhaltet in Alvarez' Konzeption die therapeutische Aufgabe, nach dem »Wer«-»Du« und dem »Wo«-»Dort« des Erlebens zu forschen, also nach Zusammenhängen, Wechselwirkungen und Kausalbeziehungen. Kompetenzen der Aufmerksamkeits- und Affektregulation werden einerseits genutzt und anderseits weiter gefördert, indem gemeinsam nach den Bedeutungen der Affektreaktionen für das Selbst und die anderen – als Personen mit Subjektstatus – gefragt und darauf fokussiert wird.
>
> Zu dieser Ebene gehört die Arbeit an der »mentalisierten Affektivität«: der Fähigkeit, die subjektiven Bedeutungen der Affektzustände einer Person zu entdecken. Sie berührt somit die Frage, wie Affekte durch die Linse der Selbst- und Beziehungsreflexivität erfahren werden.
>
> Mit den Bausteinen der Vorläufer der Mentalisierungsfähigkeit aus dem »Keller« (Aufmerksamkeitsregulation) und dem »Parterre« (Affektregulation) werden auf dieser Ebene erlebte und explizit identifizierte und benannte Affekte durch das gemeinsame Mentalisieren im

Hier und Jetzt der Therapie zu inneren Repräsentanzen ausgebaut. Affekte erhalten Bedeutung im Hinblick auf innere Bilder des Selbst, der Objekte und der Welt.

Erst auf dieser Ebene der Therapie wird eine repräsentationale Integration unterschiedlicher Selbstanteile und traumatischer oder allgemein widriger Lebenserfahrungen möglich und sinnvoll. Eine therapeutische Bearbeitung im Sinne der Exposition und Konfrontation mit der Vielfalt des Affekt- und Selbsterlebens ist verfrüht und schlimmstenfalls intrusiv und schädigend, solange die Mentalisierungsfähigkeit durch defizitäre oder defensive Blockaden und Verzerrungen nicht zuverlässig verfügbar ist.

»Mentalisierte Affektivität« beinhaltet die Fähigkeit, über die eigenen Affekte und jene anderer Menschen nachzudenken und nach deren Sinn zu forschen, während man affektiv involviert ist und nicht bloß aus einer distanzierten Sicht über sich und andere nachdenkt oder spricht.

Damit sollen hier Interventionen favorisiert werden, die auf die Ermutigung zum Nachdenken über mentale Zustände und Prozesse ausgerichtet sind. Es soll versucht werden, inneren Erfahrungen eine Repräsentation zu geben, so dass sie kommuniziert und interpretiert werden können.

Sinnvolle Interventionen auf der Ebene des expliziten Mentalisierens sind:

- **Mentalisierende Arbeit an den Störungen (AZSW: S) im therapeutischen Prozess:**
  - akutes, auch kurzfristiges Nichtmentalisieren im therapeutischen Prozess wahrnehmen und entschlossen stoppen, den Patienten zu einem reflektiven Prozess zurückführen;
  - am neugierig-fragenden Explorieren dranbleiben und sich nicht ablenken lassen;
  - gemeinsam den Affekt hinter der Handlung identifizieren und sich dabei auf Hier-und-jetzt-Aspekte konzentrieren;
  - sich an der Grund-Technik der Förderung des expliziten Mentalisierens orientieren.

Grund-Technik der Förderung expliziten Mentalisierens (modifiziert nach Allen et al. 2011):
DETECT: Nichtmentalisieren im Hier und Jetzt erkennen
STOP: Nichtmentalisieren stoppen
REWIND: Zurückspulen – »Worauf bist du da eben angesprungen?« (Auslöser) …
EXPLORE: Gemeinsames Suchen – »Was ist in dir da gerade vorgegangen?« …
PLAY: Gemeinsam mit anderen Perspektiven spielen – »Hättest du's auch anders sehen/angehen können?« …
HIGHLIGHT: Wirksames Mentalisieren hervorheben, spiegeln – »Ich bin beeindruckt, wie du deine Gefühle eben auf den Punkt gebracht hast« …

- **Kommentieren und Verbinden von mentalen Inhalten und Prozessen:**
  - Spiel- oder Gesprächssequenzen aus der eigenen Perspektive kommentieren und erweitern, um mit anderen Augen sehen zu lernen.
  - Weitere Bedeutungen zu Spiel oder Gespräch durch Wechsel von expliziten Identifikationen und Zuschreibungen hinzufügen. (Bei Elia möchte der Therapeut explizit sehen, wie es sich anfühlt, mal der »Gewinner« zu sein.)
  - *Challenge*: Unerwartete, konstruktiv »verstörende« Interventionen versuchen und mit alternativen Perspektiven konfrontieren, falls möglich auch mit Humor.
  - Mit dem Kind oder Jugendlichen Gedanken und Gefühle zu Personen aus seinem Umfeld diskutieren – im Gespräch oder verschoben auf die Spielebene; Unterschiede in deren möglichen Motiven usw. herausarbeiten.
  - Gemäß der Reihenfolge »es«/»man« → »ich« → »du« nun fokussierend herausarbeiten, was und wie »du« (das Kind oder der beziehungsweise die Jugendliche) in welcher Situation empfindet und wie dies zum eigenen Selbst und seinen »Teilen« oder »Seiten« passt.
  - Für eine mittlere affektive »Raumtemperatur« sorgen, sodass

einerseits eine affektive Beteiligung, anderseits aber auch weiteres Mentalisieren gewährleistet bleibt.
- Fragend-neugierig Themen oder Affekte verbinden, die der Patient selbst nicht herstellen kann (etwa die Suche nach einem anderen Affekt oder Sinn hinter einem abrupten Wutausbruch).

- **Mentalisieren der Übertragung:**
  - Das Mentalisieren der Übertragung aktiv anregen; das gegenwärtige Erleben und den aktuellen mentalen Zustand der Patientin im Hier und Jetzt der therapeutischen Beziehung explorieren – auf Spiel- und/oder Gesprächsebene – und diese explizit als authentisch zum Selbst des Kindes oder Jugendlichen oder seinen Spielfiguren gehörend validieren.
  - Eigenes Erleben als Therapeutin und eigene Perspektive – deklariert als solche und nicht als »die Wahrheit« – dosiert und adaptiert einbringen: auf der Spielebene durch ihre Spielfigur oder Rolle oder auf der Gesprächsebene explizit verbalisierend: »Uuh, da kriege ich Angst« (s. Fallvignette 8: der Kampf um die Burg mit Livio), oder: »Ich merke, dass sich bei mir so etwas meldet – so etwas wie eine Sorge … Wie geht das dir jetzt so?«
  - Sorgfältig die Reaktion der Patientin auf therapeutische Spielhandlungen oder Äußerungen hin beachten und explorieren; eigene Beiträge und »Fehler« in der Interaktion, die zu Störungen führen, explizit, bereitwillig und nichtdefensiv explorieren und anerkennen (W im AZSW-Modell); diese nutzen, um das weitere gemeinsame Mentalisieren anzuregen: »Ich frage mich, wie das jetzt eben gegangen ist, dass ich da so einen dummen Vorschlag gemacht habe.«

- **Arbeit mit Selbstanteilen:**
  - Den Patienten (Kind oder Jugendlichen) mit Ambivalenzen und vielfältigen Selbstanteilen (*Ego States*) bei sich oder auch beim Therapeuten konfrontieren, ein »Spielen mit dem eigenen Selbst« fördern: »Hatte da etwas in dir (oder die Spielfigur) vielleicht auch etwas Angst? Obwohl da ein anderer Teil (andere Figur) so richtig knallhart war …« Diese Ambivalenzen, ge-

mischten Gefühle und Unterschiede explizit validieren, als normale, ja wichtige Spielarten des Selbst – bei sich oder bei anderen Menschen, im Spiel (Spielfiguren oder -rollen, Collagen usw.) wie im Gespräch. Elia entdeckt so urplötzlich einen ganz neuen Elia (siehe Fallvignette 9, S. 184–188).
- Selbstanteile als »Teil/Seite in dir/mir« identifizieren, benennen und externalisieren, die situativ aktiviert oder deaktiviert werden können.
- Symptome und Problemverhalten als (dysfunktionale) Lösungsversuche eines inneren Teils mit an sich »guter Absicht« (v. a. schützen wollen) validieren und mit den differenten Absichten anderer Teile des Selbst in Verbindung bringen; hilfreiche Metaphern: »ein Schiff mit Kapitän und einer zerstrittenen Mannschaft von Matrosen (s. Anhang A), oder: ein »inneres Team«.

Die Aufgabe der therapeutischen Arbeit auf dieser Ebene des expliziten Mentalisierens schafft die Grundlage einerseits für eine entwickelte Selbst- und Beziehungsreflexion (2. Stock im Hausbau-Modell), andererseits für ein vertieftes epistemisches Vertrauen und damit die Öffnung gegenüber der sozialen Welt.

Fallvignette 9 – Fördern des expliziten Mentalisierens: Elia, jetzt 14 Jahre alt und Sonderschüler in der Oberstufe, gerät in eine Krise, als er vor der Herausforderung der beginnenden Berufswahl steht. Die Gegenübertragung des Therapeuten ist jetzt von Ohnmacht und Hilflosigkeit geprägt, an der Grenze zur Resignation. Deren Reflexion hilft ihm jedoch, Elias eigene tiefe Angst und Verunsicherung gegenüber den neuen Entwicklungsaufgaben zu verstehen. Elia testet ja wohl in der Therapie auch ihn – etwa: Glaubt mein Therapeut wenigstens an mich – wenn ich das selbst schon nicht mehr kann?! Der Therapeut schlägt Elia darauf etwas Neues vor, um ihn aus diesem Als-ob-Modus-Agieren in eine andere Realität seines Selbst »zurückzuholen«: seine durchaus vorhandenen Ressourcen, die er ja schon bewiesen hatte.

Th: »Weißt du was? Ich bin ganz sicher, dass es da noch mindestens einen anderen Elia gibt als jenen, der jetzt so ausruft und alles verweigert. Einen Elia, der sehr ehrgeizig ist und schwierige Ziele erreichen will – ich nenne ihn mal »den Super-Elia«. Erinnerst du dich doch an unsere früheren Eishockey-Schlachten? Obwohl ich dieses Spiel ja Jahre vor dir kennengelernt hatte, hast du mich jedes Mal hoch besiegt – auch wenn du Zweifel hattest oder mal in Rückstand geraten warst. Und ich weiß noch, wie du so geschickt gespielt hast: Keine Chance für mich!«

Elia (staunend): »Ah, das wissen Sie noch, he!? Aber das ist lange her.«

Th: »Ja, schon, aber dieser Elia ist auch nicht verschwunden – ich glaube sogar, dass der in der Berufswahl auch mitreden möchte! Meinst du nicht?«

Elia zögert und zweifelt. Der Therapeut zeichnet ihm eine kleine Skizze (Abb. 3) und gibt ihm dazu eine Erklärung.

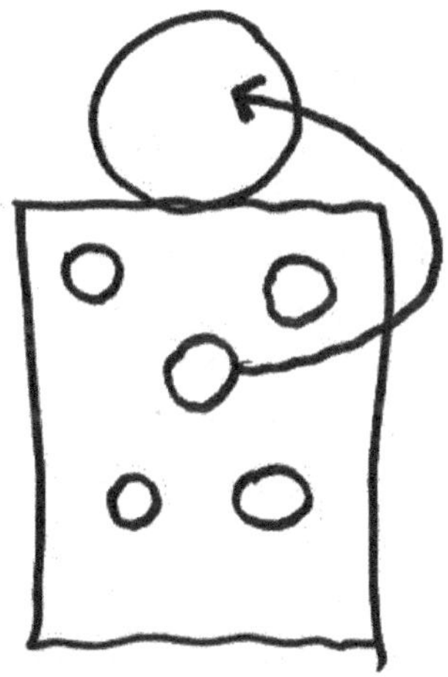

Abb. 3: Vorgegebene Skizze »Kapitän und Matrosen«

Th: »Wir Menschen haben alle so einen KAPITÄN in uns (Kreis oben). Der sollte unser BOOT (Rechteck) führen und ihm die Richtung und die Ziele angeben. Unten haben wir alle MATROSEN (kleine Kreise) im Boot. Jeder von denen hat eine besondere Fähigkeit und gute Absicht, will etwas für das Boot tun – aber manchmal nicht auf eine so tolle Art. Dann MEUTERT da manchmal ein MATROSE (PFEIL) – und dann kommt das Boot nicht mehr vorwärts und hat Probleme. So stelle ich mir das bei dir vor: Eigentlich hat es da irgendwo einen ehrgeizigen Super-Elia. Der wird aber wie die anderen gerade von einem, der dem Kapitän das Steuer weggerissen hat, beherrscht und ins Chaos geführt.«

Elia hört genau zu – halb erstaunt, zunächst ungläubig, aber auch interessiert: Er scheint diesen Worten und dem involvierten umfassenden *ostensive cue* Gewicht zu geben. Und denkt jetzt nach.

Elia: »Ich weiß – das ist so etwas Empfindliches in mir. Das ist dieser Matrose, der meutert! Wenn ich mich irgendwie schwach fühle, dann schlägt der zu!«

Th: »Und dann hat der Super-Elia nichts mehr zu melden!«

Elia: »Den gibt es dann wie nicht mehr.«

Th: »Aber den brauchen der Kapitän und die Mannschaft dringend, der hat auch was Wichtiges beizutragen.«

Elia nickt nachdenklich, schaut sich die Skizze an und beginnt sie nach seinen Einfällen selbständig zu füllen, wobei er sich dauernd mit dem Therapeuten austauscht und Namen und innersystemische Zusammenhänge reflektiert.

Dies sollte der Beginn eines kreativen Prozesses sein, der ihn in den folgenden zwei Monaten in jeder Therapiesitzung vollauf in Beschlag nehmen und geradezu fesseln sollte. Er identifiziert weitere wichtige Matrosen und gibt ihnen Namen: Der Kapitän sei das »Hirn« und der Stellvertreter sei der »Kooperative«, gegenüber den eigenen Matrosen und den andern Menschen, z.B. in der Schule. Der »Zielstrebige« und der »Super-Elia« hätten Power und könnten dem »Hirn« am besten vorwärtshelfen.

Der »empfindliche Vulkan« breche aus und schlage zu, wenn er sich irgendwie schwach fühle – bei schlechten Schulnoten, schwierigen schulischen Aufgaben oder wenn er sich von anderen Jugendlichen oder Erwachsenen »runtergemacht« fühle.

Der »Integrierte« könnte in der Schulklasse für Zusammenhalt sorgen, stehe aber unter dem Druck des »Provokativen«, der das manchmal nur mit Necken oder Provozieren schaffe.

Der »Folgenbewusste« sollte voraussehen, wohin der Ausbruch des »Empfindlichen Vulkans« und die Sticheleien des »Provokati-

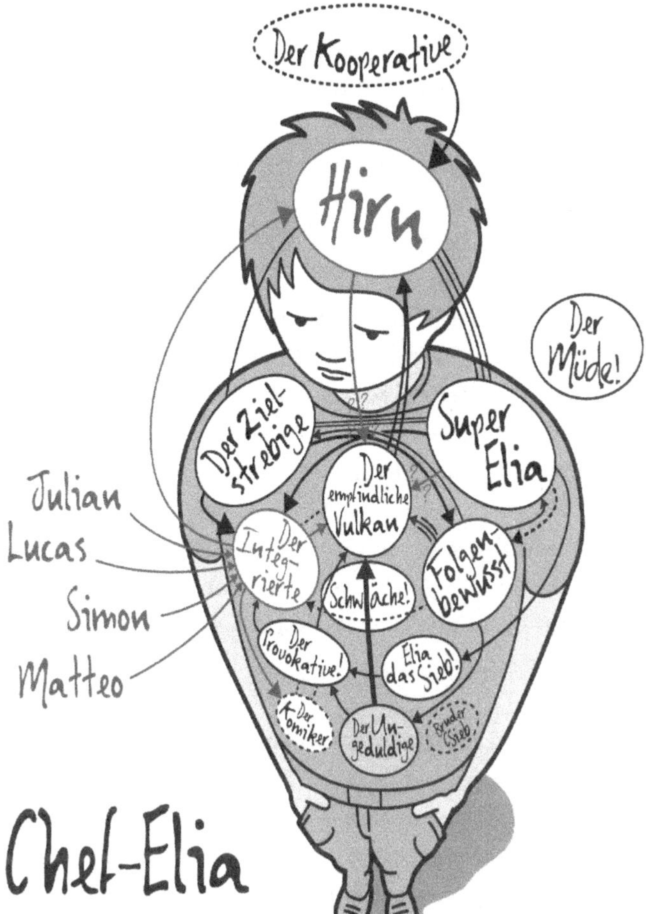

Abb. 4: Elias Selbstbild (grafisch überarbeitet) (© Autoren)

ven« führen könnten, und diese entsprechend kontrollieren – mit Hilfe des »Elia-Siebs« als Kontrollhilfe.

Der »Ungeduldige« (ein bewusster Bezug zu seiner ADHS) verbünde sich oft und schnell mit dem »empfindlichen Vulkan«, sodass die dann nur noch schwer zu stoppen seien.

Dann stellt er Beziehungen und Dynamiken zwischen dem »Hirn« und den Teilen fest (gezeichnete Pfeile), v.a. innere Kämpfe und Kooperationen.

Und Elia sieht nun seine persönlichen Ziele wieder klar:

- Der »Zielstrebige« und der »Super-Elia« müssten aktiv werden.
- Der »empfindliche Vulkan« soll von diesen beiden sowie dem »Folgebewussten« und dem »Hirn« kontrolliert und beruhigt werden.
- Elia müsse wieder Chef-Elia von sich selbst werden. Der »Integrierte« könnte auch für positive Begegnungen mit anderen Kids sorgen, usw.

Erstaunlicherweise ändert Elia in diesen rund zwei Monaten auch sein Verhalten geradezu radikal. Er öffnet sich in der Schule und will wieder lernen, was auch seine Lehrer bestätigen: Alle laufenden Verhaltensprogramme und -regeln, an die er sich kaum mehr gehalten habe, seien jetzt nicht mehr nötig, da Elia von sich aus (fast) alles initiativ und zuverlässig wie nie zuvor erledige. Sie wüssten nicht, was mit ihm los sei – das sei ein anderer Elia als zuvor. Er öffnet sich für die Berufswahl und bekommt nach drei Monaten zu seiner Überraschung die gewünschte Lehrstelle in einer Institution.

Kommentar: Die Erfahrung, dass seine Hoffnungslosigkeit und Verzweiflung gemeinsam mit dem Therapeuten ausgehalten werden können und dass wenigstens – und vorangehend – der Therapeut auch eine andere Perspektive ins Spiel bringt (durch das Herausfordern mittels der Boot-Metapher), hilft weiter: Elia kann sich selbst in mehr als der dominant verweigernden Spielart neu (er-)finden, mentalisieren und vergewissern. Er vertraut dem Therapeuten als »Lehrer und Tippgeber« (s. Fallvignette 1, S. 91–97) darin, dass er, Elia, über Selbstanteile und somit Kompetenzen verfügt, die ihm die Öffnung zu Selbst und Welt doch gestatten werden (epistemisches Vertrauen).

Die Vignette deutet Elias langen Weg aus der Hypervigilanz an: Zwar neigt er nach wie vor dazu, sein »Fremdes Selbst« (Fonagy et al. 2004) zu externalisieren und sich dann verfolgt und »runtergemacht« zu fühlen. Aber er kann nun mit therapeutischer Hilfe schnell und klar mentalisieren, was sich im anderen und in ihm wirklich abgespielt hatte und dass keine Gefahr droht.

4. Ebene: »Der zweite Stock« – Selbst- und Beziehungsreflexivität

Auf der obersten Ebene der Entwicklung des Mentalisierens und der weiteren Förderung expliziten Mentalisierens – in unserem zweiten Stock – steht die Aufgabe der Arbeit am »Warum« ganz im Vordergrund, also Fragen nach tieferen Bedeutungen und biografischen, inter- und intrapsychischen Zusammenhängen. Die erworbene, relativ stabile und dennoch dynamische Fähigkeit, erfolgreich zu mentalisieren, gestattet die gemeinsame Reflexion und Arbeit an einem umfassenden biografischen Narrativ. Zuvor dissoziierte Lebenserfahrungen (wie Traumata) oder Themenbereiche (wie Sexualität) können gemeinsam mentalisiert, reflektiert und in eine Autobiografie integriert werden.

Dabei dienen die gemeinsame Erfahrung und die offene Reflexion der Übertragungsbeziehung als zentrales Medium. Die Fähigkeit zum flexibleren mentalen Zugang zu Spielarten des Selbst, zu den anderen und zur Welt öffnet die therapeutische Arbeit für einen authentischen, emotional erlebten und getragenen Schritt vom »Hier und Jetzt« zum »Dort und Damals«, ebenso wie zu neuen Entwürfen der Zukunft, dem »Draußen und Dann«.

Zumindest bei Kindern kann diese Ebene nicht das zentrale therapeutische Ziel sein (Verheugt-Pleiter 2008, S.153). Wenn Kinder und Jugendliche in den Psychotherapien die Ebene des expliziten Mentalisierens erreichen, verfügen sie über eine wichtige Voraussetzung, sich weiterem sozialen Lernen in ihrer Alltagsrealität zu öffnen. Dies wirkt als Resilienz- und Schutzfaktor und wird als gutes Therapieresultat anzusehen sein.

In *Jugendlichenpsychotherapien* spielt diese Ebene oft eine zentrale Rolle für die weitere Entwicklung glaubhafter Selbst- und Zukunftsentwürfe. Die Bedeutung der Arbeit an Selbst- und Beziehungsreflexivität sollte *nicht* mit einer überwiegend rückwärtsorientierten, oft regressionsfördernden Art, die »Vergangenheit zu verarbeiten«, verwechselt werden. Letztlich geht es um ein zukunftsgerichtetes Nachdenken über sich und die Welt, das die Nutzung des epistemischen Superhighways weiter fördert.

Sinnvolle Interventionen auf dieser Ebene sind:

> Zahlreiche Techniken, die in den verschiedenen Psychotherapien als mutative Interventionen par excellence gelten, sind hier zu verorten und auch sinnvoll anzuwenden. Manche setzen jedoch eine Mentalisierungsfähigkeit voraus, die bei der großen Mehrheit der kindlichen und adoleszenten Patienten zu Beginn und über weite Strecken der Behandlung nicht vorhanden ist.
>
> In psychodynamischen Therapien ist vor allem die Deutung – insbesondere die rekonstruktive Deutung – zu nennen. In den Verhaltenstherapien profitieren Kinder und Jugendliche erst auf der Ebene expliziten Mentalisierens von Verhaltensanalysen nach dem SORKC-Modell (Stimulus → Organismus → Reaktion → Kontingenz → Konsequenz), von kognitiven Verfahren wie von kognitiver Umstrukturierung oder schematherapeutischem Arbeiten. Hypnotherapeutisches oder katathym-imaginatives Arbeiten mit Imaginationen und Ego-State-Arbeit dürften ebenfalls erst wirksam sein, wenn Kinder und Jugendliche die Vorstufen der Aufmerksamkeits- und Affektregulation erreicht haben. Ebenso werden für Familien (und keineswegs nur für Kinder und Jugendliche) reflexive, hypothetische und zirkuläre Fragen der systemischen Therapien erst hilfreich sein, wenn eine grundlegende Fähigkeit der Sinngebung für psychische Phänomene bei sich und anderen – also eine »genügend gute« Mentalisierungsfähigkeit – zumindest bei den *Door Openers* der Familie gegeben ist.

Das Repertoire von Interventionen wird hier nicht weiter ausgeführt, da dies in den entsprechenden Lehrbüchern und Therapieausbildungen fokussiert behandelt wird.

Eine besondere Interventionstechnik kann jedoch auf allen Ebenen der Förderung des Mentalisierens mit Gewinn eingesetzt werden: die Führung eines »Therapie-Kalenders« oder »Therapie-Logbuchs«. Das Ziel besteht in der Anregung eines reflektierenden kurzen Rückblicks und Feedbacks: »Was war heute für mich am wichtigsten?« Darüber hinaus erinnert es an die zeitliche Begrenztheit der Therapie, was am Sitzungsende ohnehin implizit »in der Luft liegt«.

Der Therapie-Kalender oder das Therapie-Logbuch kann als eine Raupe, ein Tatzelwurm oder ein Baum mit offenem Platz für Einträge gestaltet sein, wobei die Anzahl der offenen Elemente jener der Therapiesitzungen entspricht (vor allem bei Zeitlimitierung). Am

Ende der Sitzung trägt das Kind oder der Jugendliche kurz einen Schnörkel, eine kleine Zeichnung oder ein paar Stichworte ein, sodass eine einfache Erinnerungsstütze für ein späteres Therapie-Narrativ am Therapieende geschaffen wird.

Fallvignette 10 – Selbst- und Beziehungsreflexivität: Die Fallvignette illustriert den Übergang zur Ebene der Selbst- und Beziehungsreflexivität, auf der die neu erreichte Fähigkeit zu positivem Mentalisieren und die mentalisierte Affektivität bisher nicht gegebene Chancen der Arbeit an der Autobiografie und vor allem an Neuentwürfen des Selbst und der vergangenen wie zukünftigen Beziehungen ergeben.

Einige Jahre später hat Elia (bald 19 Jahre alt) – nicht problemlos – seine Ausbildung mit Erfolg abgeschlossen. In der ihn weiterhin – mit nur noch vierzehntägigen Sitzungen – begleitenden Therapie beschäftigt er sich jetzt vermehrt mit der Geschichte seiner Beziehungen zu seinen Eltern. Er kritisiert in den Einzel- und den parallelen Familiensitzungen mit der Mutter diese dafür, dass sie ihn allzu eng an sich gebunden habe und ihn wenig Erfahrung mit Außenkontakten, vor allem Gleichaltrigen, habe machen lassen, aus Angst, er könnte gemobbt und »runtergemacht« werden. Er wolle nun einfach mal normal und von ihr frei sein, bald auch von all den sozialpädagogischen Institutionen, Helferinnen und Helfern – und seinem Therapeuten.

Er bedauert, dass seine Mutter ihm seinen Vater vorenthalten habe. Sie habe ihn immer vor dessen Impulsivität gewarnt, sodass er als Kind wirklich Angst vor ihm gehabt habe. Elia sieht die Schwierigkeiten beider Eltern und zieht seine Schlussfolgerungen: »Ich will jetzt für mich selbst schauen.« Er wolle bald eine eigene Wohnung, wenn er diese bezahlen könne, und zudem die lange Therapie beenden. Er könne jetzt selbst auf sich sehen und sei zuversichtlich, die nächsten Lebensziele alleine zu schaffen.

Kommentar: Elia beginnt von sich aus, seine Lebensgeschichte differenziert und interessiert zu reflektieren: Es gelingt ihm, seine dazugewonnene Mentalisierungsfähigkeit auf stimmige, authentische

Weise auszudehnen. Sie ermöglicht ihm jetzt eine emotional getragene und authentisch wirkende Reflexion.

Diese Reflexion wird nun zur Stütze seiner neuen emergenten Erwachsenen-Identität.

5.2.2 Die Arbeit mit der Familie (MBT-F/MIT-F)

Parallel zur therapeutischen Arbeit im Einzelsetting mit einem Kind oder einem Jugendlichen sind Gespräche mit der Familie und/oder den Eltern unerlässlicher Bestandteil von MBT und MIT.

Das *Grundkonzept* von MBT-F/MIT-F mit Familien basiert darauf, dass emotionale Probleme und ungünstige Verhaltensmuster nur in einem systemisch-relationalen Zusammenhang zu verstehen und eng mit Mentalisierungsproblemen verwoben sind. Exploration, Verstehen und Anerkennen eigener und fremder mentaler Zustände sind für positive Beziehungen und günstige Persönlichkeitsentwicklungen unerlässlich. Mentalisierungsprobleme in Familien oder Einzelner führen zu psychisch belastenden und verstimmenden Interaktionen, die das Mentalisieren untergraben und der Kreativität sowie Resilienz der Familie und ihrer Mitglieder abträglich sind und ihre Bewältigungsfähigkeit beeinträchtigen (Asen & Fonagy 2015, S. 156).

Deshalb zielen MBT und MIT gerade bei Kindern und Jugendlichen auf die Förderung und Stabilisierung des Mentalisierens in familiären Beziehungen sowie auf die Reduktion maligner familiärer Interaktionsmuster und affektiver Eskalationen, die mit Nichtmentalisieren verbunden sind. Als Modell für einen reflexiv-mentalisierenden Umgang mit innerfamiliären Konflikten dienen das Nachdenken über Gefühle und Gedanken bei sich und anderen sowie die Unterstützung eines empathischen Verständnisses der Eltern für ihre Kinder (in gewissem Maße auch umgekehrt) innerhalb der Therapie, um epistemisches Vertrauen im Familiensystem wie bei den einzelnen Familienmitgliedern zu entwickeln. Ebenso sollten basale Fertigkeiten der Aufmerksamkeitsregulation (z. B. aktiv zuhören zu lernen) und Affektregulation (z. B. Gefühle differenzierend kennenzulernen) aufgebaut werden.

In der Mittelphase bieten sich als *Setting* der therapeutischen Familienarbeit regelmäßige Familiensitzungen an (60 bis max. 90 Minuten, in monatlichen Abständen). Diese können entweder parallel zum Einzelsetting mit dem Kind oder Jugendlichen (MBT-K oder MBT-A) oder – bei fehlender Indikation oder Möglichkeit eines Einzelsettings – ausschließlich als Familientherapie durchgeführt werden.

Diese Sitzungen werden, wann immer möglich, von zwei Therapeutinnen (bzw. Therapeuten) geleitet, wobei eine Familien-/Elterntherapeutin die Leitung der Sitzungen übernimmt und die Therapeutin des Kindes oder Jugendlichen eine assistierende Rolle mit besonderer Perspektive auf ihren Klienten übernimmt. Wo eine Co-Therapie nicht möglich ist, muss die Doppelrolle des Therapeuten/der Therapeutin mit Eltern wie Patient im Voraus gut geklärt sein und während der ganzen Zusammenarbeit transparent gehalten und bei Bedarf offen diskutiert werden können (s. AZSW-Modell).

Bei Bedarf und vorangehender Klärung der *relativen Schweigepflicht* des mit dem Kind oder Jugendlichen arbeitenden Therapeuten können Elterngespräche (s. u., Kap. 5.2.3) eingeflochten werden, wenn dies als der Zielerreichung dienlich erscheint und mit den Beteiligten bezüglich der anzusprechenden Themen transparent und verlässlich vorbereitet ist. Unter »relativer Schweigepflicht« ist zu verstehen, dass der Einzeltherapeut des Kindes oder Jugendlichen die Eltern außer bei akuter Selbst- oder Fremdgefährdung nicht über Spiel- oder Gesprächsinhalte informiert. Allerdings hat das Kind oder die/der Jugendliche die Möglichkeit, im Familiengespräch aus der Einzeltherapie zu berichten.

Die Perspektiven aller Familienmitglieder sind gefragt und werden explizit als wertvoll konnotiert; alle sind Experten für das Verstehen eigener und fremder Gedanken und Gefühle; alle sind eingeladen, über schwierige Situationen zu sprechen und darüber nachzudenken sowie die Bedeutung von Verhaltensweisen und Beziehungsmustern miteinander verstehen zu lernen – eine Haltung, die einen Kernaspekt des Mentalisierungsansatzes vermittelt. Ob es kommt, entscheidet jedes Familienmitglied für sich selbst, was von den Therapeuten zu akzeptieren ist. Ausnahmen von diesem Einladungskonzept sind flexibel und zielorientiert zu handhaben, um das Mentalisieren bei optimaler »Betriebstemperatur« zu fördern.

Sitzungsstruktur in der Mittelphase

1. Begrüßung durch den Familientherapeuten und Einladung, Themen für die heutige Sitzung aus eigener Sicht einzubringen.
2. Sammeln der kurz vorzubringenden Themen bei allen Familienmitgliedern, beginnend mit dem jüngsten.
3. Bitte an die Familie, sich für die heutige Sitzung auf ein bis zwei Themen zu einigen (andere Themen kommen für später ins »Depot«).
4. Besprechung der Themen – wo möglich mit geeigneten Übungen oder Spielen.
5. Gemeinsames Entwerfen von Hausaufgaben bis zur nächsten Sitzung.
6. Schlussrunde mit Feedbacks: »Take-Home-Messages«, Feedback der Therapeutinnen bzw. Therapeuten.

Was die Interventionen des Familientherapeuten betrifft, der die Leitung innehat, sind folgende *Aufgaben* festzuhalten:

- Achten auf eigene mentalisierende Haltung – insbesondere Fokussierung auf Affekte, auf die mentalen Inhalte hinter Verhalten und Interaktion, auf gelebte und betonte Empathie, auf Nichtwissen und Klärung von Missverständnissen usw.
- Einhaltung von Überparteilichkeit und Neutralität.
- Sinnvolle, flexible Balance zwischen Laufenlassen des familiären Austauschs (Pacing) und mentalisierender Intervention bei akutem Nichtmentalisieren oder positivem Mentalisieren (Leading).
- Bildung einer Hypothese zum Sitzungsthema (Zielproblem), zur Interaktionsdynamik im Hier und Jetzt und zu deren Zusammenhang mit den Mentalisierungsproblemen.
- Überprüfung der Hypothese durch die »Fünf-Schritte-Schleife«.

Die *Fünf-Schritte-Schleife (MBT-F Loop)* schafft einen pragmatischen Rahmen für die Entwicklung mentalisierungsbasierter Interventionen im Familiensetting (Asen & Fonagy 2015). Sie bezeichnet einen Kreislauf aus therapeutischen Aktivitäten und Feedbacks der Familienmitglieder und umfasst folgende fünf Schritte (ebd., S. 147 f.):

1. Beobachten und Benennen einer Interaktion: Die Therapeutin identifiziert ein im Hier und Jetzt (oder im Alltag) präsent scheinendes Interaktionsmuster der Familie und benennt es vorsichtig fragend. Beispiel: »Mir fällt auf, dass Sie beide laut werden und Ann ihren Kopf zur Wand dreht. Wie verstehen Sie das?«
2. Unverzügliche Absicherung des Konsenses (Überprüfen): Die Therapeutin zeigt vor der Familie ihre mentalisierende Haltung, indem sie sofort überprüft, ob ihre Aussage über das von ihr identifizierte und nach ihrer Vermutung mit Nichtmentalisieren zusammenhängende Interaktionsmuster auf Resonanz stößt oder nicht, indem sie reihum nachfragt und die Reaktionen explizit validiert. Beispiel: »Sehen Sie das genauso? Ist das ein Problem für Sie?«
3. Mentalisieren des Moments: Wenn einige Familienmitglieder zustimmen, regt die Therapeutin das gemeinsame Mentalisieren des Moments in der Familienrunde an und zeigt mit ihrer mentalisierenden Haltung Empathie und Neugier für die Gefühle wie auch Gedanken der Beteiligten. Beispiele: »Was empfindet Pete Ihrer Meinung nach gerade?« »Welche Gefühle könnten Johnny Ihrer Meinung nach dazu veranlassen, sich so zu verhalten? Und wie werden die anderen dadurch beeinflusst?« (Bei diesem Schritt setzen zahlreiche Mentalisierungsübungen und -spiele an, s. S. 196 f.)
4. Generalisieren: Die Therapeutin erweitert den Blickwinkel, ausgehend von der gerade besprochenen Interaktionserfahrung, und fordert die Familie auf, ähnliche Beobachtungen im Alltag aufzugreifen und zu benennen. Beispiele: »Vater hat dieses Gefühl und Mutter empfindet jenes – ist das etwas, das Sie von zu Hause her kennen?«
5. Rückblickende Überprüfung: Die Therapeutin bittet gegen Ende der Sitzung die Familienmitglieder, zu prüfen und zu klären, wie sich jede und jeder Einzelne jetzt fühlt. Beispiele: »Wie verstehen Sie das, was passiert ist? Können Sie sich alle gemeinsam darüber austauschen, wie Sie es, jeder für sich und alle zusammen, empfunden haben? Können Sie schon Schlussfolgerungen ziehen?«

Ein reiches Repertoire an *MBT-F-Interventionstechniken* stützt eine spielerische und maßgeschneiderte therapeutische Haltung in der Praxis der Familiengespräche.[16]

Einige Beispiele:

- **Übertreiben und »den Clown spielen«** ***(ballooning and buffooning)***
  Eine dramatisierende Technik des Neugierigseins, indem Äußerungen oder Anspielungen von Familienmitgliedern karikierend übertrieben werden. Der Therapeut »bläst auf« (Ballon), was gesagt wurde, indem er mittels emotionaler Betonung und Wortwahl dramatisiert: »Ich verstehe nicht ganz … kannst du mir helfen … wie kommt es, dass deine Mutter sagt, du tust das und das (imitiert und karikiert) – Verstehst du, warum sie das sagt? Ich selbst versteh's nicht ganz! – Warum, warum nur sagt sie das? Was denkst du, geht so in ihrem Kopf vor, wenn sie das so sagt?«
- **Den Gebrauch des Pronomens »wir« in Frage stellen**
  Prinzip: Familienmitglieder mögen vermuten, dass sie die Dinge in gleicher Art sehen, aber aus einer mentalisierenden Sicht sollte dies immer geprüft werden.
  Aktion: Wenn jemand: »Wir dachten, dass …«, äußert, kann diese Person in milde herausfordernder Weise befragt werden: »Du hast eben gesagt : ›Wir dachten, dass …‹ – denkst du, du könntest das mit den anderen zusammen prüfen – sagen sie das auch so?« – »Können wir über die Vor- und Nachteile sprechen, wenn Sie sich in dieser Situation auf ›wir‹/›uns‹ beziehen?«
  Die Implikation ist, dass der Sprechende bei Gebrauch von »wir« ein Wissen über die Gedanken und Motivationen anderer Personen annimmt – in einer Art, die »intrusives Mentalisieren« genannt wird, eine Spielart von Pseudo-Mentalisieren.
  Diese Aktion kann Differenzen und Mentalisierungslücken aufdecken, die dann eine weitere Exploration als lohnenswert erscheinen lassen.

16 Ein ausführlicher Überblick über diese MBT-F-Interventionstechniken ist auf der Website des Anna Freud Centre frei zugänglich: https://manuals.annafreud.org.

- **Columbo-Neugier**
  Mentale Zustände sind undurchsichtig (opaque), so dass es für die meisten Menschen natürlich ist, eine gewisse Neugier diesen gegenüber zu entwickeln. Dieser Standpunkt hat viel gemeinsam mit Inspektor Columbo, wie er vom Schauspieler Peter Falk in der amerikanischen TV-Serie gleichen Namens dargestellt wurde. Die Neugier Columbos impliziert, beobachtete oder berichtete Interaktionen auf eine scheinbar naive, wenn nicht sogar »stupide« und eher langsame Weise zu untersuchen. Der von Columbo inspirierte Therapeut mentalisiert häufig laut, indem er sich aufs Glatteis der »sicheren Unsicherheit« begibt, seine Vorahnungen und Beobachtungen mitteilt, während er exploriert. Er versucht, die Situation zu klären (meistens während er sich am Kopf kratzt): »Das mag dumm klingen, aber kann ich das gerade mal nachfragen? Macht es Ihnen was aus, wenn ich rumschaue? Ich glaube, ich fische da gerade etwas im Trüben, aber macht es Ihnen etwas aus, wenn ich …?« – »Ich weiß, das klingt lächerlich … Es gibt da noch eine andere Sache …« – »Es scheint mir, dass … Es gibt da etwas, worüber ich mit Ihnen sprechen wollte …«.

Weitere Hilfsmittel für einen mentalisierend-spielerischen Umgang mit Familien sind die oben erwähnten mentalisierungsanregenden Spiele und Übungen (s. Anhang C). Aus diesen lassen sich *Hausaufgaben* ableiten, die als Beobachtungsaufgaben oder spielerische Interaktionen im Familienalltag eingesetzt werden können. Hausaufgaben werden stets nur nach einem gemeinsamen Aushandeln mit der Familie beschlossen und nicht streng kontrolliert. Auch ihr Nicht-Einhalten bietet zusätzliche Chancen, dies nachträglich gemeinsam zu mentalisieren. Bei sämtlichen Interventionen in Familiengesprächen ist der Grundsatz des Kalibrierens entsprechend dem Hausbau-Modell zu beachten: Nicht nur Kinder und Jugendliche, sondern auch Eltern und Familien können Probleme mit der Aufmerksamkeits- oder Affektregulation aufweisen, so dass basale kommunikative Fertigkeiten (zuhören, nacheinander sprechen) oder affektive Deeskalation (durchatmen und vor dem Sprechen nachdenken) gleich »under fire« eingeübt werden können.

5.2.3 Die Arbeit mit den Eltern (MBT-E/MIT-E)

Das *Grundkonzept* der Elternarbeit stimmt mit jenem der MBT-F teilweise überein. Es betont die besondere Bedeutung, die eine Kompetenz der Eltern bezüglich des Mentalisierens in der Förderung der Mentalisierungsfähigkeit der eigenen Kinder hat, und stellt heraus, wie wichtig das durch die Eltern geförderte epistemische Vertrauens als Wegbereiter für die Öffnung zum Selbst, zu den anderen und zur Welt ist. Vor allem chronische Mentalisierungsprobleme der Eltern können das Mentalisieren sowie die Aufmerksamkeits-, Affekt- und Selbstregulation der Kinder direkt und indirekt grundlegend beeinträchtigen.

Mentalisierende Elternarbeit zielt ebenfalls auf die Förderung und Stabilisierung des Mentalisierens, und zwar bezüglich

- des in Behandlung befindlichen eigenen Kindes, dessen Geschwister und deren jeweiliger mentaler Zustände und Entwicklungsbedürfnisse;
- bezüglich des eigenen Selbst in der Rolle als Vater und Mutter sowie als Elternpaar;
- bezüglich der intrafamiliären Beziehungen.

Damit eng verknüpft ist die Förderung einer mentalisierend-reflexiven Elternhaltung (s. Kap. 3).

Eine »maßgeschneiderte« Auseinandersetzung mit solchen Themen wie Entwicklungsaufgaben, Bindung und Mentalisieren durch eine spezifische mentalisierungsstützende Psychoedukation ist unabdingbar. Das Konzept des Mentalisierens und das leider häufige Misslingen des Mentalisierens sollen in einfacher Form zugänglich gemacht werden, um alltgägliche Interaktionen und Schwierigkeiten verständlicher zu machen. Anregungen dazu finden sich in den Anhängen A und B dieses Buchs.

Wo indiziert, sollte in der MBT oder MIT mit Eltern (MBT-E/MIT-E) der Aufbau basaler Fertigkeiten der Aufmerksamkeitsregulation und der Affektregulation im Sinne der Hausbau-Metapher angestrebt werden.

Dem Aufbau und der Aufrechterhaltung des therapeutischen Arbeitsbündnisses sollte seitens des Therapeuten zentrale Bedeutung beigemessen werden, also auch genügend Raum und Zeit. Die parallele Einzeltherapie des Heranwachsenden (MBT-K oder MBT-A) soll durch diese Elternarbeit vorbereitet und unterstützt werden. Dazu gehört, zu erwartende »Tests« der Therapie, des Therapeuten und des Settings gemeinsam zu reflektieren und unter Wahrung der Grenzen zu bewältigen.

Als *therapeutische Haltung* sollte die Einladung zum gemeinsamen »Expertenteam« oder »Forschungsteam« in MBT-E oder MIT-E eine grundlegende Wertschätzung und Anerkennung der vorhandenen und möglichen Elternressourcen und -kompetenzen ausdrücken. Dies öffnet die Therapie in Richtung eines gemeinsamen Nachdenkens über die mentalen Hintergründe bei sich und anderen. Den Eltern wird ein eigener Spielraum angeboten, in dem sie lernen können, über sich und andere in Sicherheit und ohne überhöhte »Betriebstemperatur« nachzudenken: über eigene und fremde Gefühle und Gedanken sowie deren relationale Wirkungen (Slade 2008). Eigenes Nichtmentalisieren wird als Not anerkannt, ohne dass dessen Wirkung auf das Kind beschönigt werden muss.

Die *MBT-E-* und *MIT-E-Settings* bestehen in der Mittelphase der Behandlung aus einem oder zwei monatlichen Elterngesprächen (60 bis max. 90 Minuten). Diese werden entweder parallel zum Einzelsetting mit dem Kind oder Adoleszenten (MBT-K oder MBT-A) durchgeführt oder – bei fehlender Indikation oder Möglichkeit zum Einzelsetting – als ausschließliche Elterntherapie. Die Elterngespräche können auch zur Vorbereitung der Entscheidung über eine später sich anschließende MBT-K oder MBT-A sinnvoll sein. Generell empfiehlt sich eine ebenso flexible wie »maßgeschneiderte« Handhabung des Elternsettings entsprechend den jeweiligen Bedürfnissen wie auch den Grenzen.

Die Elterngespräche werden von einer einzigen therapeutischen Fachperson geleitet, auch wenn zwei Therapeutinnen/Therapeuten parallel im Eltern-/Familien- bzw. Einzelsetting beteiligt sind. Sofern diese Person gleichzeitig mit dem Kind oder Jugendlichen im Einzelsetting arbeitet, sind die oben (S. 199) eingeführten Grundsätze der Schweigepflicht und Transparenz ebenso wie alle anderen im Therapievertrag vereinbarten Grenzen sorgfältig zu beachten.

Auch wenn die Eltern angesichts einer besonders großen emotionalen Anspannung nicht gemeinsam zum Elterngespräch eingeladen werden können, ist die Bedeutung ihrer Präsenz zumindest im Gespräch mit dem Elternteil, der gekommen ist, zu betonen. Selbst wenn ein Elternteil oder gar beide durch psychische Krankheit beeinträchtigt oder unabkömmlich sind: Für das gemeinsame leibliche Kind sind sie von existenzieller Bedeutung, und dies sollte auch von Therapeuten in den Gesprächen mit dem Kind und seinen anderen Betreuern nicht unterschlagen werden.

Falls das Kind oder der Jugendliche in einer Pflegefamilie lebt, ist die Beteiligung beider Pflegeeltern und beider leiblichen Eltern an gemeinsamen oder parallelen Gesprächen in der Regel unerlässlich. Allerdings wird das Mentalisieren der Therapeuten wie auch der Eltern oder Pflegeeltern meist auf eine harte Probe gestellt. In den Erwachsenen spiegeln sich die Loyalitätskonflikte und Spaltungstendenzen, denen das Kind selbst am allermeisten ausgesetzt ist. Die Not des Kindes und auch der beteiligten Erwachsenen gemeinsam zu mentalisieren, ist äußerst sinnvoll. Es ist Aufgabe des mentalisierenden »Maßschneiderns« und Kalibrierens, dies im Einzelfall von der Settingwahl her optimal zu gestalten.

Elterngespräche können im Rahmen einer MBT-F und gleichzeitig parallelen MBT-K oder MBT-A von Zeit zu Zeit flexibel eingesetzt werden, vor allem wenn das Arbeitsbündnis mit einem oder beiden Elternteilen oder dem Einzelpatienten im Verlauf der Therapie als gefährdet erscheint (z. B. bei ungewollten Kränkungen eines Elternteils im Familiengespräch).

Jonas' Mutter (Fallvignette 3) brachte in einem der folgenden Elterngespräche vor, sie habe sich im Familienerstgespräch missverstanden und durch die Therapeuten zu wenig geschützt gefühlt. Sie hatte dort ja mutig eingebracht, dass sie eher ihren Känguru- als ihren Stier-Teil mobilisiere, wenn Jonas Paroli geboten werden müsse. Diese wichtige Rückmeldung führte zu einer Klärung: Wenn der Elefant (Vater) zu bedrohlich und zu laut werde, lasse sich schon verstehen, dass der Stier in ihr das nicht noch »doppeln« wolle. Dennoch sah sie, dass Elefant und Stier irgendwie auch lernen müssten, aufeinander einzugehen und sich als Eltern besser abzustimmen.

Trotzdem sollte mitbedacht werden: Wo sich die von den Eltern eingebrachten Konflikte mehr und mehr in Richtung (Liebes-)Paarprobleme, weg von der Elternebene, bewegen, ist die Grenze des MBT-E-Settings zu akzeptieren und der Vorschlag einer (eventuell auch parallelen) Paartherapie zu machen.

In der Mittelphase der Behandlung ist folgende Sitzungsstruktur sinnvoll:

1. Begrüßung durch die Elterntherapeutin und Einladung an die Eltern, Themen (Zielprobleme) für die heutige Sitzung aus eigener Sicht einzubringen.
2. Sammeln der Themen sowohl von den Eltern als auch von der Therapeutin (Themen aus dem ganzen Behandlungszusammenhang).
3. Aushandeln des Themas für die heutige Sitzung (andere Themen kommen für später ins »Depot«).
4. Besprechung des Themas – wo möglich mit geeigneten Übungen oder Spielen.
5. gemeinsames Entwerfen von Hausaufgaben bis zur nächsten Sitzung.
6. Schlussrunde mit Feedbacks: »Take-Home-Messages«, Feedback der Therapeutin, Information und Anliegen zum Einzelsetting des Kindes, usw.

Zu den sitzungsimmanenten *Aufgaben der Therapeutin/des Therapeuten* gehören:

- Achten auf eine eigene mentalisierende Haltung – insbesondere Fokussierung auf Affekte, auf die mentalen Inhalte hinter Verhalten und Interaktion, auf gelebte und betonte Empathie, auf Nichtwissen und Klärung von Missverständnissen usw.
- Fokussierung auf das Kind (sekundär auch Geschwister), seine mentalen Zustände und Entwicklungsbedürfnisse – *holding the child in our mind.*

- Positive Wertschätzung der Elternressourcen – Empathie bezüglich der »Not« des Elternteils.
- Sinnvolle, flexible Balance zwischen Laufenlassen des Austauschs *(Pacing)* und mentalisierender Intervention bei akutem Nichtmentalisieren oder positivem Mentalisieren *(Leading)*.
- Bildung einer Hypothese zum Sitzungsthema (Zielproblem), zur Interaktionsdynamik im Hier und Jetzt mit dem imaginär präsenten Kind oder im Erziehungsalltag mit dem real präsenten Kind sowie zum Zusammenhang dieser Dynamik mit den Mentalisierungsproblemen.
- Vorsichtiges Reflektieren eigener Erfahrung als Kind mit den eigenen Eltern und Geschwistern.
- Überprüfung der Hypothese durch die »Fünf-Schritte-Schleife« (analog MBT-F – siehe S. 195).

Die *Interventionen* in der mentalisierenden Elternarbeit entsprechen der Hierarchie von Techniken, die wir beim Hausbau-Modell vorgestellt haben. Auch die »Fünf-Schritte-Schleife« gilt auf allen Ebenen dieses Modells:

Aufmerksamkeitsregulation (»Keller«): Zuhören und Warten anregen, beruhigen helfen; supportive und empathische Interventionen; Affektfokus: Gefühle noch vorsichtig, zurückhaltend und eher positivierend ins Spiel bringen, positive Gefühle wecken oder stärken, mit respektvollem Humor arbeiten; klare Vereinbarungen treffen und einhalten (z. B. bei exzessiven Kontaktwünschen); sich anbahnende Störungen oder riskantes Agieren schnell stoppen und deeskalieren.
Affektregulation (»Parterre«): Gefühle bei allen Beteiligten (auch dem nicht anwesenden Kind) identifizieren, benennen, unterscheiden und explorieren; nachfragend und klärend beim »Lesen« der affektiven Zustände des Selbst und der anderen, beim Besprechen von Ereignissen, Verhaltenssequenzen und Fakten usw. unterstützen; Anwenden einer Art »Slow-Motion-Technik«; das subjektive Erleben annehmen und validieren; vorsichtiges Externalisieren von gefühlsorientierten Selbstanteilen (Tier- oder andere Figuren, Kissen; Skulptur; Rollenspiel usw.); »Betriebstemperatur« auf ein mittleres Maß regulieren helfen; einfache Psychoedukation zu Gefühlen, Empathie und Mentalisieren.

Explizites Mentalisieren (»1. Stock«): Grund-Technik (S. 182); Konfrontieren und *Challenge* (v. a. bei Als-ob-Denken), mit Humor und »verstörenden« Einfällen (Columbo-Haltung) herausfordern; ein Nachdenken über eigene Selbstanteile und über Anteile anderer sowie über die Beziehungen zwischen diesen anregen; Rollenspiele vorschlagen; Videos von Alltagskontexten (z. B. Abendessen) für die gemeinsame therapeutische Exploration anregen und gemeinsam hinsichtlich Mentalisieren vs. Nichtmentalisieren besprechen usw.

Sämtliche Interventionen sind einladend, fragend und prüfend gemäß der beschriebenen Schleife durchzuführen und stets gemeinsam auf ihre potentielle Nützlichkeit hin zu befragen. Beispiel: »Könnten Sie sich mal vorstellen, einige Minuten Ihren Sohn Ken zu spielen? Wie fühlen Sie sich jetzt als Ken, wenn ich Ihnen als Vater sage: ›Hast du die Hausaufgaben wieder mal nicht gemacht, he?‹«

5.3 Phase der Beendigung und des Übergangs zum »Jenseits der Therapie«

Der Aufbau einer stabilen Mentalisierungsfähigkeit und deren Verknüpfung mit verbesserter Aufmerksamkeits-, Affekt- und Selbstregulation rücken nach einem erfolgreichen therapeutischen Prozess neue Möglichkeiten und Perspektiven für den Patienten, aber auch seine Eltern und seine Familie in den Vordergrund. Erinnern wir uns an Elia: Am Schluss seiner langjährigen MIT gibt es für ihn nur noch den Blick nach vorne, nämlich endlich »normal sein« und »normal leben«. Die »Tipps« des Therapeuten (wohl dessen *ostensive cues*) waren für ihn offenbar hilfreich (Elias neu erreichtes epistemisches Vertrauen), doch jetzt geht die Blickrichtung nach außen, in die Welt hinaus und in die eigene Zukunft. Diese Welt ist nicht mehr böse und gefährlich wie noch zu Beginn der Therapie (epistemische Hypervigilanz), sondern ist definitiv interessant und anregend geworden. Er kann und will sich nun selbst jene Lebenskontexte schaffen oder aussuchen, die ihn weiterbringen und erfüllen, und er ist imstande, dafür die nötigen Informationen einzuholen und sich mit neuen anderen auszutauschen, auch ohne Therapie und Therapeut.

Auf dem Weg zu neuem oder erstmaligem epistemischem Vertrauen findet damit in der Beendigungsphase der MBT und MIT eine entscheidende Weiterentwicklung statt: Es öffnet sich ein dritter, gutartiger Zyklus, in welchem die neu erworbenen Fähigkeiten soziales Lernen, Selbstheilung und eine selbstgesteuerte »permanente Evolution« gestatten. Fonagy & Allison (2014) postulieren diesen Prozess als »System 3« auf dem Weg zu neuem epistemischem Vertrauen: Salutogenese als »Wiederauftauchen sozialen Lernens« (s. Kap. 4.2.3), »volle Fahrt« auf dem epistemischen Superhighway.

Psychodynamisch orientierte, mentalisierungsinformierte Therapien bewirken offenbar einen *sleeper effect* (eine zusätzliche positive Veränderung nach dem Therapieende, s. Kap. 4, S. 88), basierend auf den neuen selbst- und beziehungsreflexiven Kompetenzen.

Allerdings stellt auch diese Therapiephase wieder eine neue emotionale Herausforderung dar. Nach kürzerer oder längerer Zeit sich vom sicheren Ort der Therapie und dem guten »Tippgeber« verabschieden zu müssen, weckt regelmäßig nach allen Therapien Gefühle der Angst vor Verlassen- und Ausgestoßenwerden und vor drohendem Verlust von Sicherheit, Schutz und Anerkennung. Auch die nachtherapeutische unbekannte Zukunft erscheint – zu Recht – nicht einfach als »rosig«, sondern als möglicherweise erneut gefährlich und mit neuen Enttäuschungen und Frustrationen gespickt. Gefühle der Enttäuschung, der Angst, der Trauer und der Wut wechseln und vermischen sich in dieser Phase mit solchen der Freude, der Hoffnung und des Stolzes. Ein Wunsch, die Therapie doch fortzusetzen, kommt hoch, ohne dass der Wunsch, sie endlich zu beenden und das Neue anzupacken, verschwinden muss.

Zur Beendigungsphase gehört damit unweigerlich eine *Vor-Beendigungsphase*. In ihr stellen die neuen Themen – der Ausblick auf die neuen Möglichkeiten und Perspektiven und auf die neue emotionale Herausforderung durch das Therapieende – das Mentalisieren von Patient/Patientin, Eltern und Therapeutin/Therapeut auf eine weitere Probe. Die neuen Themen bieten gleichzeitig aber eine weitere Gelegenheit, die Mentalisierungsfähigkeit unter diesem neuen emotionalen »Feuer« zu stabilisieren und trotz des nahenden Abschieds darauf zu vertrauen, dass ihnen etwas Wichtiges – der Zugang zu mentalisierter Affektivität und tragenden Interaktionsrepräsentanzen wie auch neue Kommunikations- und Interaktionsmodelle als Familie – bleiben wird.

Ziele und Inhalte der Beendigungsphase

Vorbereitung der Beendigung

- Gemeinsame Evaluation der Mentalisierungsfähigkeit mit Patientin und Eltern/Familie: Beendigung möglich? Ziele erreicht? Was fehlt? Andere Behandlungsart?
- Therapie-Narrativ mit Patientin (Patient).
- Mentalisieren des bevorstehenden Abschieds und Neubeginns, der spezifischen und evtl. generellen Bedeutungen von Abschied, Trennung und Neubeginn mit Patientin und Eltern/Familie.

Beendigung

- Gemeinsamer Rückblick und Ausblick: Was wurde erreicht? Was bleibt? Was fällt weg? Worauf werde ich/werden wir achten? Rückbezug auf Anfangsziele und Fokusformulierung.
- Mentalisieren der Gefühle, Bedürfnisse und Gedanken zu Abschied und Neubeginn mit Patient, Eltern und/oder Familie.
- Aushandeln des definitiven Abschlusses der Therapie oder allenfalls Fortsetzungen; Aushandeln von Abmachungen für die Zeit nach der Therapie.

Nach der Beendigung

- Patient/Eltern: Selbstevaluation, Therapie-Hausaufgaben weiterführen, bei Bedarf Anmeldung für »Joker«-Sitzungen, evtl. Krisenprozedere.

In der Vorbereitung auf die Beendigung der Therapie steht naturgemäß die Frage im Vordergrund, ob die initialen Ziele (Tab. 3, S. 130) erreicht wurden – insbesondere eine stabile Mentalisierungsfähigkeit bei Patient und Eltern und die Stabilisierung einer reflexiven Elternkompetenz.

Weitere Indikatoren:

- verbesserte Selbstwirksamkeit, Aufmerksamkeits- und Affektregulation mit erweiterten Coping-Fertigkeiten (z. B. zentral: Spielfähigkeit bei Kindern);
- klare Zeichen epistemischen Vertrauens beim Kind/Jugendlichem und Eltern;
- Kenntnis der wichtigsten persönlichen, elterlichen und familiären »Hotspots«;
- Fähigkeit, bei sich und anderen Nichtmentalisieren zu entdecken und zum Mentalisieren zu gelangen;
- verbesserte Deeskalationsfertigkeiten bei familiären Konflikten und gelingende Wiedergutmachungen (W im AZSW-Modell) durch Mentalisieren.

Von großer Bedeutung ist auch die Evaluation, ob der Heranwachsende und seine Eltern bereit und fähig sind, alleine und miteinander positive soziale Aktivitäten zu initiieren (z. B. Eltern-Kind-Zeiten), die soziale Integration zu verbessern (Mitschüler, Lehrer, Peers), sich für neue Inhalte (Lernen, Freizeitaktivitäten) zu öffnen und neue soziale Kontexte aufzusuchen, die für die eigene Entwicklung und Befindlichkeit förderlich und nicht hemmend oder gar gefährlich wirken.

Neben dieser eher kognitiv-fachlichen Evaluation stellt hier die Wahrnehmung und Reflexion der eigenen Gegenübertragung ein feines Instrument zur Verfügung, um die subjektiven Bedeutungen des Therapieendes für Patient, Eltern wie auch Therapeutin selbst zu verstehen. Dazu gehört wesentlich die Frage, welche aufkommende Emotion oder Fantasie zu wem gehört und wie sie in sinnvoll dosierter Weise mit Patient und System angesprochen und reflektiert werden könnte. Der Abschied ist auch für die Therapeutin mehr oder minder bewegend, was in dosierter Form auch offengelegt werden sollte: Die neugewonnene Mentalisierungsfähigkeit wird dem Patienten oder seinen Eltern meist gestatten, dies auch bewusst-explizit wahrzunehmen, wenn es nicht ausgesprochen würde.

Als Vorgehen in dieser Phase empfehlen sich folgende Schritte:

5.3.1 Vorbereitungssitzungen

- **Ein bis zwei Elterngespräche (rund drei Monate vor Ende der Therapie):** Die beiden Therapeuten (der Therapeut) nehmen Stellung zum geplanten oder von ihnen nun vorgeschlagenen Therapieende, indem sie dieses, eine Fortsetzung oder allenfalls eine alternative Behandlungsmodalität vorschlagen. Sie stellen den Eltern ihre Evaluationsresultate transparent und ausführlich vor.
  Gemeinsam mit den Eltern explorieren sie eingehend – wie bei den Zielproblemen in den früheren Sitzungen – Gefühle, Gedanken, Bedürfnisse bezüglich der Beendigung der Therapie bei ihnen allen und beim Kind.
  Sie entwerfen gemeinsam einen Plan, wie sie diesen Beendigungsprozess, die Fortsetzung oder alternative Behandlung angehen wollen, und besprechen, wie sie das unter sich und mit dem Kind oder Jugendlichen weiter diskutieren und reflektieren wollen.
  Eltern und Therapeuten überlegen sich für die Abschlusssitzung Feedbacks gegenüber dem Kind oder dem Jugendlichen zu seiner Therapiegeschichte und Entwicklung. Diese Feedbacks knüpfen mit Vorteil an die Fokusformulierung und eventuelle Metaphern aus der Anfangsphase an; sie können auch in Form eines gemeinsamen Textes z. B. als »Therapie-Diplom für X« vorbereitet werden.
  Wenn ausschließlich Familiengespräche stattfinden, betonen die Therapeuten, dass sie Eltern und Jugendliche ihrerseits Stellung nehmen lassen möchten.
- **Mehrere Sitzungen mit dem Kind oder Jugendlichen (rund zwei Monate vor Therapieende):** Gemäß den Beschlüssen aus den Elterngesprächen, manchmal aber auch spontan, wenn das Kind oder der Jugendliche selbst das Thema oder den Wunsch nach einem Therapieende eingebracht hat, bespricht die Therapeutin das Thema in der gewohnt explorativ-fragenden Weise, mit Fokussierung auf die Affekte und andere mentale Reaktionen; sie bringt eigene Gefühle und Gedanken dazu ein, ohne »sofort Ja zu sagen« (teleologischer Modus) und sich unter Druck setzen zu lassen, anstelle der Eltern zu bestimmen, dass die Therapie beendet wird (Beziehungstest).

Sobald die Eltern ihre Zustimmung in einem Elterngespräch erteilt haben, teilen sie und die Therapeutin dies dem Patienten mit und explorieren seine Reaktionen dazu. Die Therapeutin und der Patient schauen gemeinsam auf die Therapie zurück, indem sie die persönliche Spielkiste, den Therapie-Kalender, benutzte Spielmaterialien, Zeichnungen, Tier-Aufstellungen, Fotos, Videos usw. durchsehen und miteinander ausgiebig von außen reflektieren: wie das für beide war; wie es sich damals anfühlte und wie heute.
Die Therapeutin hält sich auch klar an die Vorgaben aus den Elterngesprächen, lässt sich jedoch in jedem Falle wie zuvor auf die Ängste, Zweifel, Enttäuschung, gar Wut und andere Reaktionen ein, die beim Patienten aufkommen, erkennt sie an und validiert sie.
Vielleicht wollen beide auch in die anstehende Abschlusssitzung ein Feedback aus der Einzeltherapie einbringen und dies vorbereiten – eine Geschichte (weiter-)erzählen (etwa mit Comics oder Rollenspielen »Gestern – heute – morgen«), einen Videoausschnitt zeigen oder neu aufnehmen, einen Brief an die Familie und die Eltern verfassen.
Zukünftige Pläne (»Was aus der Therapie kann ich wie und wo später einsetzen?«, Darstellung z. B. in Form einer Baumzeichnung mit Früchten, die beschriftet werden) oder eine Checkliste mit an sich selbst gerichteten Signalen, wann eine Hilfesuche anstünde (bei den Eltern, anderen Vertrauenspersonen oder der Therapeutin, z. B. bei Joker-Sitzung), können gemeinsam ausgearbeitet und durchdacht werden, damit das Neue nach der Therapie emotional besser fassbar werden kann.

5.3.2 Abschlusssitzung

Eltern, Patient und Therapeuten treffen sich zu einer vorbereiteten Abschlusssitzung, die nochmals der gemeinsamen Evaluation (Ziele), Exploration der jetzigen und der früheren Gefühle, Gedanken und Bedürfnisse, der Reflexion sowie Antizipation der Zeit nach dem Therapieende gewidmet ist. Sie stellen ihre Feedbacks vor und konstruieren zusammen – auf dem Hintergrund der Fokusformulierung –

die Verlaufsgeschichte mit der möglichen Fortsetzung. Gemeinsam handeln sie aus, bei welchen Signalen des Kindes oder des Jugendlichen, der Eltern oder anderer Familienmitglieder das Anschlussangebot von einer bis drei »Joker-Sitzungen« während des kommenden Jahres in Anspruch genommen werden soll. Die Therapeuten halten bei alldem fest, dass die Therapie damit abgeschlossen ist. Die Joker-Sitzung und eine spätere neue Therapie (vielleicht bei neuen Therapeuten) bleiben als Möglichkeiten offen und können mit Hilfe der Therapeuten beansprucht werden.

Jamie (s. Fallvignette 7, S. 158 ff.) hat sich während der rund drei Jahre dauernden Mentalisierungsinformierten Therapie gut entwickelt, sodass der Therapeut mit dem Vater den möglichen Abschluss bespricht und mit Jamies Fortschritten begründet. Der Vater ist zunächst überrascht, er zögert und äußert seine Zweifel, ob das denn schon möglich sei. Therapeut und Vater rekapitulieren den langen Therapieprozess und ihre gute Zusammenarbeit im »Expertenteam«, und beide legen offen, dass dieses Therapieende auch für sie – neben der Freude über Jamies Entwicklung – mit etwas Wehmut verbunden sein wird. Die Therapie habe auch ihm, dem Vater, geholfen, seine Rolle als Vater besser zu finden, Jamie in seinen impulsiven Reaktionen und in seinen Bedürfnissen besser zu verstehen und »abzuholen«, aber auch seine Schuldgefühle gegenüber Jamie nach der Trennung zu reduzieren. In der Abschlusssitzung in zwei Monaten sollen alle drei die Therapiegeschichte aus ihrer Sicht nochmals vorbeiziehen lassen, einige Stationen heraussuchen, den Abschied und den Neubeginn nach der Therapie, natürlich in einer würdigen Atmosphäre, besprechen.

Nach dem Elterngespräch kommt Jamie in seine nächste Therapiestunde und entdeckt neue Spielfiguren – eine Känguru-Mutter mit ihrem Baby. Dies erinnert ihn an die nie mehr erwähnte Spieltiere-Aufstellung im oben vorgestellten Erstgespräch; er schaut sich diese Spieltiere wieder einmal an. Jamie: »Die Therapie ist jetzt dann fertig, gell!? Papi hat's mir schon gesagt.« Der Therapeut bestätigt dies, weist auf die schönen Fortschritte und die Endlichkeit von Therapien hin, auf seine Wehmut wie auf seine Freude. Jamie nickt, geht nicht weiter darauf ein, sondern holt sich die Tiere aus dem Gestell und sagt, er wolle die wieder mal aufstellen, eine Geschichte spielen und auch gleich auf Video aufnehmen. Der Therapeut soll wie gewohnt gemäß seinen Regieanweisungen mitspielen.

Folgende Geschichte entsteht: Die wilden Tiere suchen ein Zuhause und kämpfen darum. Eine Mutter – manchmal aber auch ein Vater – schützt jeweils ihr Kind und faucht andere Eltern-Kind-Paare böse an; aber die wollten ja nur ihr Kleines schützen, meint Jamie. Es gibt jetzt auch einige Wächter, die alle schützen: die weiße Schneeeule und der Weißkopfadler. Therapeut (in Tierrolle): »Endlich haben wir wieder ein Zuhause!« Jamie (als Adler): »Freut euch nicht zu früh, ihr dürft nie Frieden schließen.« Gleichzeitig nimmt er aber noch den Pfau dazu – »für den Frieden« (Jamie). Tatsächlich kommen aber andere wilde, böse Tiere (Jamie) und stören den Frieden, schreien den Pfau an, er solle »abhauen«. Die lieben Tiere fordern den Pfau auf, er solle Frieden stiften. Jamie (als Pfau): »Das (Krieg) passiert ja nur einmal im Monat!« Aber nicht alle wollen den Frieden, und der Pfau wird von einem Tiger schwer verletzt. Eine ganze Gruppe von Doktoren heilen aber den Pfau als Friedensstifter: »Dr. Giraffe« und ihr Junges kommen und versuchen, den Pfau mit Kräutern zu retten; »Dr. Bär« zieht die Tiger-Kralle aus dem Gefieder des Pfaus; »Dr. Dachs« legt heilenden Schlamm auf die Wunde; die Hunde kühlen die Wunde, indem sie mit dem Schwanz wedeln; »Dr. Ross« hypnotisiert den Schmerz weg. Sie laden schließlich auch die bösen Tiere ins »Tierparadies« ein – falls sie friedlich sein wollen.

In diesem Moment ist der Pfau geheilt, er stimmt ein liebliches Friedenslied (von Jamie intoniert) an. Eine Nilpferd-Mutter und ein Nashorn-Vater heiraten, und Jamie fährt mit seiner Friedenshymne, laut singend, fort: »Nilpferd und Nashorn machen glücklich! Und der Pfau macht Frieden.«

Am Ende dieser Sitzung – einer der letzten – schlägt der Therapeut Jamie vor, das Video dieser schönen Geschichte doch beim

Abschlussgespräch dem Vater zu zeigen. Jamie strahlt und will das unbedingt tun.

In den verbleibenden Einzelsitzungen schauen sich beide das Video mehrfach an und erinnern sich an die vielen Zusammenhänge mit Jamies Konflikten und Konfliktlösungen. Sie erinnern sich auch an andere Geschichten, die Jamie erfunden und mit dem Therapeuten inszeniert hatte.

Im Abschlussgespräch beginnt der Vater mit Unterstützung des Therapeuten, laut über die Therapie und Jamies Entwicklung nachzudenken, auch über seine eigenen Gedanken und Gefühle, am Anfang, in der Mitte, jetzt am Schluss. Jamie ist tief gerührt.

Nun ist Jamie an der Reihe, und wie ein Profi, selbstbewusst, stolz, spielt er dem Vater das Video der Tierwelt-Geschichte vor. Sie rührt auch den Vater zu Tränen, und er fügt verschiedene Kommentare ein, die die Geschichte mit Jamie und seinen neuen Lebenserfahrungen verbinden: »Ist ja wie bei dir: Einmal im Monat kracht's immer noch in der Schule, aber nicht mehr täglich wie früher, und am Schluss kannst du jetzt auch Frieden schließen!«

Kommentar: Jamie demonstriert eine durch stabileres Mentalisieren gestützte Playfulness und Fantasiekraft, die er im sicheren Rahmen der Therapie gefestigt hat, und veranschaulicht in beeindruckender Weise seinen langen Weg aus der konstanten epistemischen Hypervigilanz, Angst- und Aggressionsbereitschaft hin zu neuen Erfahrungen. Vertrauen und Zusammenleben, Integration und Konfliktlösung statt Spaltung sind denkbar und möglich geworden, auch wenn eine Vorsicht bleibt: Es gilt, die richtigen Mitspieler und Friedenswächter und -stifter auszuwählen, damit die eigene Welt friedlich bleibt, sodass neue, positive Beziehungen geknüpft werden können.

Das Abschlussgespräch endet mit wichtigen Weichenstellungen, die das Mentalisieren möglicher künftiger Bedürfnisse und das epistemische Vertrauen anregen sollen:

- Ausarbeiten einer Checkliste: Bei welchen Signalen würden die Eltern oder das Kind merken, dass sie wieder therapeutische Hilfe in Anspruch nehmen möchten?
- Angebot und Vereinbarung von optionalen Joker-Sitzungen, die die Eltern oder das Kind bzw. der Jugendliche verlangen können.
- Klärung der Frage einer eventuellen späteren Therapiesequenz.
- Vereinbarungen von mentalisierenden Übungen oder Spielen zur Prävention und zum Abbau von Eskalationszyklen in der Familie.
- Vereinbarung von regelmäßigen spielerischen Aktivitäten von Elternteil und Kind (wie Spielzeit, gemeinsames Hobby usw.).
- Ausblick auf neue soziale Kontexte, die für das Kind oder den Jugendlichen – mit oder ohne Hilfe der Eltern – und seine weitere soziale Entwicklung förderlich sein könnten.

KAPITEL 6

Körper und Zwischenleiblichkeit in der psychodynamisch-mentalisierungsorientierten Psychotherapie

6.1 Weshalb den Körper und das Zwischenleibliche ins Zentrum stellen?

Bereits der spanische Philosoph Ortega y Gasset hat sich in den 20er Jahren des letzten Jahrhunderts mit der Relevanz des Körperlichen auseinandergesetzt und formuliert, dass der Körper des anderen, ob statisch oder in Bewegung, uns die unterschiedlichsten Signale oder Hinweise oder Andeutungen auf das sendet, was im Inneren des anderen Menschen vor sich geht (Ortega y Gasset 1981, S. 98 f.). Merleau-Ponty (1966) hat den Begriff der »Zwischenleiblichkeit« eingeführt und darauf hingewiesen, dass diese unsere sozialen Beziehungen prägt, noch ehe wir uns Gedanken über unser Gegenüber machen oder bestimmte Beweggründe seines Handelns unterstellen. Diese Verbindung ermöglicht die Intersubjektivität und legt die Basis für das Mentalisieren (Schultz-Venrath 2021).

Die Säuglingsforschung der letzten Jahrzehnte und vielfältige Ergebnisse aus der Embodiment-Forschung zeigen, dass wir von Körper zu Körper einen direkten impliziten Zugang zur Bedeutung des Verhaltens anderer finden können. Vittorio Gallese hat den Begriff der Zwischenleiblichkeit von Merlau-Ponty (1966) aufgegriffen und mit dem Begriff »intercorporeality« (Gallese & Cuccio 2015, S. 19) als den wichtigsten Zugang zum Wissen über andere beschrieben. Affekte, Gefühle, Gedanken, Fantasien und Erinnerungen sind stets mit dem Körper verwoben: »Der Geist ist in der ursprünglichen Bedeutung des Wortes verkörpert, nicht nur verhirnt« (Damasio 1994, S. 166). Der Austausch von Blicken, der mimische und gestische Ausdruck ebenso wie die Intonation und Prosodie unserer Sprache erzeugen eine zwischenleibliche Resonanz und ermöglichen damit eine vorsprachliche präreflexive Form der Empathie (Fuchs 2017).

Insbesondere im psychotherapeutischen Kontext ist die sorgfältige Einbeziehung der (zwischen-)körperlichen Ebene unerlässlich, da sie das Erleben und die innere Welt anderer zugänglicher macht, ohne dass wir diese ausschließlich mental erschließen müssen. Broschmann und Fuchs (2020) betonen, dass Menschen als soziale Wesen bereits auf einer »zwischenleiblichen Ebene des unmittelbaren Ausdrucksverstehens« (S. 465) miteinander verbunden sind. Bevor wir uns Gedanken über die Motive anderer machen, vermittelt sich über den Blickkontakt, über Mimik sowie über Intonation und Prosodie der Sprache eine unmittelbare verkörperte Resonanz, die eine vorsprachliche empathische Form der Kommunikation darstellt. Deshalb sind gelingende Mentalisierungsprozesse stets dadurch charakterisiert, dass man versucht, andere in Bezug auf innere Vorgänge zu verstehen, indem diese mit körpereigenen Wahrnehmungen der Therapeutin (des Therapeuten) vom körperlichen Ausdruck des Gegenübers verbunden werden.

Die neuere Säuglingsforschung hat weiter nachweisen können, dass bereits in den ersten Lebensmonaten eine verkörperte Form der Intersubjektivität (Trevarthen 1998) sowie ein implizites Beziehungswissen (Stern 2010) soziale Austauschprozesse ermöglichen. Mikroanalysen der Interaktionen zwischen Säuglingen und ihren primären Bezugspersonen zeigen, dass Abstimmungs- und Reparaturprozesse von der zwischenkörperlich-resonanten Kommunikation abhängig sind (Beebe & Lachmann 1998). Dieses Wissen hat für die psychotherapeutische Arbeit wichtige Implikationen, da es Möglichkeiten eröffnet, um Patientinnen und Patienten, die aufgrund der Störungsbilder oder des Alters kaum verbalisieren können, besser zu verstehen und psychotherapeutisch zu begleiten (Diez Grieser 2022a).

Körperliches Mentalisieren wird von Luyten et al. (2012) als »die Fähigkeit, den Körper als Sitz von Emotionen, Wünschen und Gefühlen zu sehen, und die Fähigkeit, über die eigenen körperlichen Erfahrungen und Empfindungen und ihre Beziehungen zu intentionalen mentalen Zuständen bei sich selbst und anderen zu reflektieren« (S. 125), beschrieben. Diese Definition fokussiert primär auf die mentalen Prozesse und lässt die impliziten, zwischenkörperlichen Prozesse außer Acht, weshalb sie aus unserer Sicht unbedingt erweitert werden muss, damit in der psychotherapeutischen Arbeit die präreflexiven Austausch- und Synchronisierungsprozesse gebührend beachtet werden. Mentalisieren unter Einbeziehung der referierten Perspektive meint die Fähigkeit, sich und andere in Bezug auf innere Vorgänge zu verstehen, indem das Subjekt mit körpereigenen Wahrnehmungen und mit denen des Gegenübers verbunden ist. Dabei entsteht prozesshaft auf der Basis zwischenleiblicher Resonanz ein »Wir-Gefühl«. Diese Erfahrung unterlegt den »Wir-Modus«, der als »ein mentaler Zustand, der eine zwischenmenschliche Erfahrung der Verbundenheit mit einer anderen Person beschreibt« (Nolte & Fongay 2023, S. 30), angesehen werden kann. Grundlage für einen solchen Prozess ist eine epistemische Verbundenheit, nachdem epistemisches Misstrauen ab- und epistemisches Vertrauen als Folge von emotional validierenden und passenden Interaktionen aufgebaut werden konnte.

6.2 Wie können wir unseren Körper und das körperliche Mentalisieren in der psychotherapeutischen Arbeit einsetzen?

Menschen, die nicht oder ungenügend mentalisieren können, drücken ihre mentalen Zustände mit ihrem Körper aus (Fonagy & Target 1995). Psychotherapeutisches Arbeiten findet immer in einem »bipersonalen Feld« statt, wobei die Körper zentrale Teile dieses Feldes sind (Baranger & Baranger 2018, S. 753). In der Psychotherapie stehen deshalb – vor einem inhaltlichen Verstehen – das »Wie« der Mitteilungen, ihre emotionale »Ladung« und die Resonanzprozesse im

Vordergrund. Dabei ist das Mentalisieren der affektiven Erfahrungen zentral, was im Grundsatz stets bedeutet, dass wir über eine körperliche Erfahrung reflektieren. In der eigenen Resonanz auf emotionale Prozesse und in deren Regulation wirken die Therapeutinnen/Therapeuten am Transformationsprozess der Patienten bzw. Patientinnen mit. Von zentraler Bedeutung ist dabei der emotionale Kontakt in »Gegenwartsmomenten« im Rahmen einer sicheren Beziehung (Stern 2004). Konkret bedeutet dies, dass wir in der psychotherapeutischen Situation körperliches Ausdrucksverhalten bei den Kindern und Jugendlichen aufmerksam beobachten und eigene körperliche Empfindungen als Orientierungspunkte für den Gemütszustand des anderen einbeziehen.

Des Weiteren nutzen wir körperbasiertes Mentalisieren als eine Grundform des Interagierens, ohne zunächst zu verbalisieren. In dynamischen Systemen, wie den menschlichen Interaktionsprozesse in Psychotherapien, ist die Frage nach der Synchronisation besonders wichtig, deshalb sind Koordinationsprozesse auf körperlicher Ebene zentral. Es besteht eine bidirektionale Beziehung zwischen Affekten und Körperbewegungen (Tschacher et al. 2014), die die erlebte Qualität der Beziehungen ausmacht. Nonverbale Synchronisationsprozesse sind dabei durch gegenseitige Aufmerksamkeit, eine positive Grundhaltung gegenüber der anderen Person und Koordination gekennzeichnet. Bei Konflikten ist die nonverbale Synchronizität beeinträchtigt. Hingegen erhöht die synchronisierte motorische Koordination die Kooperation und die Zugehörigkeitsgefühle deutlich (ebd.).

Viele Patientinnen und Patienten drücken ihre Gefühle und Bedürfnisse durch Bewegung, Handlungen, Tics und psychosomatische Symptome aus. Um mit ihnen und ihrer Art, die innere und äußere Welt zu erleben, in Kontakt zu kommen, müssen die Therapeutinnen und Therapeuten ihre körperliche Resonanzphänomene nutzen. Um dies zu veranschaulichen, soll im Folgenden anhand der Geschichte eines kleinen Jungen, der sich selbst als Roboter sah, eine das körperliche Mentalisieren nutzende Beziehungsgestaltung gezeigt werden.

Fallvignette 11: Der siebenjährige Leon erlebte in den ersten Jahren seines Lebens häusliche Gewalt. Nach der Scheidung brach der Kontakt zu seinem Vater ab, und er wuchs allein bei seiner Mutter auf. Aufgrund einer belastenden Kindheit hatte die Mutter große Probleme, zwischen sich und ihrem Sohn zu unterscheiden: Sie schrieb ihm ständig Gedanken, Gefühle und Motivationen zu, die nicht hinterfragt werden konnten. Sie »kolonisierte« buchstäblich seine Psyche, so dass er kaum Raum für eine normale Selbstentwicklung hatte.

Als die Therapeutin Leon zum ersten Mal traf, sprach er kaum und bewegte sich wie ein Roboter. Seine Lieblingsbeschäftigung war, herumzulaufen sowie Dinge zu berühren und umzustellen; die Therapeutin musste ihm jeweils kurze Befehle geben. Er vermied den Blickkontakt und bemühte sich, ihr körperlich nicht zu nahe zu kommen. Diese fühlte sich hilflos und desorientiert. Nach einer Reihe von Sitzungen mit wiederholten Roboter-Verhaltensweisen empfand die Therapeutin Langeweile.

Im Folgenden soll eine konkrete Sequenz beschrieben werden:

Leon kommt in den Therapieraum, er bewegt sich wie ein Roboter, läuft im Raum hin und her. Die Therapeutin versucht, mit ihm in Kontakt zu kommen (Blicke, Worte). Leon wiederholt die Roboter-Bewegungen, ist in einer Endlosschlaufe gefangen. Die Therapeutin fasst die Situation in Worte, beschreibt ihre Wahrnehmung, aber auch ihr Gefühl von Hilflosigkeit. Leon läuft weiter hin und her, er wirkt dabei angespannt und unglücklich.

Die Therapeutin beginnt, neben ihm hin und her zu laufen. Sie kommentiert: »Das ist ja besonders, wie wir beide nun gemeinsam hin und her laufen wie zwei Roboter, ohne einander anzuschauen oder miteinander zu sprechen, aber doch im gleichen Rhythmus – fühlt sich für mich ganz gut an: und für dich?« Leon antwortet nicht, schaut die Therapeutin kurz an; die Worte scheinen ihn berührt zu haben.

Kommentar: In der dargestellten Sequenz zeigt sich zum einen, wie wichtig es war, dass die Therapeutin sich über Bewegungen körperlich mit Leon synchronisiert hat und so die Basis für eine erste Begegnung geschaffen werden konnte. Dabei spielte der Blickkontakt, der sich in der Sequenz ergab, eine wichtige Rolle, denn er ermöglichte eine »Berührung auf Distanz« (Anzieu 1996), was die Basis für eine gemeinsame Interkorporalität legte (Fuchs & De Jaegher 2009). Leon wurde nach dieser Sequenz lebendiger, und er begann den therapeutischen Raum mehr für sich zu nutzen: Er baute Türme und ließ die Therapeutin kommentieren und ein Stück weit mitspielen.

Die beschriebene Sequenz lässt sich gut mit dem Modell von Koole & Tschacher (2016) vereinbaren. Dieses Modell schlägt ein Verständnis der Synchronisierungsprozesse auf drei Ebenen vor:

- Auf der ersten Ebene erfolgen sensomotorische Synchronisierungen (bei Leon war dies das Nebeneinanderlaufen im gleichen Rhythmus ohne Blickkontakt),
- auf der zweiten Ebene geht es um ein Teilen des subjektiven Erlebens, das für die Entstehung eines »Wir-Gefühls« besonders wichtig ist (die verbale Intervention der Therapeutin),
- und schließlich kommt es auf der dritten Ebene zu einer affektiven Co-Regulation (was bei Leon noch einige Zeit dauerte, da er sich immer wieder in seiner eigenen abgekapselten Welt befand).

Im »Wir-Modus« wird die gemeinsame Aufmerksamkeit auf die Erkundung und das bessere Verständnis der emotionalen Perspektiven des anderen gerichtet. Die Erfahrung des Wir-Modus verbessert die Fähigkeit, sich selbst und andere zu verstehen, d.h. zu mentalisieren (Gallotti & Frith, 2013).

Der Körper ist der Container der subjektiven Erfahrung. In der Psychotherapie spielt deshalb die »somatische Gegenübertragung« (Lombardi 2022, S.65), d.h. das Wahrnehmen und »containen« von vorsymbolischen sensorischen Manifestationen, die den psychischen Phänomenen vorausgehen, eine wichtige Rolle. Dabei geht es in einem ersten Schritt darum, die körperliche Ebene differenziert wahrzunehmen und aufzugreifen. Vorgängig müssen jedoch eine erste klare Unterscheidung zwischen Ich/Du und die Wahrnehmung der Differenz zwischen Therapeutin und Patientin eingeleitet worden sein, und eine eventuelle Verbalisierung des Erlebens sollte aus der Perspektive der Therapeutin formuliert werden. Gegenübertragungen haben in der mentalisierungsorientierten psychotherapeutischen Arbeit eine zentrale Bedeutung, da sie es eher ermöglichen nachzuvollziehen, in welchem Zustand (»Modus«), die Patientinnen sich befinden und welche Form der Interaktionsgestaltung hilfreich sein könnte (Diez Grieser 2022b).

Insbesondere Patientinnen mit komplexen Traumatisierungsstörungen haben als Reaktion auf die erlebten Traumatisierungen gelernt, körperliche Signale zu ignorieren, was es ihnen schwieriger macht, Übererregung wahrzunehmen, geschweige denn, diese zu reflektieren (Mitchell & Steele 2020). In der therapeutischen Arbeit ist bei dieser Gruppe deshalb die Einbeziehung der körperlichen Ebene (Gegenübertragung), die sich immer auf implizites, verkörperlichtes Wissen bezieht, das zentrale »Eintrittstor«.

Auch bei Leon, der aufgrund der schweren Traumatisierungen der Mutter in einem »Niemandsland« gefangen schien und kaum eigene Gefühle und Bedürfnisse hatte entwickeln können, war die Arbeit mit der Gegenübertragung ein wichtiger Orientierungspunkt, der nach und nach die Innenwelt verstehen half. Zur Illustration soll eine weitere Sequenz aus der Arbeit mit Leon beschrieben werden. Die Sequenz fand nach 20 Therapiestunden statt.

Fortsetzung Fallvignette 11: Leon kommt in den Therapieraum gerannt und eilt zum Fenster. Wortlos beginnt er, die Rollos herunterzulassen. Die Therapeutin ist fasziniert von den schnellen und entschlossenen Bewegungen und verfolgt Leons Handeln. Plötzlich ist es völlig dunkel im Raum, die Therapeutin kann nichts mehr sehen und Leon nicht mehr hören. Die Therapeutin spürt Angst und befürchtet, dass Leon sie angreifen könnte. Ihr Puls erhöht sich und sie spürt, wie ihr Körper in den Kampfmodus übergeht.

Sie bemerkt deshalb erst mit Verzögerung, wie Leo schnell herumläuft und die Rollos wieder hochzieht, und plötzlich wird es wieder hell. Die Therapeutin fühlt sich geblendet und desorientiert, sie ist mit ihren körperlichen Empfindungen beschäftigt und spürt den Impuls, aufzustehen und aus dem Zimmer zu gehen.

Nach dieser Eröffnungsszene beginnt Leon mithilfe der im Behandlungszimmer vorhandenen Materialien mit dem Bau einer Kläranlage und kommentiert sein Werk. Die Therapeutin kann zunächst kaum reagieren und fühlt sich immer noch wie gelähmt. Schließlich entwickelt sich ein Gespräch über Abfälle und Schmutz. Die Therapeutin sagt zu Leon, es sei gut, dass er eine Anlage gebaut habe, die schmutziges Wasser in sauberes Wasser verwandeln könne. »Da ist alles klar und gut sichtbar.« Im Gegensatz zu der Erfahrung, im Dunkeln zu sitzen und nichts zu sehen und zu verstehen. Er nickt. Die Therapeutin erwähnt darauf ihre körperlichen Empfindungen zu Beginn der Sitzung und dass sie sich frage, ob er sich durch das Verhalten anderer Menschen manchmal auch so überwältigt und blockiert fühle. Leon schaut die Therapeutin interessiert an und sagt, in seinem Kopf sei oft ein großes Durcheinander.

Kommentar: In dieser Sequenz waren die körperlichen Empfindungen der Therapeutin wichtig, um ein Grundgefühl von Leon nachvollziehen und mit den Beziehungen zu anderen Menschen in einen Zusammenhang stellen zu können. Das »Durcheinander im Kopf« wurde in der nächsten Phase der Therapie zu einem wichtigen Ausgangspunkt für die Suche nach möglichen Empfindungen und Gedanken. Dabei war es sehr wichtig, dass die Therapeutin ihr eigenes körperliches Mentalisieren immer wieder zur Verfügung stellte und Leon damit »spielen« konnte, um nach und nach zu entdecken, was seine eigenen Gefühle und Gedanken dazu sein konnten.

Die bereits eingeführte Hausbaumetapher (siehe v.a. Kap. 4.3.4 u. 5.2.1) wird vor dem Hintergrund der beschriebenen Relevanz der körperlichen und zwischenleiblichen Ebene ergänzt (Diez Grieser 2022b).

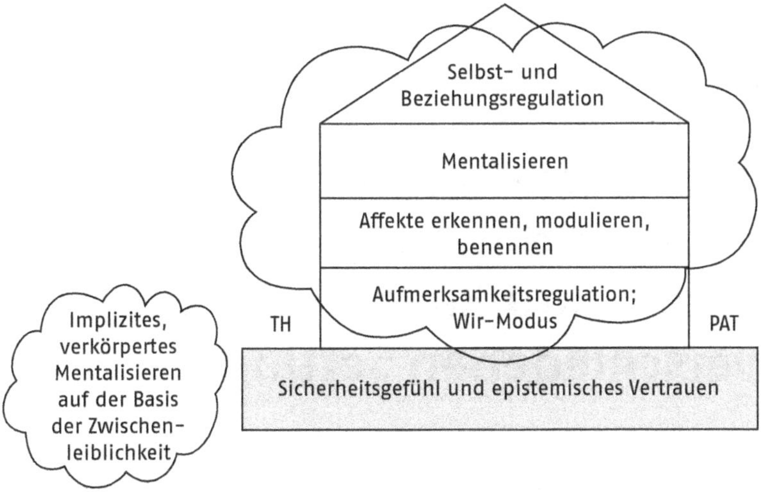

Abb. 5: Ebenen im therapeutischen Prozess, um das Mentalisieren unter Einbeziehung des (Zwischen-)Körperlichen zu fördern

KAPITEL 7

Mentalisierungsstärkende Interventionen mit Müttern/ Eltern und Kleinkindern in verschiedenen Settings

7.1 Eltern-Kleinkind-Behandlungen

Im Kontext der Eltern-Kind-Beziehungen erfüllen die primären Bezugspersonen vielfältige und komplexe Regulationsfunktionen. Von besonderer Wichtigkeit für die gesunde psychische Entwicklung eines Kindes ist die Emotionsregulation. Diese hat ihren Ursprung in der »wechselseitigen Regulation« zwischen der erwachsenen Bezugsperson und dem Kind (Tronick & Gianino 1986). Verschiedene Faktoren, wie z. B. psychische Probleme der Mutter (Moore et al. 2004), können diesen Prozess beeinträchtigen, weshalb Eltern-Kind-Behandlungen einen wichtigen präventiven Charakter haben.

Im psychotherapeutischen Bereich wird seit mehreren Jahrzehnten der Behandlung von Säuglingen und kleinen Kindern große Bedeutung beigemessen. Die Psychoanalytikerin Françoise Dolto war eine der Ersten, die mit Müttern und Säuglingen psychotherapeutisch arbeitete und den Säuglingen ihre Stimme lieh, um die Mutter beim Mentalisieren ihres Kindes zu unterstützen. Zusätzlich erkannte sie in den 70er Jahren des letzten Jahrhunderts, in der die Präventionsforschung noch in den Anfängen steckte, dass belastete Familien mit kleinen Kindern besonders gut mit niederschwelligen Angeboten, welche Beziehung und Kommunikation ins Zentrum stellen, erreicht und unterstützt werden können. Der Vorteil eines

Gruppensettings, der heute in Behandlungen und in Präventionsprogrammen eine zentrale Dimension darstellt, kommt im »Maison Verte«-Angebot (»Grünes Haus«), welches Dolto und ihr Team 1979 in Paris implementierten, ebenfalls zum Tragen. Außerhalb von Frankreich sind »Maison Verte«-Zentren im letzten Jahrzehnt beispielsweise in der Schweiz an verschiedenen Standorten aufgebaut worden. Dabei sind diese, in der Tradition von Françoise Dolto, als Anlaufstellen und Begegnungsstrukturen für Kinder von null bis fünf Jahren in Begleitung ihrer Eltern konzipiert und beschäftigen sich mit der Eltern-Kind-Interaktion, aber auch mit den inneren Welten der Kinder und der Eltern. Solche familienorientierte Zentren fördern die sozialen Kontakte von Familien mit Kindern im Vorschulalter, und zwar bereits ab der Geburt, weil sich Eltern im Alltag mit ihren Kindern oft isoliert fühlen. Des Weiteren bieten sie Kindern soziale Begegnungen im Beisein der Eltern und bereiten sie auf die künftige Trennung vor. Gleichzeitig unterstützen sie die Eltern in den Elternkompetenzen. Die Ergebnisse aus ersten Evaluationen sind ermutigend und zeigen, dass solche Settings in der frühen Kindheit wirksam und passend sind (Guggenbühl & Egger 2016).

Mitte der 1970er-Jahre führten die bahnbrechenden Arbeiten von Fraiberg, Adelson und Shapiro (Fraiberg et al. 1975) dazu, dass Säuglinge und Kleinkinder in den psychotherapeutischen Sitzungen ihrer Eltern anwesend waren. Es entwickelten sich in der Folge Eltern-Säuglings-/Kleinkind-Therapien, die entweder mehr oder weniger direktiv waren (z. B. »Parent-Child-Interaction Therapy«; Eyberg et al. 2001) oder aber eher in der psychodynamischen Tradition standen (Brazelton & Cramer 1990). Wenig später wurde ein bindungsbasiertes Vorgehen entwickelt, welches sich für die Behandlung von Säuglingen und Kleinkindern als evidenzbasiertes Verfahren bewährte (Muir 1992; Cohen et al. 1999). Diese Methode, die als »Watch, Wait and Wonder« (WWW) bekannt wurde, fokussierte auf die Förderung der elterlichen Feinfühligkeit und Spiegelungsfähigkeit sowie auf die Entwicklung der elterlichen Reflexionsfähigkeiten (Philipp 2012).

Fernanda Pedrina (2011), eine wichtige Vertreterin der psychodynamisch orientierten Eltern-Kleinkind-Psychotherapie im deutschsprachigen Raum, betonte die Notwendigkeit, Eltern, die aufgrund ihrer Persönlichkeit in der Fähigkeit, ihre Kinder zu mentalisieren, beeinträchtigt sind, wann immer möglich in Eltern-Kind-Settings zu behandeln. Die psychotherapeutische Einzelbehandlung von Müttern mit psychischen Problemen habe zwar durchaus einen positiven Einfluss auf die Mutter-Kind-Beziehung, nachhaltige Effekte könnten jedoch dann erzielt werden, wenn gleichzeitig an der mütterlichen Feinfühligkeit und der Mutter-Kind-Interaktion gearbeitet werde (Wan et al. 2008).

Diese Befunde korrespondieren mit dem Resilienzdiskurs, der eine möglichst frühe Intervention als zielführend erachtet. Bei Müttern/Eltern mit einer Borderline-Persönlichkeitsstörung (BPS) sei sogar eine intensive Langzeitbehandlung nötig, damit Veränderungsprozesse auf der Repräsentationsebene, aber auch bezüglich der Regulation von Affekten sowie der Eltern-Kind-Interaktion verankert werden könnten (Pedrina 2011). Ein zusätzlicher Gewinn sei für das Kind die Möglichkeit, neben der schwierigen Beziehung zur Mutter andere Beziehungen zu erleben, die sicher und zuverlässig seien. Ausgehend von diesem Setting kann der Aufbau neuer Brücken zu anderen möglichen Bezugspersonen im System voranschreiten.

Pedrina verbindet ihre psychotherapeutische Arbeit mit BPS-Müttern und ihren Kleinkindern mit Überlegungen und Maßnahmen, die der gesunden Entwicklung der Kinder bzw. deren Schutz dienen sollen. Veränderungsprozesse bei Müttern/Eltern mit einer Persönlichkeitsstörung, die dazu führen, dass diese Mütter häufiger die Befindlichkeit und das Verhalten der Kinder falsch interpretieren (Marcoux et al. 2016), brauchen Zeit. Deshalb ist der gleichzeitige Beziehungsaufbau zwischen den Kindern und weiteren Bezugspersonen – nicht zuletzt im außerfamiliären bzw. familienergänzenden Kontext – notwendig und im Interesse der kindlichen Entwicklung.

Schechter et al. (2006) interessierten sich für die Auswirkungen von Posttraumatischen Belastungsstörungen von Müttern auf die Mutter-Kind-Beziehung und die Entwicklung des Kindes. Um das Wechselspiel zwischen den verschiedenen Faktoren besser zu verstehen, wurden in New York und in Genf standardisierte Untersuchungen mit traumatisierten Müttern und ihren Kindern durchgeführt. Diese bestätigten die Vermutung, dass Mütter mit einer mit Gewalt verbundenen Posttraumatischen Belastungsstörung (PTBS) das Distress-Verhalten ihres Kleinkindes als Trigger für bereits bestehenden Stress erleben können (Schechter et al. 2003). Negativ verzerrte mentale Repräsentationen des Kindes hängen mit Trauma-Erfahrungen der Mutter zusammen (Schechter et al. 2005) und gestalten die Mutter-Kind-Beziehung.

Im Rahmen einer experimentellen Intervention führten Schechter et al. (2015) eine *Clinician Assisted Video Feedback Exposure Session* (*CAVES*) durch, die die reflexive Funktionsfähigkeit der Mütter unterstützen sollte. Es zeigte sich, dass die CAVES-Interventionen zu einer signifikanten Verringerung der Negativität der Mütter und einer Verbesserung ihrer reflexiven Funktionen führten. CAVES wird deshalb als eine wirksame manualisierte Intervention bei traumatisierten Müttern und ihren Kindern angesehen.

Eltern- und Familienprogramme und Eltern-Kleinkind-Psychotherapien sind wirksame Verfahren zur Behandlung früher Interaktionsstörungen und zur Stärkung der psychischen Gesundheit von Kindern und Eltern. Suchman et al. (2016) fanden im Rahmen einer Pilotstudie mit einem Therapieprogramm für psychisch belastete Mütter (*Mothering from the Inside Out* – MIO), dass bereits nach zwölf Wochen ein positiver Einfluss auf die selbstreflexiven Fähigkeiten der Mütter sichtbar wurde, der es diesen ermöglichte, erste Veränderungen in ihrem Verhalten vorzunehmen. Deutliche Veränderungen in der Mutter-Kind-Interaktion konnten nach so kurzer Zeit allerdings noch nicht gemessen werden, weshalb Suchman et al. in Übereinstimmung mit Pedrina (2011) auf die Notwendigkeit längerer Behandlungszeiten hinwiesen, um nachhaltige Effekte zu erzielen.

In den letzten Jahrzehnten wurden die Konzepte und Methoden in der Eltern-Kleinkind-Psychotherapie weiterentwickelt. Unter Berücksichtigung der jeweils vorrangigen Haltungen und Methoden können sie folgendermaßen eingeteilt werden (von Klitzing et al. 2015, ergänzt durch Diez Grieser):

- **Interaktionsanleitende Therapie** (z. B. *Interaction Guidance*; McDonough 1993). In dieser Therapieform werden die Eltern-Kind-Interaktionen videographiert und die Eltern werden anhand des Videofeedbacks in ihrer interaktiven Kompetenz trainiert/gefördert.
- **Kindbezogene Psychotherapie** (*Watch, Wait and Wonder;* Cohen et al. 1999). Hier werden Eltern bzw. Mütter dabei unterstützt, die Beziehungsangebote ihrer Kleinkinder wahrzunehmen und sich in passender Weise darauf einzulassen sowie dies zu reflektieren.
- **Psychoanalytisch-psychodynamische Kleinkind-Eltern-Psychotherapie** (Brazelton & Cramer 1990; Cierpka 2014; Lieberman & Van Horn 2015). Bei diesem Ansatz werden während der Therapiesitzung die Eltern-Kleinkind-Interaktionen beobachtet, die Beobachtungen verbal beschrieben, unbewusste Konflikte aus der elterlichen Innenwelt aufgegriffen und deutend bearbeitet.
- **Mentalisierungsbasierte Eltern-Säuglingstherapien und Interventionen** wie z. B. *Minding the Baby* (Slade et al. 2005b) sowie Therapiemodelle, welche die Förderung und Stärkung des reflexiven Funktionierens von Eltern systematisch angehen (z. B. *Reflective Family Play,* Philipp 2012; *Mothering from the Inside Out,* Suchman et al. 2015).

Die Förderung des Mentalisierens in Eltern-Kleinkind-Psychotherapien erfolgt, indem die erwachsenen Bezugspersonen auf der Grundlage des kindlichen Verhaltens nach Bedeutungen suchen und diese als Einblicke in die mentalen Zustände des Kindes verstehen. Voraussetzung dafür ist, dass die Eltern anerkennen, dass jedes Verhalten des Säuglings sein »auftauchendes Selbst« (Stern 2010) zum Ausdruck bringt. Ziel einer mentalisierungsbasierten Intervention ist deshalb, dass die primären Bezugspersonen regelmäßig und zuverlässig über die innere Welt ihres Kindes nachdenken, wobei ihre Reflexion Einfluss auf ihre Haltung und ihr Verhalten nimmt.

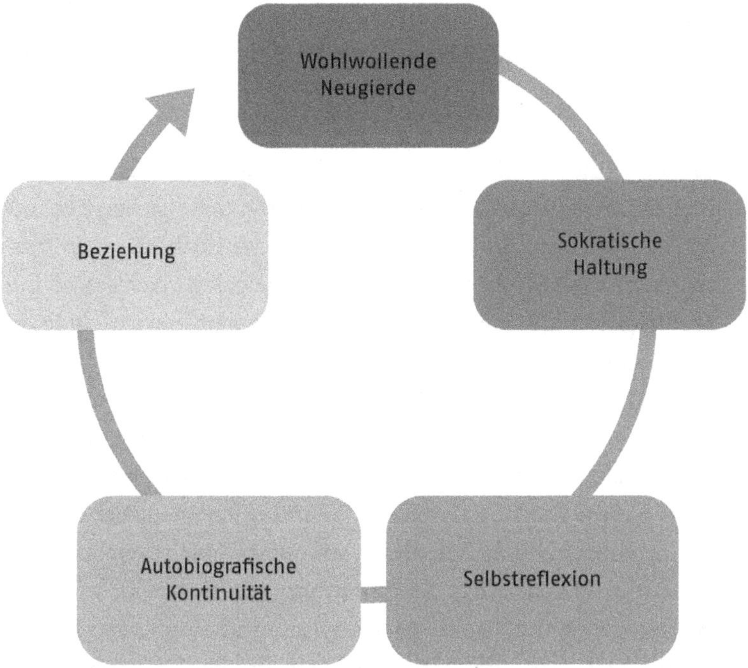

Abb. 6: Elterliches Mentalisieren in Aktion (in Anlehnung an Asen & Fonagy 2011)

In einer konkretisierten Form kann das elterliche Mentalisieren, bezogen auf die in der Abbildung genannten Dimensionen, folgendermaßen aussehen:

- *Wohlwollende Neugierde*: Wie fühlt es sich an, du zu sein? Warum bist du so erregt?
- *Sokratische Haltung:* Ich weiß, dass ich nicht weiß, was du fühlst, aber vielleicht …
- *Selbstreflexivität:* Wie kommt es, dass ich immer Probleme mit erregten Menschen habe?
- *Autobiografische Kontinuität:* Haben meine Probleme mit erregten Menschen etwas mit meiner Kindheit zu tun?
- *Beziehung:* Du bist so wütend auf mich und du nervst mich, vielleicht lässt es mich vergessen, wie lieb ich dich habe.

Das folgende klinische Beispiel soll das Vorgehen in einer psychotherapeutischen mentalisierungsbasierten Eltern-Kleinkind-Behandlung illustrieren.

Beispiel: Eine 26-jährige Mutter wird durch eine Fachstelle für häusliche Gewalt zu einer einzelpsychotherapeutischen Behandlung angemeldet. Im Erstgespräch wird deutlich, dass die traumatisierenden Erfahrungen der Partnergewalt ihr Selbst und ihre regulatorischen Fähigkeiten »beschädigt« haben. Sie berichtet von Erziehungsschwierigkeiten mit dem dreijährigen Sohn, die sie sehr belasteten. Sie sei so froh gewesen, dass die Trennung vom Vater endlich möglich geworden sei, und habe sich vorgestellt, dass danach für sie und ihr Kind eine bessere Zeit komme. Der Vater habe bereits kurz nach der Trennung eine neue Lebenspartnerin gefunden und der Junge sehe den Vater regelmäßig. Sie habe unmittelbar nach der Trennung eine Psychotherapie gemacht, die sehr hilfreich gewesen sei, und sie denke, dass sie mittlerweile das Erlebte verarbeitet habe. Die Beziehung zwischen ihr und dem Vater sei aktuell emotional neutral, und bezüglich des Kindes könnten sie sich gut austauschen.

Ihre Beziehung zu ihrem Sohn sei aber eine Katastrophe, was ihr große Sorgen bereite. Er sei »nicht führbar« und akzeptiere Grenzen nicht. Insbesondere zeige er in letzter Zeit zunehmend ein »Machogehabe«, welches sie ganz schwierig finde. Sie versuche ihn zu einem respektvollen, sozialen Menschen zu erziehen. Er besuche aus diesem Grund auch einen anthroposophischen Kindergarten. Er interessiere sich aber nur für Kämpfen, Waffen und Kriege. In Auseinandersetzungen mit ihr sage er häufig, dass er sie töten wolle. In solchen Momenten gehe bei ihr »der Laden runter« und sie ziehe sich dann meistens zurück.

Darauf angesprochen, ob sie eine Idee habe, was der Junge mit seinem Verhalten ausdrücken wolle, reagiert die Mutter erstaunt und meint, dass sie sich das so nicht überlegt habe. Sie denke aber, dass er sich durchsetzen wolle und dass er (an dieser Stelle stutzt sie) so wie sein Vater sei. Sie beginnt zu weinen und bemerkt, dass dies schrecklich sei. Das Angebot, mit ihrem Sohn

eine Reihe von gemeinsamen Sitzungen durchzuführen, um besser zu verstehen, weshalb er sich so verhalte und wie sie besser mit ihm umgehen könne, nimmt sie erleichtert an.
Die psychotherapeutische Intervention findet über ein Jahr hinweg in Form von acht Mutter-Kind-Therapiesitzungen, zehn Einzelgesprächen mit der Mutter allein (z. T. unter Verwendung von Videomaterial) und drei Sitzungen mit Mutter und Vater statt. Im Zentrum der psychotherapeutischen Mutter-Kind-Intervention stehen Elemente der »Watch, Wait, Wonder«-Methode sowie des Reflektierens aufgrund von Video-Spielsequenzen. Einzelsitzungen mit der Mutter, insbesondere nachdem sich die Beziehung zwischen ihr und dem Sohn deutlich entspannt hat, fokussieren auf die Trigger-Aspekte seines Verhaltens.

Negative Kreisläufe zwischen Kindern und ihren Bezugspersonen – Papoušek (2004) nannte diese im Kontext der Genese von frühen Regulationsstörungen »Teufelskreise« – werden durch Ängste und traumatische Prozesse bei den Eltern/Bezugspersonen ausgelöst und unterhalten. Pleyer (2004) wies in seinem Modell zu co-traumatischen Prozessen in der Eltern-Kind-Beziehung auf wichtige mentale und interaktionelle Momente hin, welche zeigten, dass Transmissionseffekte kommunikativ erfolgen. Belastende, potentiell traumatisierende Erfahrungen wie häusliche Gewalt nehmen Einfluss auf die elterlichen Fähigkeiten und führen oft zu »parentaler Hilflosigkeit«, die mit Wahrnehmungsverzerrungen, Konfliktvermeidung und dem Abgeben von Verantwortung verbunden ist. Diese parentale Hilflosigkeit führt beim Kind zu Belastungserleben, welches durch Über- oder Unterstimulation, Mangel an Sicherheit, Stabilität und/oder Kohärenz bedingt sein kann.

Im Fallbeispiel spiegelt sich dieser Prozess einerseits in der Wahrnehmungsverzerrung der Mutter wider, die im Verhalten ihres Sohnes ihren Ex-Partner sieht, und andererseits in ihrer hilflosen Reaktion, welche das Kind mit seinen Gefühlen alleine lässt. Auf diese Weise wird dem Kind keine Sicherheit vermittelt, dass die Bezugsperson sein Empfinden und Verhalten mentalisieren kann. Solch belastende Erfahrung kann beim Kind zu einem Symptomverhalten führen, welches als ein Versuch verstanden werden kann, die Beziehung zur Bezugsperson zu erhalten und die Nähe und Distanz zu ihr zu regulieren. Symptome stellen immer auch einen Bewältigungsversuch dar; in ihnen verdichten sich nicht selten unbeantwortete, ungenügend abgestimmte Beziehungsbedürfnisse.

Im Modell von Pleyer (2004) führte das Symptomverhalten des Kindes bei den Bezugspersonen zu Versagensgefühlen und Ängsten, die wiederum die elterliche Hilflosigkeit verstärkten. Die Bearbeitung solch negativer Kreisläufe ist der Schlüssel zur Förderung der psychischen Gesundheit des Kindes und der Unterbrechung von Transmissionsprozessen in belasteten Familien. Dabei ist zielführend, dass sowohl auf die Veränderung der Interaktion als auch auf die Entwicklung des Mentalisierens bei den Bezugspersonen hingearbeitet wird. Dysfunktionale Eltern-Kind-Beziehungen können teilweise relativ schnell durch direktive Vorgehensweisen verändert werden (Eyberg et al. 2001).

Zusammenfassend lässt sich festhalten, dass das Mentalisieren einen Schlüsselfaktor für die Therapie mit Müttern/Eltern und Kleinkindern darstellt. Eltern-Kind-Therapien, die sowohl die Interaktionen als auch die Selbstreflexion von Eltern im Fokus haben, sind besonders wirksam (Göttken-Müller et al. 2014).

7.2 Gruppensettings

Forschungsergebnisse und klinische Evidenz legen den verstärkten Einsatz von Gruppensettings für die Behandlung verschiedener psychischer Störungen nahe (Schultz-Venrath 2013; Schultz-Venrath & Felsberger 2016). Im kinder- und jugendpsychotherapeutischen Bereich haben sich in den letzten Jahrzehnten störungsspezifische Gruppentherapien als ergänzendes Behandlungselement durchgesetzt (Heinemann & von der Horst 2009; Karterud & Bateman 2015). So werden Risikomüttern neben Einzel- und Mutter-Kleinkind-Therapien zusätzlich Gruppen angeboten, die über das Gruppenformat »nicht nur direkte soziale Unterstützung finden, sondern auch lernen können, Beziehungen zu anderen Erwachsenen zu mentalisieren und ihre Mentalisierungsfähigkeit zu verbessern« (Suchman et al. 2015, S. 393). Bei Depressionen der Mütter haben sich ebenfalls Gruppentherapien als sinnvoll und wirksam erwiesen (Pedrina & Hauser 2015), weshalb sie im klinischen Umfeld zunehmend implementiert werden. Eltern- und Kindergruppen spielen in der kinderpsychiatrischen Behandlung sowohl im ambulanten als auch im sogenannten »intermediären Bereich« einer Tagesklinik eine wichtige Rolle. Im stationären Bereich sind Gruppensettings seit jeher – nicht zuletzt aus Ressourcengründen – eine wichtige Methode, die als wirksam gilt (Schultz-Venrath 2013; Schultz-Venrath & Felsberger 2016).

Inzwischen ist eine zunehmende Sensibilisierung dafür zu beobachten, dass Kinder psychisch belasteter Eltern als Hochrisikogruppe zu identifizieren sind, die von familienorientierten Vorgehensweisen gut profitieren, in denen neben Einzelbehandlungen Gruppensettings in verschiedenen Kombinationen vorgesehen sind. Da das Mentalisieren selbstreflexive und interpersonelle Komponenten integriert, stellt das Gruppensetting gerade für Eltern einen idealen Rahmen dar, um diese Fähigkeiten zu fördern und Störungen des Mentalisierens zu behandeln.

Es gibt aktuell verschiedene Programme in Europa, welche die Mentalisierungsfähigkeit von Müttern mit psychischen Erkrankungen (Pajulo et al. 2016), von straffälligen Elternteilen in Gefängnissen (Sleed et al. 2013) oder mit erhöhtem Risiko (Fonagy et al. 2016b) sowie belastete Familien (Kalland et al. 2016) und Familien mit Missbrauchs-Verhalten (Neukel et al. 2021) adressieren.

Das mentalisierungsbasierte »Leuchtturm-Elternprogramm« zur Stärkung der elterlichen Bindungskompetenzen wurde mittlerweile auf deutsche Verhältnisse adaptiert und evaluiert (Volkert et al. 2019b). Das manualisierte Interventionsprogramm wird im Rahmen einer vierwöchigen stationären Behandlung der Mütter oder Väter angeboten und besteht aus einem strukturierten Interview, Videofeedback, Fokusformulierung, Gruppenarbeit und Psychoedukation. Es umfasst insgesamt zwölf Sitzungen: fünf individuelle Sitzungen, in denen die spezifischen Schwierigkeiten der Eltern in Bezug auf ihre Elternrolle (2 Sitzungen), ihre Erfahrungen mit der Erziehung durch ihre eigenen Eltern (1 Sitzung) sowie die Teilnahme an einer Video-Interaktion mit dem Kind (2-mal 1 Sitzung) bearbeitet werden. Zusätzlich findet wöchentlich eine 75-minütige Elterngruppe statt (Volkert et al. 2019b, S. 33).

Im Center for Reflective Parenting (CRP) in Los Angeles werden einerseits Elterngruppen durchgeführt, die das Mentalisieren der Eltern fördern und entwickeln sollen *(Mindful Parenting Groups – MPG)*, andererseits wird das *Reflective Parenting Programme* (Cooper & Redfern 2016) angeboten. In den Elterngruppen arbeiten zwei Gruppenleiter mit einer Gruppe von vier bis sechs Eltern-Kinder-Dyaden. Die Gruppen werden während zwölf Wochen einmal wöchentlich durchgeführt und konzentrieren sich auf drei Dimensionen: kindzentrierte Beobachtung, Förderung sozialer Interaktionen und elternzentrierte Reflexion. Das reflexive Elternschaftsprogramm ist ebenfalls ein zeitlich limitiertes Gruppensetting, jedoch sind die Inhalte in den zehn Wochen stärker vorbestimmt als in den Mindful Parenting Groups (Pally 2017).

Ein spannendes und in der Praxis erprobtes Gruppensetting für belastete Familien stellt die Multifamilientherapie (MFT) dar. Dieses Konzept einer systemischen Familiengruppentherapie wurde von Eia Asen auf der Grundlage der Erfahrungen des Marlborough Family Service in London entwickelt (Asen 2017). Die Multifamilientherapie verbindet handlungsorientierte, familientherapeutische Interventionen mit einem Gruppenkontext.

Die Multifamilientherapie kommt in Deutschland seit über einem Jahrzehnt in verschiedenen institutionellen Kontexten zur Anwendung. Die Therapiefrequenz reicht von täglich, wöchentlich über zweiwöchentlich einmal bis zu monatlich mit zwei bis acht Stunden; die Therapie kann sich über einen Zeitraum von mehreren Wochen bis hin zu einem Jahr erstrecken. Die Mitglieder der Gruppe, die teiloffen oder geschlossen sein kann, sind die Symptom-/Problemträger und ihre Familienangehörigen. Multifamilientherapie ist Verfahren und zugleich Kontext für systemische, multimodale therapeutische Arbeit, die das Mentalisieren fördert (Asen & Scholz 2017). Der Fokus liegt dabei auf der Verknüpfung von Verhaltens- und Beziehungsmustern, die sich zwischen den Familienmitgliedern gebildet haben, und auf inneren Zuständen, wobei das Sprechen über die Affekte ein zentrales Ziel darstellt. Mentalisierungsorientierte Multifamilientherapeutinnen und -therapeuten arbeiten immer im »Hier und Jetzt«. Sie beobachten und benennen inter- und intrafamiliäre Prozesse, greifen potenziell problematische Interaktionen auf und arbeiten mit die beteiligten Familien einbeziehenden Aktivitäten in Form von Übungen und Spielen an der Mentalisierung (Asen 2017, S. 54 ff.).

Die Auswahl an Beispielen zum Thema der Gruppensettings im therapeutischen Kontext mit belasteten Eltern und ihren Kindern zeigt, dass in den nächsten Jahren weitere konzeptuelle und praktische Entwicklungen im Feld zu erwarten sind, damit Erfahrungen und Ergebnisse aus der Mentalisierungs-Praxis und -Forschung besser verankert werden können.

Die Notwendigkeit, belastete Familien möglichst früh und niederschwellig zu erfassen und sie entsprechend zu unterstützen, erfordert einen kreativen und zielgruppenorientierten Zugang. Gruppenangebote für Risikogruppen können als »Türöffner« dienen, um bedürfnisgerechte, passende Behandlungsangebote für die Familien anzuschließen. In den Fällen, in denen diese Angebote – wie bei einigen mentalisierungsorientierten Angeboten – konzeptuell und durch entsprechende Rahmenbedingungen abgesichert sind, können zeitnah positive Effekte auf die Eltern-Kleinkind-Beziehung erzielt werden, die unter Umständen eine therapeutische Intervention überflüssig machen. Im folgenden Kapitel werden einige Beispiele aufgeführt und diskutiert.

KAPITEL 8

Mentalisieren in pädagogischen Kontexten und in der Prävention

Ob die Fähigkeit zu mentalisieren psychische Gesundheit bedeutet (bzw. eine geringer entwickelte Fähigkeit ein Weniger an Gesundheit), kann nicht allgemein bestimmt werden. Die Auswirkungen einer verminderten Fähigkeit zu mentalisieren werden durch die Anforderungen und Ressourcen des sozialen Umfelds und von kulturellen Rahmenbedingungen stark mitbestimmt (Keller 2022). So wird das Mentalisieren zwar z. B. in großfamiliären Strukturen weniger gefördert, die verminderte Mentalisierungsfähigkeit ist jedoch in einer solchen sozialen Umwelt kein Risikofaktor für psychische Störungen (Ensink 2003), sondern für diese spezifische Umwelt adaptiv.

Spezifische belastete sozioökologische Bedingungen können also zwar dazu führen, dass ein Nicht-Mentalisieren passender ist (Campbell & Allison 2023). Insgesamt können sich Menschen mit einer geringeren Mentalisierungsfähigkeit aber schlechter auf neue Bedingungen einstellen (Taubner 2015), was zur berechtigten Annahme führt, dass eine bessere Mentalisierungsfähigkeit als potenzieller Schutzfaktor anzusehen ist und es dem einzelnen Menschen eher erlaubt, sich unter belastenden Bedingungen resilient anzupassen (Stein 2022).

Soziale Ungleichheit und Armut können zu großen Belastungen und zu psychopathologischen Phänomenen führen und damit dafür sorgen, dass die Bezugspersonen in ihrem Fürsorgeverhalten und Mentalisierungsvermögen deutlich beeinträchtigt sind (Fonagy et al. 2022). Für die betroffenen Kinder und Jugendlichen bedeutet dies, dass für sie entwicklungsförderliche Erfahrungen in Peer-Gruppen und die Teilhabe an gesellschaftlichen Prozessen erschwert sind, die epistemisches Vertrauen und Mentalisieren unterstützen (Nolte & Fonagy 2023). Hier zeigt sich also die Wichtigkeit einer gut entwickelten Mentalisierungsfähigkeit.

Insgesamt lässt sich sagen: Es ist sowohl konzeptionell als auch in der praktischen Tätigkeit unerlässlich, die unterschiedlichen Erwartungen, die in einer bestimmten Situation bezüglich des Mentalisierens an ein Individuum gerichtet sein können, unter Berücksichtigung des Umfeldes und im kulturellen Kontext zu verorten und Interventionen entsprechend zu gestalten.

8.1 Resilienz

Vor diesem Hintergrund und mit dem Fokus auf dem Umfeld stellt sich die Frage nach der Beziehung zwischen Mentalisieren und Resilienz. Das Resilienzmodell ist besonders gut mit dem Konzept des Mentalisierens vereinbar, weil es sich vor allem dafür interessiert, auf welche Weise Stress- und Bewältigungskompetenzen aufgebaut und gefördert werden können. Kritisch wird nur gesehen, dass das Resilienzkonzept zu ideologischen Zwecken manipuliert werden kann, etwa indem das Individuum für seinen Erfolg bzw. Misserfolg allein verantwortlich gemacht wird (Steinebach & Gharabagi 2013). Eine solche Vereinfachung des Resilienzmodells erschwert die Einbeziehung des Mentalisierungskonzepts, da dieses die Beziehung zum Gegenüber bzw. zur Gruppe als für die kindliche Entwicklung konstitutiv definiert und der Wechselwirkung zwischen individuellen und sozialen Faktoren eine zentrale Stellung zuweist.

Resilienz fragt und forscht nach Eigenschaften und Fähigkeiten, die Menschen ermöglichen, sich trotz belastender Lebensumstände zu psychisch und physisch gesunden Individuen zu entwickeln (bzw. es zu bleiben). Die Grundannahmen basieren dabei auf dem Risikofaktoren- sowie auf dem Schutzfaktorenkonzept (Rutter 1990; Lösel & Bender 2008). Die Risikoforschung der letzten Jahrzehnte hat eine lange Liste von Faktoren herausgearbeitet, die in kumulierter Häufigkeit die Wahrscheinlichkeit einer negativen Entwicklung bei Menschen erhöhen (Rutter 2000). Die Resilienzforschung hingegen hat aufzeigen können, dass schützenden Bedingungen eine Schlüsselfunktion im Prozess der Bewältigung von Stress- und Risikosituationen zukommt (Ball & Peters 2007). Man geht davon aus, dass schützende Bedingungen die Anpassung eines Individuums an sein Umfeld fördern, das Auftreten von Störungen erschweren, die Wahrscheinlichkeit der besseren Verarbeitung von Belastungen erhöhen und die Effekte von Belastungen abschwächen oder sogar kompensieren können (Wustmann 2004). Es ist erwiesen, dass sichere Bindungen eine solche schützende Bedingung für kindliche Entwicklung darstellen (Brisch et al. 2002). Feinfühlige, kontingente Reaktionen von primären Bezugspersonen in »good enough« (Winnicott 1960) Beziehungsumfeldern legen den Grundstein für die Entwicklung des Selbst und des Mentalisierens (Fonagy et al. 2004).

Die Fähigkeit zu mentalisieren stellt eine zentrale Ressource dar, weil sie die Entwicklung und den Erhalt des Kohärenzgefühls fördert, welches als zentrale Komponenten für psychische Gesundheit die Bedeutsamkeit, die Verstehbarkeit und die Handhabbarkeit der Belastungen bzw. Herausforderungen beinhaltet (Antonovsky 1979). Mentalisieren wird als intrapsychische Ressource betrachtet, die es Menschen trotz Belastungen möglich macht, sich gut zu entwickeln, d.h. resilient zu sein. Hauser et al. (2006) weisen in einer Untersuchung mit belasteten Jugendlichen nach, dass sich trotz einer Traumatisierung diejenigen gut entwickeln konnten, die überzeugt waren, die eigene Umwelt verändern und mit den eigenen Gedanken und Gefühlen umgehen zu können. Des Weiteren war die Fähigkeit, fürsorgliche Beziehungen zu entwickeln, für einen positiven Verlauf ausschlaggebend. Leuzinger-Bohleber et al. (2009) fanden in ihrer Studie (»Frankfurter Präventionsstudie«) zu den Narrativen resilienter und nichtresilienter Jugendlicher deutliche Unterschiede: Resiliente Jugendlichen berichteten in differenzierter Form über sich und andere, während die zweite Gruppe chaotisch und desorganisiert erzählte und andere Personen in ihren Schilderungen fehlten. Fonagy et al. (2017a, 2017b) haben in ihrer Übersichtsarbeit zur Resilienz bei Menschen mit einer Borderline-Persönlichkeitsstörung herausgearbeitet, dass das Fehlen epistemischen Vertrauens einen wesentlichen Faktor für die mangelnde Veränderungsbereitschaft der Wahrnehmungs- und Interpretationsschemata darstellt.

Den psychosozialen Belastungen von Familien, die einen negativen Einfluss auf die psychische Gesundheit und die Entwicklung der Kinder haben, kann nicht allein mit psychotherapeutischen Interventionen begegnet werden (Kazdin & Blase 2011). Diese Erkenntnis hat dazu geführt, dass zunehmend effektivere Interventionen gefordert sind, die betroffene Kinder möglichst niederschwellig in ihrem Lebensalltag erreichen können. Konzepte des Mentalisierens können in nichttherapeutischen Settings wichtige Perspektiven eröffnen und Vorgehensweisen und Methoden entwickeln helfen, die resiliente Prozesse ermöglichen. Das ist insbesondere im schulischen Kontext der Fall, wo alle Kinder und Jugendlichen über längere Zeit außerfamiliär betreut werden und Fachkräfte positive Entwicklungen mitgestalten können. Man muss dann jedoch davon ausgehen können, dass eine mentalisierende Haltung im pädagogischen Feld umgesetzt wird (Schwarzer 2020). Diese ermöglicht es den Fachpersonen, angemessen und entwicklungsfördernd auf Äußerungen und Verhaltensweisen von Kindern und Jugendlichen einzugehen (Ramberg 2018). Dabei ist eine mentalisierungsorientierte Haltung als Kernstück einer solchen Pädagogik dadurch charakterisiert, dass der Fokus nicht auf dem Verhalten, sondern auf den Innenwelten der Kinder und Jugendlichen liegt. Des Weiteren ist die neugierige nicht-wissende Haltung wichtig, die den betroffenen Kindern und Jugendlichen Raum für ihre Perspektive lässt. Insbesondere in konflikthaften Situationen im pädagogischen Alltag können mentalisierungsfördernde Interventionen »einen Entwicklungsrahmen aufrechterhalten« und so entlastend und unterstützend wirken (Gingelmaier & Kirsch 2020, S. 83). Da Eskalationen im pädagogischen Alltag nicht selten mit der Kommunikationsart und der Interaktionsgestaltung vonseiten der Lehrkräfte zu tun haben, ist es hilfreich, wenn diese bereit sind, Missverständnisse transparent anzugehen und »zu reparieren«. Das Beibehalten einer mentalisierenden Haltung bedarf einer hohen Reflexivität und Bereitschaft, sich mit eigenen (auch biografisch determinierten) Anteilen zu beschäftigen.

Damit dies gelingen kann, braucht es Organisationen, die den Fachkräften entsprechende strukturelle Bedingungen anbieten, sowie Supervisionsmöglichkeiten, um schwierige Situationen mit Kindern und Jugendlichen gemeinsam mit Kolleginnen und Kollegen explizit mentalisieren zu können (Beispiel dazu siehe Diez Grieser 2023).

Zusammenfassend kann das Mentalisierungskonzept als äußerst relevantes und anschlussfähiges Konzept für die Arbeit in präventiven sowie in pädagogischen Settings betrachtet werden (Schwarzer & Koch 2020). Gingelmaier und Schwarzer (2023) betrachten die Fokussierung auf das Mentalisieren bzw. auf den Aufbau und die Entwicklung von epistemischem Vertrauen als die wesentliche Grundlage pädagogischer Prozesse in der Erziehung und der Bildung.

Konkrete Programme und Vorgehensweisen mit dem Ziel, Resilienz und Mentalisierungsfähigkeit von belasteten Kindern und Jugendlichen zu fördern, sind mittlerweile in verschiedenen Ländern erfolgreich umgesetzt worden. Ein Beispiel dafür ist das »Resilienz-Programm« von Bak et al. (2015), welches einfache modulare Interventionen sowohl in Einzel- als auch in Gruppensettings ermöglicht. Das Programm wurde bereits in verschiedenen Kontexten, wie z.B. in Schulen, in Kinder- und Jugendeinrichtungen und bei Kindern in Pflegeverhältnissen eingesetzt, und konnte positive Wirkungen erzielen (Midgley & Vrouva 2012). Das Resilienz-Programm ist ein flexibles, webbasiertes, modulares Programm, welches sowohl für die Förderung der psychischen Gesundheit als auch für die Unterstützung von Menschen mit psychischen Problemen genutzt werden kann. Es ist besonders effektiv, wenn es mit Lehrern und Eltern gemeinsam durchgeführt werden kann, die jeweils jene Module auswählen, die für ihre Kontexte wichtig sind. Das Programm wird den Zielgruppen vorgestellt und es werden Diskussionen, Gruppenarbeiten und Supervisionen angeboten. Fonagy et al. (2009) beschreiben, wie die Implementierung des mentalisierungsbasierten Ansatzes im gesamten System dazu führte, dass Mobbing in Schulen reduziert werden konnte.

Es gibt mittlerweile einige Beispiele für die Anwendung des Mentalisierungskonzepts in pädagogischen und sozialpädagogischen Feldern. So werden den Bezugspersonen von belasteten Kindern neue Möglichkeiten des Verstehens und der Beziehungsgestaltung eröffnet und resilienzstärkende Prozesse ermöglicht (*Minding the Child* von Midgley & Vrouva 2012; *Minding the Baby* von Suchman et al. 2015; *Peaceful Schools* von Twemlow & Fonagy 2022; *Mentalisierungsgestützte Erziehungsberatung* von Kaufmann & Zimmer 2014; *AMBIT – Arbeit mit schwer erreichbaren Jugendlichen* von Bevington et al. 2015 und *Selbstbildung in Kindergruppen* von Brandes 2008).

In süddeutschen Raum wird das Programm *Talking Mental Health* des Anna Freud National Centre for Children and Families in London unter dem Namen »Lasst uns über psychische Gesundheit sprechen« seit 2019 in mehreren Klassen umgesetzt. Dieses Programm fokussiert sich – neben der Enttabuisierung von psychischer Krankheit – auf die Förderung der Mentalisierungsfähigkeit von Kindern und Jugendlichen (Schwarzer & Koch 2020, S. 181 ff.).

Den genannten Angeboten ist gemeinsam, dass sie in einer mehr oder weniger standardisierten Form über Mentalisieren informieren und die daraus abgeleiteten Haltungen und Vorgehensweisen mit den jeweiligen Zielgruppen in verschiedenen Settings üben, diskutieren und reflektieren. Dabei stellen die in den vorangegangenen Kapiteln vorgestellten Dimensionen des Mentalisierens (wohlwollende Neugierde, sokratische Haltung) die Basis für die konkreten Interventionen dar.

Im Folgenden wird ein Teil der erwähnten Programme genauer beschrieben, um prototypisch den Mehrwert der Implementierung von mentalisierungsgestützten Angeboten im nichtklinischen Bereich aufzuzeigen.

8.2 Frühe Interventionen

Breit angelegte Längsschnittuntersuchungen, die den Entwicklungspfaden von Kindern aus Risikogruppen nachgehen (wie z. B. das *Perry Preschool Project* von Schweinhart et al. 2005), rückten den Aspekt möglichst früher Interventionen sowohl bezüglich einer Behandlung als auch von Präventionsbemühungen in den Vorder-

grund. Es ist über die Bindungsforschung hinlänglich bewiesen, dass belastende Erfahrungen in der frühen Kindheit gehäuft zu negativen Entwicklungen führen können, die die Teilhabe der Menschen an gesellschaftlichen Prozessen erschweren und häufiger zu körperlichen und psychischen Krankheiten sowie zu einem frühzeitigen Tod führen. Der Einfluss dieser sogenannten *Adversity Childhood Experiences* (ACE) wird durch die Daten einer großen Studie mit 17000 erwachsenen Personen in den USA eindrücklich nachgewiesen: Die Anzahl der belastenden Erfahrungen (Vernachlässigung, Misshandlung, familiäre Probleme) in der Kindheit steht in einem direkten Zusammenhang mit der psychischen Gesundheit der Erwachsenen (Dube et al. 2002). Huebner et al. (2016) haben diese Erkenntnisse in einem politisch motivierten Aufsatz aufgegriffen und auf die Notwendigkeit von Interventionen in der frühen Kindheit hingewiesen, um das Wohlbefinden und die Gesundheit möglichst vieler Menschen zu gewährleisten.
Die Umsetzung dieser Erkenntnisse durch Interventionen in der frühen Kindheit führt auf gesellschaftlicher Ebene auch zu einem finanziellen Nutzen. Der Nobelpreisträger und Ökonom James Heckman (Heckman et al. 2010) wies in seiner Arbeit zum *Return on Investment* (ROI) bezogen auf das *Perry Preschool Project* nach, dass der ökonomische Nutzen bei Maßnahmen in der frühen Kindheit am größten ist. Er errechnete ein Kosten-Nutzen-Verhältnis von etwa 1:8, d. h. pro investiertem Euro kommen etwa acht Euro zurück. Folgeuntersuchungen bestätigen diese Zusammenhänge bei früher Prävention (Cannon et al. 2018; Bellis et al. 2019). Meier-Gräwe und Wagenknecht (2011, S. 9) haben für das Projekt »Guter Start ins Kinderleben« (Projektstandort Ludwigshafen) berechnet, dass die Kosten Früher Hilfen bezogen auf die Folgekosten von Kindeswohlgefährdungen je nach Szenario in einem Verhältnis von 1:13 oder sogar 1:34 stehen.

Frühe Misshandlungserfahrungen und Vernachlässigung sowie Fremdunterbringung in der frühen Kindheit können verschiedene negative Einflüsse auf die kindliche Entwicklung haben. Insbesondere ist die Wahrscheinlichkeit, dass sich unsichere oder desorganisierte Bindungen, verbunden mit Mentalisierungsstörungen, entwickeln, bedeutend höher (Bleiberg 2001; Cicchetti & Valentino 2006). Unsichere Bindungen und Probleme der Reflexivität können des Weiteren einen negativen Einfluss auf die Selbstentwicklung haben und sind mit verschiedenen psychopathologischen Auffälligkeiten in der mittleren Kindheit bis hin zum Erwachsenenalter assoziiert (Sharp & Fonagy 2015; Schwarzer et al. 2021). Nach Fonagy und Allison (2014) führen Misshandlungen in der frühen Kindheit zu einer partiellen Mentalisierungs-Blindheit (*mind-blindness*). Die reflexive Kommunikation zwischen Eltern und Kindern wird beeinträchtigt und beeinflusst die Selbststruktur, indem Spaltungen begünstigt werden, die mit einem desorganisierten Bindungstyp einhergehen.

Breit angelegte präventive Interventionen in Europa, insbesondere im Bereich der indizierten Prävention, fokussieren mittlerweile stark auf die frühe Kindheit. Projekte, wie z.B. *Frühe Hilfen* in Deutschland, setzen früh bei den Bedürfnissen der Familien an und weisen messbare, nachhaltige Effekte bei belasteten Familien auf (Fegert & Ziegenhain 2012; NZFH 2021). Positive Ergebnisse zeigten auch Frühförderungsprogramme wie z.B. *schritt:weise* in der Schweiz, die die Elternkompetenzen und die Beziehung zwischen Eltern und Kleinkindern ins Zentrum rücken und verschiedene Settings nutzen, um Bedürfnisse und Veränderungsbedarf zu koordinieren (Diez Grieser 2014).

Das erwähnte mentalisierungsbasierte Programm *Minding the Baby* (Slade et al. 2005b; Suchman et al. 2015) wurde belasteten jungen Müttern mit guten Ergebnissen in randomisierten Untersuchungen (Longhi et al. 2016) angeboten. Das Programm wurde durch das Yale Child Study Center und die Yale School of Nursing entwickelt und stellt die Mutter-Kind-Interaktion ins Zentrum. Das *Minding the Baby*-Programm wird durch ein interdisziplinäres Team (Gesundheitsfachleute, Pflegefachfrauen mit zusätzlicher Ausbildung, Sozialarbeitende) aufsuchend umgesetzt. Die Mütter und ihre Kinder (bis zwei Jahre) werden im ersten Jahr wöchentlich und im zweiten Jahr vierzehntägich zu Hause aufgesucht. Die Anzahl der Besuche kann nach Bedarf erhöht werden.

Das *Minding the Baby*-Programm besteht aus verschiedenen Phasen. In einem ersten Schritt stehen der Aufbau einer vertrauensvollen Beziehung und konkrete Unterstützung im Zentrum. In einem zweiten Schritt erfolgt die Auseinandersetzung mit mentalen Zuständen und die Reflexion der jeweiligen Sichtweisen der Mütter, die sich auf konkretes Verhalten und körperliche Eigenschaften der Kinder beziehen. Die Mütter werden darin unterstützt, zwischen Gefühlen, Gedanken und Handlungen eine Beziehung herzustellen. Die Hausbesucherinnen helfen ihnen in der Wahrnehmung der elementaren Gefühle und Bedürfnisse und bringen diese in Sprache. Schließlich wird nach neuen Bewältigungsstrategien gesucht, damit die Mütter ihre Gefühle nach deren Differenzierung und Identifizierung regulieren und aushalten können. Wenn eine Mutter in der Lage ist, ihr eigenes Erleben und ihre lebensgeschichtlichen Erfahrungen in Worte zu fassen, kann sie das Erleben des Kindes besser wahrnehmen und regulieren. Dabei ist es wichtig, mit der Mutter zukünftige Entwicklungsschritte zu besprechen und die entstehenden Vorstellungen und Erwartungen zu reflektieren. Das Mentalisieren regt Fragen an (wie z. B.: »Das Kind wird wohl bald selbst essen wollen, wie wird das wohl sein …?«), die helfen, eine reflexive Haltung einzunehmen. Interventionen wie: »Vielleicht ist das Kind heute so gereizt, weil es gestern krank war?«, führen dazu, dass die Mütter ihre Kinder zunehmend als intentionale Wesen sehen können, die durch ihr Verhalten ihre Gefühle und Befindlichkeit zum Ausdruck bringen (Suchman et al. 2015).

Das Programm verbessert die Qualität der Mutter-Kind-Beziehung, die Mütter sind feinfühliger und verbessern ihre reflexiven Fähigkeiten. Es wird davon ausgegangen, dass die Intervention nachhaltig wirksam ist, da Studien, die Kinder mit drei und fünf Jahren erneut getestet haben, zeigen, dass die Entwicklung und psychische Gesundheit der Kinder weiterhin positiv sind (Longhi et al. 2016).

8.3 Interventionen im pädagogischen Kontext

Kinder verbringen bereits ab einem frühen Alter einen erheblichen Teil ihres Alltags in außerfamiliären Kontexten. Verschiedene altersspezifische Bildungsinstitutionen wie Kindertagesstätten, Kindergärten und Schulen eignen sind deshalb besonders für präventive mentalisierungsbasierte Programme. So hat das *Peaceful Schools*-Projekt von Twemlow & Fonagy (2022) zu einer Verbesserung des Klassenklimas sowie zu einer Verringerung aggressiv-destruktiver Auseinandersetzungen zwischen den Kindern geführt.

Ebenso entwickelte Christiane Uhl (2013) verschiedene Bausteine zur Prävention destruktiver Aggressivität bei Kindern in Kindertagestätten, die sich an den Ergebnissen der Frankfurter Präventionsstudie (Leuzinger-Bohleber et al. 2009) orientierten. Dabei stellte sie die Förderung des Mentalisierens ins Zentrum der Interventionen. Die Bausteine sind als Anregung gedacht und sollen den Kindern die Möglichkeit geben, ihre Emotionen kennenzulernen und Regulationsfähigkeiten dafür zu entwickeln. Diese Fähigkeit ist die Basis für selbstregulatorische Prozesse und somit eine wichtige Voraussetzung, um mit negativen Gefühlen und Konflikten angemessen umgehen zu können. Im Folgenden werden einige der »Anregungsbausteine«, welche die Umsetzung des Mentalisierungsansatzes fördern, genannt:

- Positives Klima mit gemeinsamer Orientierung schaffen. Dabei ist besonders wichtig, dass in der Institution eine Einigkeit über die Schaffung einer Atmosphäre besteht, die gemeinsam als positives Klima charakterisiert wird (Twemlow & Fonagy 2022). Das positive Klima lässt sich durch eine reflexive Grundstruktur herstellen, in der sich die Teilnehmenden aktiv für den Veränderungsprozess engagieren.
- Machtdynamiken werden offengelegt, um ein *reflexiv-positives Klima,* bezogen auf den Umgang mit Aggression, aufrechtzuerhalten.
- Symbole und Rituale sind vorhanden, um Raum für Reflexion zu schaffen.
- Nachdenkzeiten in ritualisierten sicheren Rahmen.
- Konzeptualisierung der Gruppenaufgaben.

Ein solcher Ansatz macht deutlich, dass die Bereitstellung von Räumen im pädagogischen Alltag, die der Reflexion und dem Austausch dienen, als Basis für »innere Räume«, in denen Mentalisierungsprozesse verankert werden, zentral ist. So hat sich im deutschen Sprachraum das »Faustlos«-Konzept als primäres Präventionsprogramm zur Förderung sozialer und emotionaler Kompetenzen und damit zur Gewaltprävention für Kinder im Kindergarten- und Grundschulalter bewährt (Schick & Cierpka 2004). Es ist ein entwicklungspsychologisch basiertes Curriculum mit den drei Einheiten:

- Empathieförderung,
- Impulskontrolle und
- Umgang mit Ärger und Wut.

Die Evaluation des Programms zeigte, dass die beteiligten Kinder – im Vergleich zur Kontrollgruppe – selbstreflexiver und sozial kompetenter wurden (Schick & Cierpka 2006).

Deutlich mentalisierungsbasierter ist das *Peaceful Schools*-Projekt von Twemlow & Fonagy (2022), das von der zentralen Annahme ausgeht, dass in einer sozialen Umwelt, die durch Mentalisieren und Bindung geprägt ist, interpersonales gewalttätiges Verhalten keinen Platz hat. Eine mentalisierende Interaktion zwischen den zum System gehörenden Individuen ermöglicht es jedem Einzelnen, »ein Individuum und gleichzeitig ein Mitglied des sozialen Systems zu sein« (Twemlow & Fonagy 2022, S. 412). Die Umsetzung umfasst verschiedene Schritte. Ausgangspunkt sind die »Kampagnen für ein positives Klima, die Sprache und Denken reflektieren und verändern sollen. Problematisches Verhalten einzelner Kinder wird als Problem der ganzen Klasse konzeptualisiert. Ein weiteres Element sind Mentoren, die dyadische Konflikte triangulieren. Die Nachdenkzeit am Ende des Unterrichtstages soll als weiteres Element die Selbstreflexivität von Schülern und Lehrern fördern. Die Evaluation ergab einen dauerhaft positiven Einfluss auf das unterrichtsstörende Verhalten und auf die Empathiefähigkeit« (Twemlow & Fonagy 2022, S. 419).

All diese Angebote fokussieren auf Kinder bzw. Kindergruppen und fördern die Mentalisierungsfähigkeit, um Belastungen in den sozialen Umwelten zu verringern bzw. abzupuffern. In diesem Zusammenhang sind Ansätze und Programme, die sich auf die erwachsenen Bezugspersonen als zentrale Faktoren der Umwelt konzentrieren, ergänzend notwendig. So richtet sich das *Thought in Mind* (TIM)-Projekt an Eltern und Lehrer. Valle et al. (2016) evaluierten in Italien dieses Konzept an zwei Schulen. Das TIM-Projekt hat einige Gemeinsamkeiten mit dem bereits beschriebenen *Peaceful Schools*-Konzept, kann aber webbasiert im Selbststudium durchgeführt werden. Allerdings wird empfohlen, das Programm in Gruppensettings umzusetzen. Fachpersonen führen Lehrer und/oder Eltern in die Materialien ein, mit der anschließenden Möglichkeit zur Supervision. In einem Begegnungszentrum für Adoleszente in Dänemark führte die TIM-Implementierung dazu, dass die Mitarbeiter Konflikte zwischen und mit den Jugendlichen gewaltfreier lösen konnten (Bak et al. 2015). Außerdem zeigte sich ein positiver Effekt auf die psychische Gesundheit jener Mitarbeiter (!), die auch noch drei Jahre nach Abschluss des Projekts mentalisierungsbasiert arbeiteten.

8.4 Sozialpädagogischer Kontext

Kinder, die in Pflegeverhältnissen aufwachsen, sind aufgrund ihrer Vulnerabilität in besonderer Weise auf Bezugspersonen angewiesen, die über hinreichend reflexive Fähigkeiten verfügen und damit über die Fähigkeit, das Mentalisieren bei Kindern zu fördern. Dabei sollte es in erster Linie darum gehen, dass der Innenwelt der Kinder ein genuines Interesse entgegengebracht wird, welches das Kind auch wahrnehmen kann. In dieser Hinsicht können mentalisierungsstützende Ansätze und traumapädagogische Konzepte der letzten Jahre (Baierl & Frey 2014) miteinander verbunden und genutzt werden. Die Traumapädagogik ist durch eine verstehende und beziehungsorientierte Haltung charakterisiert, die belastete Kinder in ihrer Selbstkohärenz und Selbstwirksamkeit stärkt. Der Mentalisierungsansatz bietet Konzepte und konkrete Vorgehensweisen, welche mit der Traumapädagogik gut kombinierbar sind, diese bereichern und wirksamer machen. So kann der Einsatz einer adaptierten Form der Mentalisierungstreppe (*mentalization staircase* von Bateman & Fonagy 2006; adaptiert von Jascobsen et al. 2015) in einer Fallbesprechung oder in einer Supervision zu einem besseren Verständnis von Interaktionen zwischen Fachpersonen und Kindern führen (Jacobsen et al. 2015), indem von der emotionalen Befindlichkeit des Kindes ausgegangen wird. Die Mentalisierungstreppe (Abb. 7) folgt der gleichen Logik wie das Hausbau-Modell (vgl. Kap. 4, 5 und 6).

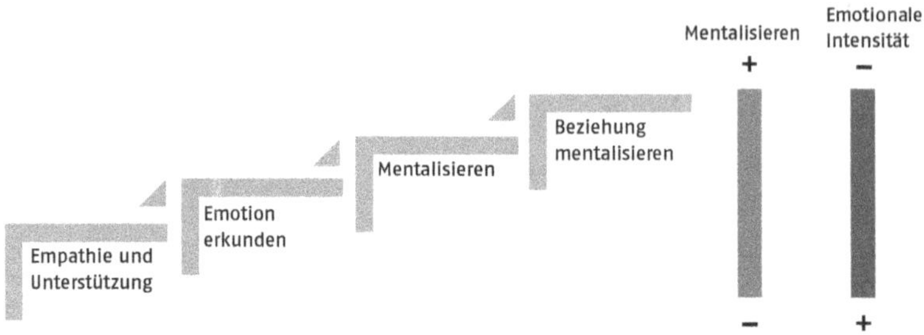
Empathie und Unterstützung
Emotion erkunden
Mentalisieren
Beziehung mentalisieren
Mentalisieren
+
–
Emotionale Intensität
–
+

Abb. 7: Mentalisierungstreppe (modifiziert nach Jacobsen et al. 2015)

Was die Fachperson zum Kind in einer bestimmten Situation sagt oder nicht sagt, sollte der emotionalen Intensität des Kindes angepasst werden. Wenn das Kind emotional aufgewühlt und übererregt ist, sind seine Fähigkeiten zu mentalisieren beeinträchtigt. In diesen Momenten sollte die erwachsene Bezugsperson empathisch unterstützend sein und v. a. versuchen, mit dem Kind emotional in Beziehung zu treten. Das so entstehende *Holding* ist der Rahmen für weitere Interventionen. Wenn das Kind wieder ruhiger ist, können die Emotionen besprochen und verstanden werden, indem die Perspektive des Kindes ebenso wie die Perspektive eines anderen (Kindes oder Erwachsenen), mit dem die Interaktion stattfand, einbezogen wird. Nachdem die Emotionen reflektiert wurden, wird die Beziehungsebene mentalisiert. Sollte dies zu einer erneuten emotionalen Überflutung führen, ist wiederum ein empathisches Unterstützen notwendig. Die Frage, mit welcher Stufe gestartet werden soll, ist von der emotionalen Befindlichkeit des Kindes abhängig. Ziel ist es, die Mentalisierungsfähigkeit aufzubauen oder zu stärken, indem das Kind in der Selbst- und Emotionsregulation unterstützt wird. Damit dies gelingt, sollte die erwachsene Bezugsperson in der Lage sein, intensive Gefühle bei sich wahrzunehmen und zu regulieren.

Der mentalisierungsbasierte Ansatz legt auch im Kontext von

Pflegeverhältnissen den Schwerpunkt auf den Prozess und weniger auf den Inhalt. Damit die Fachpersonen sich gegenseitig unterstützen können, ist es sinnvoll, dass sie sich gegenseitig mentalisieren. So empfiehlt beispielsweise der Ansatz *Mentalize your colleague* (Bevington & Fuggle 2012), täglich oder wöchentlich zehn Minuten lang über einen Kollegen nachzudenken. Auf diese Weise soll ein besserer Umgang mit emotional schwierigen Situationen erarbeitet und die mentalisierende Haltung im Team eingeübt werden. So kann besser verstanden werden, weshalb sich eine andere Fachperson so und nicht anders verhält. Dies bildet die Basis für Fragen, die eine andere Perspektive einbringen können. Das folgende Beispiel aus der sozialpädagogischen Praxis, der Bericht einer Fachperson, soll das Vorgehen illustrieren.

Beispiel: Kevin wollte nach dem Abendessen draußen spielen gehen. Da der Nachbarjunge keine Lust hatte, fragte Kevin die Mitbewohnerin Nina. Sie wollte auch nicht. Er wurde wütend. Ich machte ihm das Angebot mitzugehen. Er meinte, mit mir wolle er nicht nach draußen. Ich ging nicht darauf ein. Er wurde ungeduldig und fing an, Nina und mich zu provozieren. Zuerst ging er in die Küche und wollte alle Lebensmittel ablecken. Ich ermahnte ihn, er sollte damit aufhören, darauf drohte er, er werde uns umbringen, und wollte die Besteckschublade öffnen. Danach ging er ins Büro und »klaute« das Telefon, er wollte »Telefonterror« machen. Ich nahm ihm das Telefon ab. Als er anfing, zu schreien und durch die ganze Wohnung zu rennen, nahm ich ihn und brachte ihn in sein Zimmer. Dort rastete er aus. Er steigerte sich immer mehr in seine Wut hinein, sodass ich ihn fast nicht mehr halten konnte. Er erwischte mich am Kopf und riss mir Haare aus. Ich ließ ihn daraufhin in Ruhe. Er sperrte sich ins Badezimmer ein und trat gegen die Türe. Danach knallte er die Wohnungstür zu und wollte meine Schuhe aus dem Fenster schmeißen.

Nach dieser Episode sprechen zwei Fachpersonen über das Geschehen. Die Betroffene schildert den Ablauf. Ihre Kollegin unterbricht die detaillierte, auf die Handlungen fokussierte Schilderung und fragt nach deren Gefühlen und Befinden in der Situation sowie nach deren Befinden und Gefühle jetzt, im Gespräch. Danach spricht sie das mögliche Erleben von Kevin an: Wie könnte sich Kevin in der Situation gefühlt haben? Was hat sein Verhalten wohl ausgelöst?

Ein solches mentalisierungsförderndes Gespräch nach Krisensituationen stellt eine zentrale Unterstützung für Fachpersonen dar, da es ermöglicht, mentalisierend in einer emotional aufwühlenden, intensiven Situation konstruktiv mit den Kindern umzugehen und weitere Vorgehensweisen abzuleiten.

In der Nachbearbeitung solcher Situationen mit dem betroffenen Kind empfiehlt sich, v.a. bei traumatisierten Kindern, die intensive dyadische Interaktionen mit Blickkontakt häufig als bedrohlich erleben, z.B. der Einsatz eines »Mentalisierungs-Detektivs« (Jacobsen et al. 2015). Dieser besteht aus der Zeichnung des Umrisses eines Körpers; den Umriss kann das Kind mit Gedanken, Gefühlen, Körperempfindungen etc. ausfüllen, die es hineinschreibt, bzw. indem es Bilder, Fotos etc. hineinklebt.

Der mentalisierungsbasierte Ansatz im sozialpädagogischen Feld stärkt die Beziehungskompetenzen von Kindern und Fachpersonal, indem er selbstregulatorische Fähigkeiten fördert und mit konkreten Hilfsmitteln und Vorgehensweisen einen Rahmen schafft (Brandl 2017; Behringer 2020).

Für Kinder aus belasteten Verhätnissen stellt die Möglichkeit, in einem familiären Rahmen bei Pflegeeltern statt in einer Institution aufzuwachsen, einen Resilienzfaktor dar (van IJzendoorn et al. 2020). Dabei spielt jedoch die Fähigkeit der Pflegeeltern, das Kind zu mentalisieren, eine zentrale Rolle. Im Alltag haben Pflegeeltern oft Mühe, den komplexen Bedürfnissen dieser Kinder gerecht zu werden, was zu einem hohen Maß an Stress führt, der die Qualität der Pflege beeinträchtigen kann und manche dazu veranlasst, die Pflegeelternschaft aufzugeben.

In verschiedenen europäischen Ländern gibt es unterschiedliche Formen, wie zuweisende Instanzen die Pflegeelternschaft begleiten oder durch spezifische Organisationen begleiten lassen. Die meisten Kurse und Beratungsangebote für Pflegeeltern konzentrieren sich auf praktische Fähigkeiten zur Verhaltenssteuerung und gehen seltener auf die komplexen emotionalen Bedürfnisse ein, die dem Verhalten der Kinder zugrunde liegen können (Adkins et al. 2018). Insbesondere kommen Themen im Zusammenhang mit der Wechselwirkung zwischen eigenen biografischen Belastungen der Pflegeeltern und traumaassoziierten Inszenierungen der Kinder meistens zu kurz (Diez Grieser 2022a). Eine misslingende Betreuung wiederum erhöht das Risiko negativer Folgen für die Pflegekinder und führt zu einer größeren Instabilität der Unterbringung (Biehal et al. 2011) und negativen gesundheitlichen, schulischen und sozialen Entwicklungen (Viner & Taylor 2005).

Da eine einfühlsame, emotionale und reflektierende Betreuung eine Schlüsselerfahrung für die Kinder darstellt, ist die Förderung der Mentalisierungsfähigkeit von Pflegeeltern von herausragender Bedeutung. Die Forschungsergebnisse zeigen, dass Eltern mit einer besseren Reflexionsfähigkeit eher in der Lage sind, schwierige und emotional aktivierende Beziehungssituationen auszuhalten, ohne überwältigt zu werden oder sich zu verschließen (Borelli et al. 2016). Außerdem kann ein höheres Maß an Reflexionsfähigkeit den Eltern helfen, Stress bei ihren Kindern besser zu tolerieren (Rutherford et al. 2013).

Deshalb besteht ein zunehmendes Interesse an Interventionen, die sich auf die Unterstützung der Pflegekind-Beziehung durch die Förderung der Reflexionsfähigkeit von Pflegeeltern konzentrieren (Jacobsen et al. 2015). Dies erscheint als besonders wichtig, da neuere Studien gezeigt haben, dass Pflegepersonen besonders anfällig für den Verlust ihrer Reflexionsfähigkeit sind, vor allem, wenn sie mit stressvollen und anspruchsvollen Interaktionen mit dem Kind konfrontiert sind (Fishburn et al. 2017). Sheila Redfern hat das *Reflective Fostering Programme* erarbeitet (siehe Cooper & Redfern 2016), welches Nick Midgley et al. in den letzten Jahren wissenschaftlich begleitet und evaluiert haben (Midgley et al. 2019). Die Ergebnisse zeigen, dass die Fähigkeit zu mentalisieren seitens der Pflegeeltern die psychische Gesundheit und Befindlichkeit der betreuten Kinder verbessert (Midgley et al. 2021a).

Das Reflective Fostering Programme umfasst zehn 2- bis 3-stündige Sitzungen, die einer Gruppe von 6 bis 10 Pflegeeltern über einen Zeitraum von 12 bis 14 Wochen angeboten werden, wobei jede Sitzung einen Schwerpunkt hat:

- Einführung in das Reflective Fostering Programme,
- Reflexion über sich selbst als Pflegeperson,
- das eigene Pflegekind mit anderen Augen sehen und über es nachdenken,
- Verständnis und Hilfe für Ihr Pflegekind, das ein Entwicklungs- oder anderes Trauma erlebt hat,
- Vertrauen, Beziehungen und Hilfe für Ihr Pflegekind, damit es besser mit anderen Menschen auszukommen vermag,
- reflektiert auf problematisches Verhalten reagieren, Verstehen von Missverständnissen,
- die Hilfe und Unterstützung erhalten, die Sie als Pflegeperson benötigen: Familie, Freunde und das Team um Sie herum,
- Weitergehen: Vorbereitung auf das Ende des Reflective Fostering Programme,
- Rückblick und Abschlusssitzung: Wie man das Modell im Kopf behält und sich weiterhin unterstützt fühlt.

Das Programm wird in Gruppensettings durch eine spezifisch ausgebildete Fachkraft (meistens Sozialarbeiterinnen und -arbeiter) und eine erfahrene Pflegemutter oder einen erfahrenen Pflegevater durchgeführt.

KAPITEL 9

Fazit und Ausblick

Das vorliegende Buch zeigt vor dem Hintergrund einer entwicklungspsychologischen Perspektive und unter Einbeziehung verschiedener Settings die Möglichkeiten eines mentalisierenden Ansatzes in psychotherapeutischen Behandlungen und sozialpädagogischen Begleitungen von Kindern, Jugendlichen und ihren Familien auf. Dabei stehen nicht in erster Linie spezifische Techniken oder manualisierte Vorgehensweisen im Vordergrund, vielmehr wird die Umsetzung einer mentalisierenden Haltung im Feld der Kinder- und Jugendlichen-Psychotherapie detailliert und mit illustrierenden kasuistischen Beispielen vorgestellt und diskutiert.

Der zweite wichtige Schwerpunkt dieses Buches betrifft die Anwendung des Mentalisierungskonzepts in der Prävention sowie in pädagogischen Kontexten. Die Fähigkeit der Fachkräfte (Psychotherapeutinnen und -therapeuten, Pädagoginnen und Pädagogen etc.), selbst unter emotionalem Stress zu mentalisieren, ist ein Kernstück gelingender Veränderungsprozesse. Wenn die Beziehung von den Fachkräften passend (authentisch, relevant) und sicherheitsspendend gestaltet wird, können belastete Kinder und Jugendliche epistemisches Vertrauen als Basis für soziale Lernprozesse aufbauen. Dabei ist die Erfahrung eines »Wir-Modus«, der eine zwischenmenschliche Erfahrung der Verbundenheit vermittelt, für die Entwicklung von Vertrauen unabdingbar (Nolte & Fonagy 2023).

Eine mentalisierungsfördernde Interaktionsgestaltung und entsprechende Interventionen entwickeln die Fähigkeit, eigene und fremde Gedanken, Gefühle und Wahrnehmungen zu erkennen, miteinander zu integrieren und in Sprache zu bringen, was das Fundament für den Umgang mit Belastungen und entwicklungsspezifischen Herausforderungen legt. Die Theorie des Mentalisierens verbindet außerdem als *umbrella concept* (Luyten et al. 2020) verschiedene Konzepte und bietet einen Rahmen für beziehungsorientierte Interventionen in der Arbeit mit Kindern, Jugendlichen sowie deren Eltern und Familien. In ihrer Weiterentwicklung beschäftigt sich die Mentalisierungstheorie mit sozioökologischen Aspekten und deren Einfluss auf das Mentalisieren und relativiert die starke Fokussierung der ersten Theoriephase auf die klassische Eltern-Kind-Dyade als Urmodell für die Entwicklung des Mentalisierens. Die Tatsache, »dass Dyaden innerhalb eines größeren mentalisierenden Systems agieren und reagieren« (Campbell & Allison 2023, S. 96), führt dazu, dass Umfeldfaktoren und gesellschaftliche Prozesse in den Vordergrund rücken.

Es ist davon auszugehen, dass die Gestaltung und Bereitstellung entwicklungsfördernder Bedingungen für Kinder und Jugendliche vor dem Hintergrund der gesellschaftlichen Bedeutung von psychischer Gesundheit zunehmen wird. Psychische Störungen bei Kindern und Jugendlichen treten weltweit mit einer Prävalenz von 10–20 % auf (Kieling et al. 2011). In den meisten europäischen Ländern ist eine psychotherapeutische Versorgung dieser Kinder und Jugendlichen aus unterschiedlichen Gründen erschwert. Dabei spielen regionale Aspekte und ökonomische Rahmenbedingungen eine wichtige Rolle. Die Frage des Zugangs aus der Sicht der Zielgruppen ist jedoch ein entscheidender Faktor, da eine steigende Zahl von Familien mit besonderen Belastungen und entsprechenden spezifischen Bedürfnissen (z. B. Flüchtlingsfamilien) Angebote braucht, die ihre gesellschaftliche Teilhabe fördern.

Dies erfordert differenzierte Indikationsprozesse im Bereich der Versorgung, die den Kindern und ihren Familien möglichst früh eine passende Unterstützungsmöglichkeit bieten. »Passend« bedeutet in diesem Zusammenhang, dass maßgeschneiderte Angebote notwendig sind, damit Entwicklungsspielräume (Fingerle 2009) überhaupt entstehen können. Die Angebote müssen neben der Individualisierung auch präventiv wirken. Kinder und Jugendliche brauchen erwachsene Bezugspersonen, die sie als Subjekte wahrnehmen und ihnen verlässliche Beziehungsangebote als Basis für ihre Entwicklung anbieten.

Ein Schlüsselfaktor für eine gelingende Entwicklung ist die Fähigkeit zu mentalisieren. Diese entwickelt sich im Laufe der frühen Kindheit im Kontext der Eltern-Kind-Beziehung und basiert auf der Fähigkeit, Gefühle, Bedürfnisse und Gedanken bei anderen Personen und bei sich selbst wahrzunehmen und sich selbst »mit fremden Augen« sehen zu können. Verschiedene Untersuchungen der letzten Jahre haben gezeigt, dass die Fähigkeit der Eltern zu mentalisieren ein Prädiktor für eine positive kindliche Entwicklung ist (Meins et al. 2002). Für diesen Kontext bietet die Mentalisierungstheorie Konzepte und konkrete Vorgehensweisen, um durch die Unterstützung der reflexiven Funktion bei primären Bezugspersonen sowie bei Fachpersonen, die die Lebenswelt der Kinder und Jugendlichen mitgestalten, Kinder und Jugendliche zu stärken, Belastungen abzupuffern und psychopathologische Prozesse zumindest einzudämmen.

Das Mentalisierungskonzept hat im letzten Jahrzehnt zur Entwicklung und Umsetzung vielfältiger niederschwelliger Angebote für Kleinkinder und Eltern geführt, die sich bei belasteten Familien als wirksam erwiesen haben. Des Weiteren sind mentalisierungsbasierte Programme in verschiedenen Kontexten (z. B. Schule) implementiert worden, die z. B. destruktives Verhalten positiv verändert haben.

Insbesondere aber hat das Mentalisierungskonzept zu einer entscheidenden Weiterentwicklung der Kinder- und Jugendlichen-Psychotherapie geführt. Die konzeptionellen Konsequenzen, die sich aus der Entwicklungstheorie des Mentalisierens für die therapeutische Praxis bei Kindern und Jugendlichen sowie ihren Eltern und Familien ergeben, führen zu neuartigen Prinzipien für Kinder- und Jugendlichen-Psychotherapien, die im Buch detailliert und kasuistisch unterlegt herausgearbeitet werden. Im Zentrum stehen dabei »maßgeschneiderte« Interventionen, die zusammen mit den Kindern und Jugendlichen im Rahmen des therapeutischen Prozesses entwickelt und verfeinert werden. Insbesondere für Kinder und Jugendliche mit Bindungs- und Mentalisierungsstörungen haben Psychotherapien jenen sicheren Ort zur Verfügung zu stellen, der ihnen eine Nachentwicklung von Bindungssicherheit und Mentalisierungsfähigkeit ermöglicht. Dabei stellen eine sichere therapeutische

Beziehung und Mentalisierungsförderung die Basis dafür dar, dass die Patientinnen und Patienten epistemisches Vertrauen aufbauen können. Dieses befähigt sie, soziale Beziehungen gelingend zu gestalten. Im psychotherapeutischen Prozess gehen dabei eine hohe Responsivität und ein mentalisierendes Anpassen der jeweiligen Behandlungstechnik gegenüber jeder Manualisierung vor.

Die Psychotherapieforschung im Kinder- und Jugendlichenbereich konnte zeigen, dass eine systematische Elternarbeit einen zentralen Wirkfaktor darstellt, wenn es gelingt, Eltern neue entwicklungsfördernde Erfahrungen zu vermitteln, die neue Formen des Umgangs mit den Kindern eröffnen (Slade 2008; Steele et al. 2008; Fonagy et al. 2015b; Midgley et al. 2017b, 2017c). Dabei ist der Aufbau einer mentalisierenden Haltung, welche durch eine Atmosphäre des Vertrauens, des Nachdenkens und der Neugierde charakterisiert ist, zentral. Mentalisieren gibt den Eltern die Möglichkeit, sich an die Stelle des Kindes zu versetzen und so Wiederholungen destruktiver familiärer Zyklen zu unterbrechen, weshalb mentalisierungsorientierte Interventionen einen wichtigen Beitrag sowohl auf der Ebene der Prävention im Einzelfall als auch für Risikogruppen leisten können.

Für die Wirksamkeit fokussierter therapeutischer Mentalisierungsförderung mit Kindern und Jugendlichen selbst liegen erste empirische Bestätigungen vor (Rossouw & Fonagy 2012; Göttken & von Klitzing 2015; Midgley et al. 2017c). Weitere Überprüfungen sind nach der ersten Periode der Entwicklung dieser therapeutischen Haltung und Interventionskonzeption von großer Bedeutung und dürften zu einer weiteren Verfeinerung des Ansatzes beitragen.

Zusammenfassend können wir festhalten, dass das Mentalisierungskonzept und die davon abgeleiteten Anwendungen eine stark integrative Kraft aufweisen, da sie verschiedene Theorien sowie Forschungsbefunde miteinander verbinden. Sie bieten eine Hintergrundfolie für unterschiedliche Interventionen auf verschiedenen Ebenen und helfen, diese umzusetzen. Mentalisierungskonzepte bieten sich nicht zuletzt auch für die weitere Entwicklung und Ausgestaltung transdisziplinärer Ansätze an, die den Bedarf und die Bedürfnisse der betroffenen Individuen oder Gruppen im Fokus haben. Beispielsweise können traumapädagogische und -therapeutische Konzepte der letzten Jahre (Baierl & Frey 2014), die durch eine verstehende und beziehungsorientierte Haltung charakterisiert sind, mit dem Mentalisierungsansatz gut kombiniert werden, ihn bereichern und wirksamer machen. Es eröffnen sich weitere Entwicklungsmöglichkeiten bezüglich der Bereiche, die für die psychische Gesundheit von Kindern und Jugendlichen zuständig sind, wie beispielsweise eine verstärkte Kooperation zwischen den verschiedenen Systemen, die in unserer Gesellschaft die Förderung (Bildungssystem), die Betreuung (Kinder- und Jugendhilfe) und die Behandlung (Gesundheitssystem) verantworten. Ein mentalisierungsbasierter Ansatz kann Verknüpfungen zwischen den voneinander getrennten Bereichen ermöglichen und dazu beitragen, dass Reibungsverluste und ungünstige Verläufe bei Risikofamilien vermindert werden (Fegert 2007).

Anhänge

Anhang A: Fokusformulierung in der MBT/MIT – ein technischer Ansatz

Ausgangspunkt ist hierbei das Konzept der therapeutischen Kommunikationssysteme (Fonagy & Allison 2014; s. Kap. 4.2). Im ersten System (»Psychoedukation«) geht es um den Versuch, dass der zukünftige kindliche oder jugendliche Patient und seine Eltern die Mentalisierung des Patienten durch den Therapeuten auf überzeugende Weise hören und mit ihm in Kontakt kommen können. Wenn dies gelingt und der Patient und seine Eltern das Gefühl haben, in diesem neuen therapeutischen Rahmen ein wichtiges erstes Verständnis und Mentalisieren seiner Psyche zu bekommen, kann ein epistemischer »Superhighway« eröffnet werden, der zu System 2 (»Mentalisieren und soziale Kognition. Das Wiederauftauchen von stabilem Mentalisieren«) und System 3 (»Salutogenese. Das Wiederauftauchen Sozialen Lernens«) führt.

Als eine erste, vorläufige Fokusformulierung im Rahmen des ersten Systems wird dem Patienten *in metaphorischer Form* ein offenes Modell seines Selbst vorgeschlagen. Es soll im Sinne eines bildhaft und verbal ausgedrückten *ostensive cue* des Therapeuten zeigen, wie dieser das Kind oder den Jugendlichen zu mentalisieren versucht – in einer leicht verständlichen, einfachen Sprache. Das Modell soll den neuen Patienten und seine Eltern überzeugen, indem es Eindrücke, Erfahrungen, Äußerungen, Berichte usw. aus der vorangehenden Abklärungsphase aufnimmt und zu einem möglichst stimmigen Gesamtbild integriert. Hilfreich hierfür ist die Formulierung hypothetischer Selbstanteile (*Ego States*) des Patienten und deren Rückbezug auf das während der Abklärung Gehörte, Gesehene und Erlebte.

Eine offene, leicht anschlussfähige und verständliche Metapher für dieses Modell ist die folgende:
»Wir alle haben eine Persönlichkeit, die wir mit einem *Schiff* vergleichen können. Es hat einen *Kapitän*, der unser Gehirn ist und uns durch die Meere des Lebens führt. Er wählt die Richtung der Reise und versucht, gefährliche Stellen auf dem Meer zu vermeiden, während er die Richtung beibehält. Auf diesem Schiff gibt es viele *Matrosen*, die mit ihren besonderen Fähigkeiten und Stärken sehr wichtig für das ganze Schiff sind. Sie helfen sich gegenseitig und dem Kapitän, um endlich den Zielhafen zu erreichen. Um die volle Kooperation aller Matrosen an Bord zu erhalten, muss der Kapitän ständig ein Auge auf ihre Fähigkeiten, Bedürfnisse und Absichten werfen. Tut er das nicht, riskiert er, dass ein oder mehrere Matrosen eine *Meuterei* im Schiff anzetteln. In unserem persönlichen Leben sehen wir das, wenn wir in eine Krise geraten und ungünstiges Verhalten oder sogenannte Symptome entwickeln. Diese sind eigentlich *Warnzeichen* für den Kapitän, dass er sich besser, sorgfältiger und respektvoller um das Schiff und einige oder alle Matrosen kümmern sollte.«
Illustrieren lässt sich diese Erklärung z. B. mit einem Spielzeugschiff:

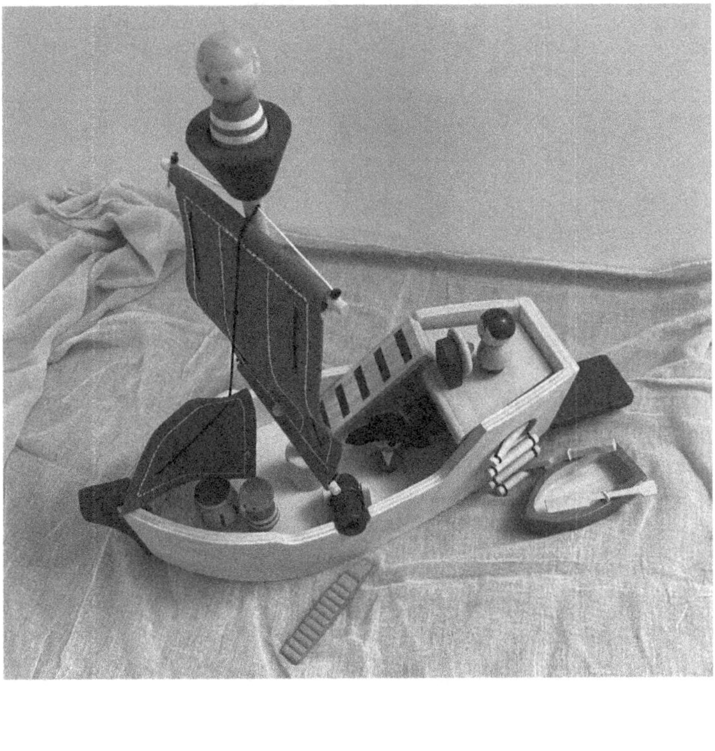

»Manchmal haben wir einen sehr guten alten Seemann an Bord, der gerne auf den Ausguck am Schiffsmast klettert. Er ist sehr erfahren, denn er hat in seinem Seemannsleben schon so viele Kämpfe erlebt und Schlachten geschlagen. Aber als alter Kämpfer und ehemaliger Pirat, der nur noch ein Auge hat, neigt er dazu, die Seewelt mit nur einem Auge zu sehen – überall Gefahren!«

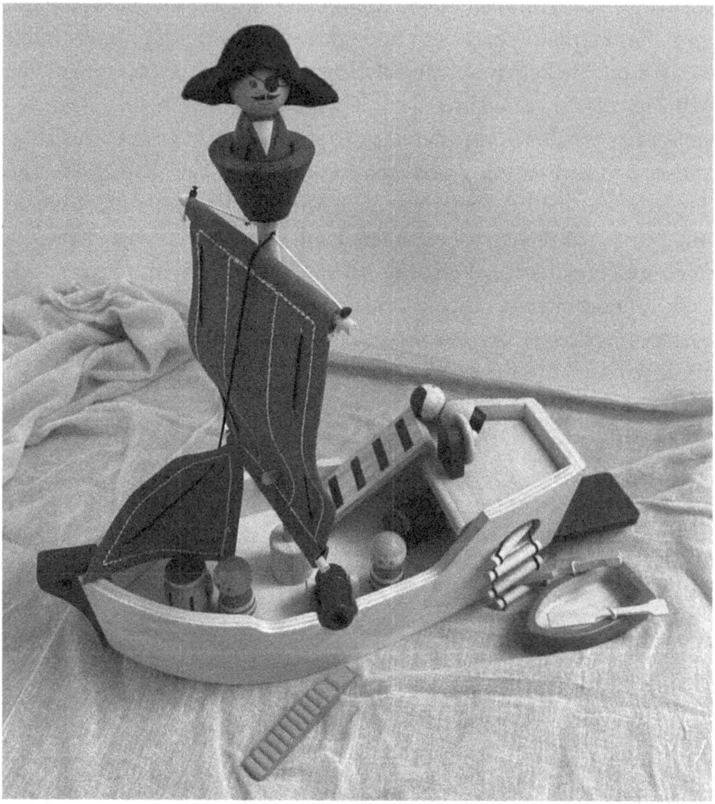

»Eigentlich will er den Kapitän und die Mannschaft unterstützen, ihnen ein Signal geben, dass etwas auf dem *Schiff* nicht in Ordnung sein könnte. Aber manchmal übertreibt er und sieht Gefahren und Probleme auf seine spezielle Art, ein bisschen zu eng oder zu streng. Und dann wird er oft sehr wütend und würde vielleicht gerne schnell mit der Kanone auf Schiffe schießen, die eigentlich keine Gefahr für ihr Schiff sind. Kennst du das aus deinem Leben? Du hast mir bei unseren ersten Treffen von einem Matrosen in deinem Ausguck erzählt, der so (…).

Es wäre zwar sinnvoll, wenn der Kapitän seine Warnungen ernsthaft erwägen würde, aber er sollte ihn wirklich an dieser Stelle des Schiffes, in seinem geliebten Ausguck, ersetzen und ablösen. Er sollte ihm besser eine andere Aufgabe geben – z.B. die Überwachung des Schatzes auf dem Schiff. Und er sollte vielleicht besser einen Matrosen mit zwei Augen auf den Ausguck schicken. Einen, der besser sehen kann, wo das Schiff ist, welche Gefahren es wirklich gibt und wohin es jetzt sicher segeln könnte.
Darum geht es in unserer bevorstehenden Therapie: Wir könnten versuchen, *einen anderen Matrosen auf den Ausguck zu schicken* – einen mit besonderen Fähigkeiten, wie du sie ja hast. Jeder von uns hat Matrosen mit unterschiedlichen Stärken, und du hast mir bei unseren ersten Treffen von deinen Stärken in Mathematik und beim Spielen von Strategiespielen oder Schach (Beispiel) erzählt. Ich bin mir also sicher, dass du einen oder mehrere Matrosen hast, die wirklich gut darin sind, die Welt um dich herum zu beobachten, zu erkunden und besser zu verstehen. Er oder sie könnte dem Kapitän und dem Schiff auf eine neue Art und Weise helfen: Denn bevor man eine Aktion startet, sollte man zuerst beobachten und nachdenken, dann den Kapitän informieren, mit ihm und den anderen Matrosen sprechen. Dann können sie gemeinsam entscheiden, ob sie etwas unternehmen wollen – oder nicht. Das könnte bedeuten, dass du, anstatt einfach deine Kollegen in der Schule oder deinen Bruder zu Hause zu schlagen, erst einmal durchatmest und wartest und nachdenkst – und vielleicht gibt es einen sehr klugen Matrosen, der deinem Kapitän dann eine sehr, sehr kluge neue Lösung vorschlagen könnte.«

Sinnvoll ist es, drei bis etwa fünf Matrosen an Bord zu finden. Die Therapeutin/der Therapeut gibt ihnen vorläufige Namen und definiert ihre Aufgaben und Stärken, aber auch ihr manchmal ein wenig (oder grob) riskantes, ungünstiges Verhalten.

Fallvignette: Zwei Monate, nachdem der Therapeut Joey (9 Jahre, mit massiven Problemen in der Emotionsregulierung und der Impulskontrolle) diese Metapher vorgestellt hatte, sagt dieser in einer Sitzung: »… Oh, übrigens, es hat funktioniert! Ich habe wirklich den alten Matrosen im Ausguck ersetzt und meinen Entdecker dorthin geschickt. Wenn mein Bruder einen Streit anfängt und mich schlägt, denke ich zuerst nach, analysiere,

> erforsche, was los ist, und ich stoppe ihn mit Worten, aber ich schlage nicht zurück. Vielleicht ist das zwar ein 1:0 für ihn. Aber wenn er der Einzige ist, der zuschlägt, weil ich aufhöre und nachdenke, dann habe ich auch einen Punkt: 1:1! Und er ist nicht so gut im Denken wie ich … Es hilft mir wirklich, dass ich einen logischen Denker und Forscher da oben (im Ausguck) habe – ich bin nicht mehr der Verlierer! … Und der alte Seemann hat eine neue Aufgabe: Er hilft mir bei körperlichen Aktivitäten! Wir waren im Urlaub klettern, und da habe ich ihn richtig gut gespürt – wie stark er ist.«

Während ihrer Therapiesitzungen hat der Therapeut/die Therapeutin die Metapher und das Spielschiff mit den definierten Matrosen, Aufgaben und Posten immer zur Hand und kann es *als Bezugsrahmen* für die folgenden Gespräche und oft auch Spiele nutzen. Wenn sie z. B. darüber sprechen, was gestern in der Schule passiert ist, kann gemeinsam exploriert werden, welche Matrosen dort aktiv und welche sehr passiv waren, warum sie aktiv oder passiv waren, was in Zukunft gut sein könnte usw. So können sie die folgenden günstigen und ungünstigen Beziehungsepisoden anhand des Modells und mit dem Schiff und den Matrosen durchspielen, explorieren und bearbeiten.

Während die Metapher des Selbst-Schiffs sehr persönlich ist, kann die Intervention im Anschluss an ihre individuelle Einführung mit dem Kind oder Jugendlichen auch auf die *Schiffe in der Familie* ausgedehnt werden – als Bezugsrahmen auch für die Familiensitzungen. In einer (frühen) Familiensitzung stellt die Patientin dafür mit Hilfe der Therapeutin »ihr Schiff« allen Familienmitgliedern vor, und gemeinsam laden sie die anderen Familienmitglieder ein, ihr jeweiliges Schiff zu definieren.

Daran anschließend lässt sich gemeinsam sehr anschaulich explorieren, was passierte, als sich die drei oder vier oder fünf Schiffe irgendwo auf dem Meer getroffen hatten – z. B. bei einem Konflikt in der Familie, der kurz zuvor stattfand. Aber auch, was die Schiffe und ihre Matrosen bei einer künftigen Begegnung in der Vorstellung der Familienmitglieder anders »anpacken« könnten.

Dieser technische Ansatz in der Fokusformulierung öffnet den mentalisierungsförderlichen «Superhighway» auf spielerische, oft sehr entspannte Weise. Er hilft dem Therapeuten ebenso wie seinem Patienten und dessen Eltern bzw. Familie, zu definieren und zu verstehen, was sie gemeinsam tun und wohin sie gehen wollen – ein starker Hinweis im System 1 (»Psychoedukation«), gleichzeitig auch eine solide Grundlage für den Aufbau des Arbeitsbündnisses und die Entwicklung des Systems 2 (»Wiederauftauchen von stabilem Mentalisieren«). Der Patient und seine Eltern und Familie können die Erfahrung machen, sich vom Therapeuten und jeweils voneinander verstanden zu fühlen, was ihnen gestatten soll, sich in der folgenden Behandlung auf eine gemeinsame als sinnvoll erlebte Mentalisierungsarbeit einzulassen.

Anhang B: Psychoedukation zum Mentalisieren

Trudie Rossouw

Beziehungen verstehen lernen[17]

Warum verhalten sich Menschen so, wie sie sich verhalten? Warum hörst du mir nicht zu, wenn ich dir sage, dass du etwas unterlassen sollst? Warum trinkt er so viel? Warum fügt sie sich Verletzungen zu? Warum streiten wir andauernd?

Hast du dich je gefragt, wie dies alles zu verstehen ist? Falls ja, sehr gut – du zeigst bereits Anzeichen dafür, eine Wissenschaftlerin oder ein Wissenschaftler zu sein, getrieben vom Wunsch, aus unserem Inneren und unseren Beziehungen schlau zu werden. Wir hoffen, dass sich dein Interesse daran während unserer gemeinsamen Reise weiter vertieft und dass wir alle von unserer Zusammenarbeit lernen und profitieren werden.

Zuallererst sind wir der Meinung, dass Menschen sich aufgrund von Gefühlen, Gedanken oder Überzeugungen, die sie in ihrem Inneren hegen, so verhalten, wie sie sich verhalten. In diesem Sinne kann Verhalten als Kommunikation verstanden werden: Es verrät uns etwas darüber, was eine Person fühlt. Dies scheint eine offensichtliche Tatsache zu sein und du wirst dich wohl fragen, warum wir sie hier überhaupt erwähnen.

Wenn wir diese Zeilen in einem ruhigen Gemütszustand lesen, scheint sie tatsächlich offensichtlich zu sein; in der Realität jedoch ist alles viel komplizierter. In Situationen, in welchen wir nicht ruhig sind, in denen wir z. B. starke Gefühle spüren, neigen wir oft dazu, das Verhalten anderer anhand unserer eigenen Gefühle zu interpretieren. Wenn wir beispielsweise wütend sind, fassen wir nicht selten das Verhalten anderer ebenfalls als wütend auf; wenn jemand paranoide und misstrauische Gefühle hat, neigt diese Person auch schnell dazu, ihre Umwelt als gefährlich einzuschätzen. Das bedeutet, dass

17 Beziehungen verstehen lernen. Unveröffentlichtes Handout. London: Anna Freud Centre, 2012 (= Rossouw 2012b; Übers. R. Müller). Originaltitel: Making sense of relationships. Abdruck mit freundlicher Genehmigung von Trudie Rossouw.

wir manchmal, wenn wir starke Gefühle haben, unsere Gefühle mit jenen anderer Menschen verwechseln: Statt zu denken, dass andere aufgrund von ihren inneren Gefühlen tun, was sie tun, beginnen wir, ihnen unsere Gefühle zuzuschreiben.

Das ist oft genau der Punkt, an welchem Beziehungen »ins Straucheln« geraten. Wenn wir falsche Vermutungen darüber entwickeln, was andere Menschen fühlen, dann behandeln wir sie unseren Vermutungen entsprechend. Wenn ich beispielsweise der Überzeugung bin, dass jemand mich nicht mag, neige ich dazu, dieser Person aus dem Weg zu gehen oder ihr die kalte Schulter zu zeigen. Diese Person erlebt mich dann leicht als kalt und abweisend, denkt wohl ihrerseits, dass ich sie nicht mag, und zeigt mir ebenfalls die kalte Schulter. Ich wiederum fasse solches Verhalten als Bestätigung auf, dass die Person mich wirklich nicht mag – und so nimmt die Geschichte ihren Lauf … In diesem Sinne können unsere Vermutungen auf subtile Weise beeinflussen, welche Gefühle andere uns gegenüber haben.

Wir haben für diese Geschichte einen Namen gewählt. Wir nennen diese Vorgänge »Mentalisieren«. Das ist ein großes Wort für etwas, das wir alle automatisch tun. *Mentalisieren* bezeichnet die Fähigkeit, unsere Gefühle zu erfassen, sich seiner eigenen Gefühlen bewusst zu sein, sowie die Fähigkeit, sich die Gefühle anderer bewusstzumachen. Wenn du von dir selber denkst: »Ich fühle mich ängstlich« (oder was auch immer das Gefühl ist, welches du dir gerade bewusstmachst), mentalisierst du. Wenn du darüber nachdenkst, was jemand anders möglicherweise fühlt, mentalisierst du. Wenn du das Verhalten einer anderen Person betrachtest und darüber nachdenkst: »Was hat sie gefühlt, als sie dies getan hat?«, mentalisierst du. Wenn du einfühlsam bist, mentalisierst du.

Du siehst, was wir meinen: Zu mentalisieren scheint etwas zu sein, was du ständig und weitgehend automatisch tust. Du könntest dich also fragen, was dann hierbei der Punkt ist. Wenn ich doch mentalisieren kann, warum geraten wir dann trotzdem in einen Familienstreit, warum komme ich mit meinen Freunden nicht aus, warum fühle ich mich manchmal, als würde ich mich am liebsten selbst verletzen oder mich einfach betrinken?

Das Problem ist, wie gesagt, dass der ganze Vorgang einfach zu sein scheint, wenn wir in einer ruhigen Verfassung sind, aber schwieriger wird, sobald starke Gefühle im Spiel sind. Wenn die Emotionen »hochgehen«, verringert sich unsere Fähigkeit zu mentalisieren und wir beginnen, uns »nicht-mentalisierend« zu verhalten. Dann drohen die Dinge schiefzulaufen:

Starke Emotionen

↓

Verlust der Mentalisierungsfähigkeit, d.h. Verlust der Fähigkeit, andere zu verstehen

↓

Aufstellen von Vermutungen über die Gefühle und Gedanken anderer Personen

↓

Beginnen, sich diesen Vermutungen entsprechend zu verhalten

↓

Wirkung dieses Verhaltens auf die Gefühle anderer, welche wiederum deren Verhalten beeinflussen

Der Vorgang kann wie folgt verbildlicht werden:

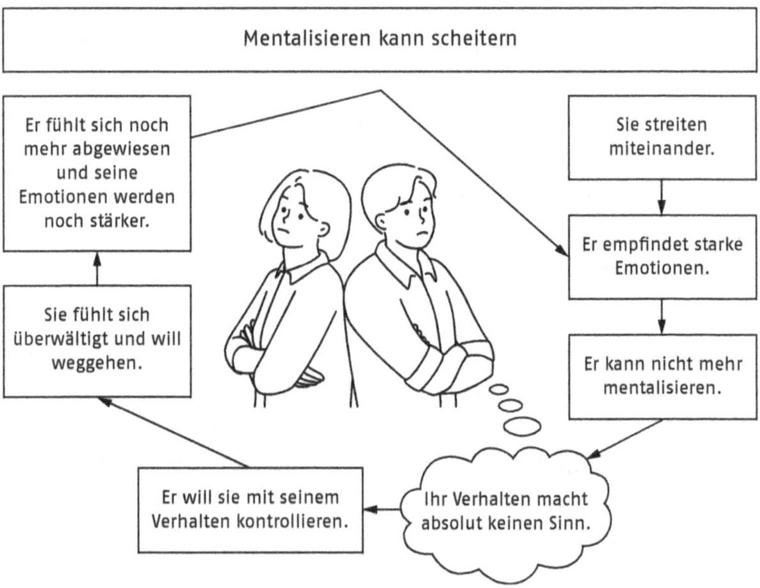

Was ist »Nicht-Mentalisieren«? Ein kompliziertes Wort, um etwas auszudrücken, womit wir alle bestens vertraut sind: Nicht-Mentalisieren beschreibt den inneren »mentalen« Zustand, in welchem wir uns befinden, wenn wir von starken Gefühlen dominiert sind und andere Menschen missverstehen. Dies führt meist dazu, dass wir uns schlechter fühlen, und zieht oft einen schlimmen Bruch in dieser Beziehung nach sich. Das heißt, und das obige Bild verdeutlicht dies, das Resultat von Nicht-Mentalisieren ist niemals ein erfreuliches.

Wie zeigt sich Nicht-Mentalisieren? Nicht-Mentalisieren tritt in verschiedenen Formen auf. In ihrer gängigsten Form geht es dann um Situationen, in welchen wir den anderen oder die andere nicht als eine Person mit einzigartigen Gefühlen, Gedanken und Überzeugungen wahrnehmen, sondern als einen bestimmten Typ Mensch, mit einem Etikett versehen, behandeln. Beispiele solcher Etiketten sind: »Er ist einfach faul«, »Er ist einfach darauf aus, mich zu plagen«, »Sie ist halt einfach verwöhnt« oder »Er hat ein ADHS«. Weitere Beispiele zeigen sich in den folgenden Verhaltensweisen: andauernde Selbstvorwürfe; andauernde Vorwürfe gegenüber anderen; Wahrnehmung von sich selbst als hässlich, fett oder doof, oder es werden anderen Personen ähnliche Etikette zugeschrieben.

»Er wird wütend, er ist halt wie sein Vater«, ist ein anderes Beispiel. Anstatt sich zu fragen, warum jemand wütend ist, wird die Wut mit einem bestimmten Menschentypus assoziiert, mit welchem die jeweilige Person mit ihren zu diesem Zeitpunkt wütenden Gefühlen vielleicht gar nichts zu tun hat.

Weitere Beispiele betreffen Situationen, in welchen wir unsere Gedanken und Gefühle als Tatsachen behandeln. Wenn ich beispielsweise Angst habe und befürchte, dass mein Freund mich betrügen wird, dann bin ich eine Minute später plötzlich davon überzeugt, dass er untreu war – und noch eine Minute später sende ich ihm eine SMS, in der ich mit ihm Schluss mache. Oder ich habe Angst davor, im Zug eine Panikattacke zu erleiden – und diese tritt dann tatsächlich ein, ganz einfach deshalb, weil der Gedanke daran in meinem Inneren aufgetaucht ist. Wie viele Male haben wir schon gespürt, dass wir etwas nicht sagen sollten, und zwar einfach deshalb, weil das Aussprechen es zur Wirklichkeit macht? Ein ähnlicher Vorgang läuft ab, wenn wir eine Handlung begehen, um Gedanken oder Gefühle zum Verschwinden zu bringen, wenn wir uns beispielsweise selbst verletzen oder anderes riskantes Verhalten an den Tag legen: Wir ersetzen das schwierige Gefühl in unserem Innern durch etwas Konkretes im Außen.

> In einer anderen Form des Missverstehens anderer Menschen stützen wir uns auf konkrete »Beweise«, beispielsweise wenn eine Person überzeugt ist, dass jemand sie liebt, weil dieser auf ihre SMS geantwortet hat oder weil er ihr Zimmer aufgeräumt oder dies und das getan hat. Oder: Ein junger Mann erzählte mir, er wisse, dass seine Freundin ihn nicht mehr liebe, weil sie seinen Telefonanruf nicht umgehend beantwortet habe.

Eine sehr wichtige Eigenschaft der mentalen Zustände ist ihre Undurchsichtigkeit. Es amüsiert uns immer wieder, wenn wir auf Leute treffen, die meinen: »Ah, du bist ein Seelenklempner (Psychologe usw.), also wirst du nun meine Gedanken lesen.« Überraschenderweise können auch wir keine Gedanken lesen – niemand kann es. Wenn eine Person es unterlässt, uns mitzuteilen, was sie denkt oder fühlt, dann können wir uns dessen nie gänzlich sicher sein. Auf Basis ihres Verhaltens oder unseres Einfühlungsvermögens können wir zwar Vermutungen darüber anstellen und wir können sie danach fragen, aber wir können es nie mit Bestimmtheit wissen.

Dies bringt uns zu einem weiteren Beispiel für ein Nicht-Mentalisieren: dem Problem der Vermutungen. Wir stellen oft Vermutungen darüber auf, was andere fühlen oder denken, und schreiben ihren Handlungen falsche Motive zu: »Du hast das absichtlich getan, um mich wütend zu machen«, »Er wollte, dass ich ihn schlage, er hat darum gebettelt«, »Ich weiß, was du fühlst, du willst einfach …« Was all diese Beispiele gemeinsam haben, ist ihre subtile Aufdringlichkeit: Wir sagen anderen Menschen, was sie fühlen oder was die Motive ihrer Handlungen sind, als ob wir die Fähigkeit hätten, Gedanken zu lesen. Das führt oft zu Missverständnissen. Obwohl das Wort »Missverständnis« so häufig verwendet wird, vergessen wir dabei oft, wie schmerzhaft und ärgerlich es sein kann, wenn wir missverstanden werden. Wir neigen dann nämlich dazu, wütend zu werden, uns hoffnungslos oder gar verwirrt zu fühlen, als ob wir uns selbst nicht mehr verstünden.

Wie sollen wir also mentalisieren? Wenn wir uns fragen, was eine andere Person fühlt, dann mentalisieren wir. Aber ist das nicht dasselbe, wie wenn wir darüber Vermutungen aufstellen? Es ist genau dann dasselbe, wenn wir ihnen sagen, was sie fühlen – wenn wir hingegen fragen: »Was fühlst du in diesem Moment?«, oder: »Du siehst etwas verärgert aus, entspricht das deinem momentanen Gefühl?«, dann erkundigen wir uns auf eine neugierige Art und Weise, und das wiederum ist ganz klar eine Form von Mentalisieren: Es zeigt, dass wir ein ehrliches Interesse daran haben zu erfahren, was im Inneren des anderen vor sich geht.

Anhang C: Spiele und Übungen zur Mentalisierungsförderung – eine Auswahl

Anwendungsbereiche (Legende):

K	Kinder (Einzelsetting)
J	Jugendliche (Einzelsetting)
E	Eltern
F	Familien
G	Gruppen (Erwachsene und Jugendliche)
Th	Therapeutin/Therapeut

Das »Egostatogramm« (K, J, modifiziert bei F)

Vorgehen: Symbolische Darstellung der eigenen oder einer anderen Person: Kopf = Kapitän (»ich«) – Restkörper, dargestellt mit Kreisen darin = einzelne Matrosen mit bestimmten Fähigkeiten und Aufgaben. Möglichkeiten: 1. Außenperspektive (Was für Teile sehen andere in uns? Und was halten wir davon? Also Unterscheidung Selbst- vs. Fremdbild). 2. Innenperspektive. 3. Wechsel zwischen Außen- und Innenperspektive. Hierbei ist jeweils ein Wechseln zwischen Identifikation und Des-Identifikation mit dem Kapitän und den Matrosen möglich.

Material: Papier, Stifte; Moderatorkarten (rund, verschiedene Farben); Tierfiguren (z.B. »Ostheimer Tiere«); mehrere Kissen oder Stühle usw. usf.

Was denkst du, was ich denke? (K, J)

Vorgehen: Die Person (K, J oder Th) versucht dessen gewahr zu sein, woran sie gerade denkt. Dann die andere Person dreimal raten lassen, was das war.

Material: keines.

Familienskulptur (F, K, J)

Vorgehen: Real-Familie vs. Wunsch-Familie aufstellen lassen und dann explorieren: Was denkt, fühlt X? Wie geht es wohl Y? Wer möchte die Veränderung am liebsten, wer am wenigsten?

Material: Spielfiguren, Scenotest (G. von Staabs).

Rollentausch (K, J, F, E, G)

Vorgehen: K/J und Th (oder K/J und E) tauschen die Rollen. Wenn der Th selbst am Rollenspiel teilnimmt, fragt er K/J, was er z. B. in der Rolle von K/J spielen oder sagen soll, und will dann vom Kind/Jugendlichen, das/der jetzt der Experte (= »Th«) ist, Hilfe oder Behandlung für seine Sorgen oder Rat für seine inneren Teile (Ego States) bekommen. Der »Th« soll dann Gefühle und Gedanken erfragen und in Bezug darauf Hilfsmaßnahmen oder Veränderungsmöglichkeiten vorschlagen.

Variante: K/J spielt alleine oder mit dem Th verschiedene seiner inneren Teile, indem es verschiedene Positionen bezeichnet und wechselnd einnimmt. Unzählige weitere Varianten sind denkbar.

Diese Übung kann auch sehr gut in Elterngesprächen oder Eltern-Psychoedukationsgruppen eingesetzt werden, damit Eltern das Denken und Fühlen ihres Kindes besser nachvollziehen können – unter Einbeziehung der Sichtweisen des anderen Elternteils oder der anderen Eltern in der Gruppe (siehe auch Allen et al. 2012, S. 180 ff.).

Material: Arztkittel, Stethoskop für das »Abhören« von Gefühlen und Gedanken, Doktorköfferchen usw.

Gefühle-Uhr (K, evtl. J)

Vorgehen: Aktuelle eigene oder fremde (angenommene) Gefühle auf der Gefühle-Uhr einstellen – nach der Vorlage des »DINO« aus dem Kinderbuch von Löffel & Manske (2003).

Material: Bastelbogen Gefühle-Uhr nach Löffel & Manske.

Gefühlsrad (K, J, F)

Vorgehen: Th fragt nach bekannten Gefühlen und schreibt/zeichnet diese auf ein Blatt. Danach benützt er/sie einen Stift als »Rad«, um durch Drehen (wie ein Uhrzeiger) zufällig ein Gefühl anzuzeigen, das vom K/J dargestellt werden soll. *Ergänzend fragen:* Wann hat es dieses Gefühl zum letzten Mal empfunden (bei sich selbst vs. bei anderen)? Wie hatte X das ausgedrückt (zeigen lassen!)? Was war da los, dass es bei X zu diesem Gefühl kam?

Material: großes Blatt Papier, Stifte.

Das Reden-Fühlen-Handeln-Spiel (M. Vogt) (K, J, F, G)

Vorgehen: Brettspiel, wo die Teilnehmenden würfeln und je nach betretenem Feld Kärtchen aus den Häufchen »reden«, »fühlen« und »handeln« ziehen und entsprechend Fragen beantworten oder Handlungsanweisungen folgen müssen, worauf sie – bei stimmigen Antworten – Punkte kriegen können.

Material: Das Reden-Fühlen-Handeln-Spiel von Manfred Vogt. Ein Spiel für kreative Psychotherapie mit K und J. Manfred Vogt Spieleverlag.

Das Familien-Reflecting-Team (F)

Vorgehen: F wird in einen inneren (z.B. Geschwister) und einen äußeren Teil (z.B. E) aufgespalten, die miteinander über ein Thema reden; Th als Moderator und Interviewer.

Material: keines.

Die Video-/Bildschirmtechnik (K, J, modifiziert auch F, E, G)

Vorgehen: Die Klienten sollen sich an einer weißen Wand einen imaginären Bildschirm vorstellen, auf dem z.B. die Einzelperson (Selbst) oder F als Ganzes mit (nach eigenem Empfinden) positiv verändertem Verhalten auftritt – mit einem gestärkten Selbst, kompetent, souverän, stark usw. Gefühle, Körperempfindungen usw. sollen hierbei wahrgenommen und beschrieben werden. Evtl. einen »Anker«

setzen, um diese Erfahrung mitnehmen und im Alltag aktivieren zu können.

Material: evtl. eine alte Fernbedienung.

Der Lügendetektor (Asen & Scholz 2009) (K, J, G)

Vorgehen: Die Person soll ihre drei Lieblingstiere (-schauspieler, -sängerinnen usw.) oder -aktivitäten nennen. Zwei der drei Nennungen sind wahr, die dritte aber unwahr. Eine andere Person soll nun herausfinden, welche unwahr ist und woran das zu erkennen war. Oder: was beim Nennen getäuscht hatte.

Material: keines.

Die eingefrorenen Gefühlsstatuen (Asen & Scholz 2009) (F, G, evtl. K, J)

Vorgehen: Gefühle nennen, szenisch ausdrücken und kurz »einfrieren« lassen. Wie wirkt dies auf andere, auf sich selbst?

Material: Flipchart, evtl. Aufzeichnung mit Digitalkamera und Präsentation am Beamer.

Konfliktlandschaft (adaptiert nach Asen & Scholz 2009) (F, E, K, J)

Vorgehen: Gemeinsam den Grundriss der Wohnung zeichnen und vermerken, wo 1. die »Wellness-Oasen« der Familienmitglieder und wo 2. die »Hotspots« sind. Daran anknüpfend explorieren: Wer stimmt zu, wer nicht? Was geschieht dort jeweils aus Sicht der Beteiligten – in ihnen und in den anderen?

Material: Papier, Stifte.

Die magische Fernbedienung (Asen & Scholz 2009) (K, J, F)

Vorgehen: Mit Knopfdruck auf eine reale oder eine imaginierte Fernbedienung kann K/J das Verhalten eines Familienmitglieds oder des Therapeuten steuern, wie es/er will. Umgekehrt aber auch: Elternteil kann K/J steuern … Wichtig natürlich: Wie kann dies respektvoll geschehen (Grenzen einhalten)?

Material: alte Fernbedienung (auch imaginär möglich).

Der Gehirn-Scan (Asen & Scholz 2009) (K, J, E, F, G)

Vorgehen: Th präsentiert eine vereinfachte symbolische Darstellung eines Gehirns, aber mit Leerstellen, in die verschiedene innere Teile, Gedanken, Gefühle, Lebensbereiche (Schule/Arbeit, Freunde usw.) eingetragen werden sollen – mit anschließendem Gespräch über diese Eintragungen.

Material: Papier, Stifte, evtl. grafische Vorlage eines Gehirns mit Leerstellen.

Wähle die passenden Bilder (K, J, E, F, G)

Vorgehen: Die Person bzw. jedes Familien-/Gruppenmitglied sucht 2 Fotografien aus, die nach ihrem Eindruck zu ihrer/seiner momentanen Stimmung passen. Jede Person erzählt anschließend, warum sie gerade diese Bilder wählte und wie sie dazu kam zu denken, dass die beiden Bilder zur Stimmung passten; wie diese Stimmung in der Selbstwahrnehmung gerade war.

Die anderen Personen schildern aus ihrer Sicht (Ich-Botschaften), wie sie diese Passung oder Nicht-Passung zwischen den Bildern und den von ihnen wahrgenommenen Stimmungen sehen (Ich-Botschaften).

Material: Papier, Stifte; Fotos z. B. aus »75 Bildkarten für Coaching und Beratung« von Sonia und Bernd Weidenmann (Weinheim: Beltz, 2013).

Interpretiere eine Filmszene (K, J, F, G)

Vorgehen: Gemeinsam schauen die Personen eine Szene aus einem Film an und schreiben danach auf, was sie denken, was die Hauptakteure (in welchem Moment) gedacht und gefühlt haben mögen. Anschließend besprechen sie in der Gruppe/Familie, was die Szene in ihnen für Gedanken und Gefühle ausgelöst hat; mit wem sie sich am meisten verbunden fühlten, mit wem am wenigsten – und warum (in Ich-Botschaften).

Material: Projektor, Filmclips, Papier, Stifte. Gut geeignet in Therapiekontexten sind z.B. der Trailer zum Film »Alles steht Kopf« (Originaltitel: »Inside out«; amerikan. Computer-Animationsfilm, 2015, von Pixar, Regie: Pete Docter und Ronaldo del Carmen) oder Ausschnitte aus der US-amerikanischen Serie »In Treatment«, deutsch: »Der Therapeut« (sehr gut geeignet für Jugendliche und Familien ist die Folge: »Sophie« aus der 1. Staffel; insgesamt 130 Folgen in 4 Staffeln). Bei Kindern etwa Szenen aus »Findet Nemo« (im Original: »Finding Nemo«; US-amerikanischer Animationsfilm von Pixar, Regie: Andrew Stanton, Lee Unkrich, 2003).

Literatur

Adkins, T., Luyten, P. & Fonagy, P. (2018). Development and preliminary evaluation of family minds: A mentalization-based psychoeducation program for foster parents. *Journal of Child and Family Studies, 27* (8), S. 2519–2532; https://doi.org/10.1007/s10826-018-1080-x.

Ainsworth, M. D. S. (1989). Attachment beyond infancy. *American Psychologist, 44* (4), S. 709–716.

Ainsworth, M. D. S., Blehar, M. C., Waters, E. & Wall, S. (1978). *Patterns of Attachment: A Psychological Study of the Strange Situation*. New York, Hillsdale: Erlbaum.

Aival-Naveh, E., Rothschild-Yakar, L. & Kurman, J. (2019). Keeping culture in mind: A systematic review and initial conceptualization of mentalizing from a cross-cultural perspective. *Clinical Psychology, Science and Practice, 26* (4): e12300.

Allen, J. G. & Fonagy, P. (2015). Trauma. In: Luyten, P., Mayes, L. C., Fonagy, P., Target, M. & Blatt, S. J.: *Handbook of Psychodynamic Approaches in Psychopathology* (S. 165–199), New York: Guilford Press.

Allen, J. G. & Fonagy, P. (Hrsg.) (2022). *Mentalisierungsgestützte Therapie. Das MBT-Handbuch – Konzepte und Praxis*. 4. Aufl. Stuttgart: Klett-Cotta.

Allen, J. G., Fonagy, P. & Bateman, A. W. (2011). *Mentalisieren in der psychotherapeutischen Praxis* (3. Aufl. 2022). Stuttgart: Klett-Cotta.

Allen, J. G., O'Malley, F., Freeman, C. & Bateman, A. W. (2012). Brief treatment. In: Bateman, A. W. & Fonagy, P. (Hrsg.), *Handbook of Mentalizing in Mental Health Practice* (S. 167–183). Washington, DC: American Psychiatric Publishing.

Allison, E. & Fonagy, P. (2016). When is truth relevant? *The Psychoanalytic Quarterly, 85* (2), S. 275–303.

Alvarez, A. (2012). Ebenen der analytischen Arbeit und Ebenen der Pathologie: Die Arbeit des Kalibrierens. *Kinderanalyse, 20* (2), S. 70–94.

Alvarez, A. (2014). *Das denkende Herz. Drei Ebenen psychoanalytischer Therapie mit gestörten Kindern*. Frankfurt a. M.: Brandes & Apsel.

Antonovsky, A. (1979). *Health, Stress, and Coping*. San Francisco: Jossey-Bass.

Anzieu, D. (1996). *Das Haut-Ich*. Frankfurt a. M.: Suhrkamp.

APA (American Psychological Association) (2012). *Resolution on the recognition of psychotherapy effectiveness*. Approved August 2012. Washington, D. C.: APA.

Asen, E. (2017). Das Mentalisierungsmodell und seine praktische Umsetzung in der Multifamilientherapie. In: Asen, E. & Scholz, M. (Hrsg.), *Handbuch der Multifamilientherapie* (S. 40–57). Heidelberg: Carl-Auer-Verlag.

Asen, E. & Fonagy, P. (2010). Mentalisierungsbasierte Familientherapie. *Psychotherapie im Dialog, 11* (3), S. 239–242.

Asen, E. & Fonagy, P. (2011). Mentalization-based therapeutic interventions for families. *Family Therapy, 34* (4), S. 347–370.

Asen, E. & Fonagy, P. (2015). Mentalisierungsbasierte Familientherapie. In: Bateman, A. & Fonagy, P. (Hrsg.), *Handbuch Mentalisieren* (S. 135–158). Gießen: Psychosozial-Verlag.

Asen, E. & Fonagy, P. (2017). Mentalizing family violence, part 1: Conceptual framework. *Family Process, 56* (1), S. 6–21.

Asen, E. & Fonagy, P. (2020). Mentalization in systemic therapy and its empirical evidence. In: Ochs, M., Borcsa, M. & Schweitzer, J. (Hrsg.), *Systemic Research in Individual, Couple, and Family Therapy and Counseling* (S. 207–221). Cham: Springer; doi: 10.1007/978-3-030-36560-8_12.

Asen, E. & Scholz, M. (2009). *Praxis der Multifamilientherapie.* Heidelberg: Carl-Auer-Verlag.

Asen, E. & Scholz, M. (Hrsg.) (2017). *Handbuch der Multifamilientherapie.* Heidelberg: Carl-Auer-Verlag.

Badoud, D., Speranza, M. & Debbané, M. (2016). Vers un modèle développement des dimensions de la mentalisation à l'adolescence. *Revue Québecoise de Psychologie, 37* (3), S. 49–68.

Baierl, M. & Frey, K. (Hrsg.) (2014). *Praxishandbuch Traumapädagogik. Lebensfreude, Sicherheit und Geborgenheit für Kinder und Jugendliche.* Göttingen: Vandenhoeck & Ruprecht.

Bak, P. L. (2012). Mentalizing communities for children. In: Midgley, N. & Vrouva, I. (Hrsg.), *Mentalization Based Interventions with Children and Families* (S. 201–218), London: Routledge.

Bak, P. L., Midgley, N., Zhu, J. L., Wistoft, K. & Oberl, C. (2015). The resilience program: preliminary evaluation of a mentalization-based education program. *Frontiers of Psychology, 6*, 753.

Ball, J. & Peters, S. (2007). Stressbezogene Risiko- und Schutzfaktoren. In: Seiffge-Krenke, I. & Lohaus, A. (Hrsg.), *Stress und Stressbewältigung im Kindes- und Jugendalter* (S. 126–143), Göttingen: Hogrefe.

Banyard, V. L., Williams, L. M. & Siegel, J. A. (2001). The long-term mental health consequences of child sexual abuse: An exploratory study of the impact of multiple traumas in a sample of women. *Journal of Traumatic Stress, 14*, S. 697–715.

Baranger, M. & Baranger, W. (2018). Die analytische Situation als dynamisches Feld. *Psyche – Zeitschrift für Psychoanalyse und ihre Anwendungen, 72*, S. 739–784.

Baron-Cohen, S. (1991). Precursors to a theory of mind: Understanding attention in others. In: Whiten, A. (Hrsg.), *Natural theories of mind: Evolution, development and simulation of everyday mindreading* (S. 233–251). Oxford: Basil Blackwell.

Baron-Cohen, S., Tager-Flusberg, H. & Cohen, D. J. (Hrsg.) (2000). *Understanding Other Minds: Perspectives from Developmental Cognitive Neuroscience.* 2. Aufl. New York: Oxford University Press.

Bateman, A. & Fonagy, P. (2006). *Mentalization Based Treatment for Borderline Personality Disorder: A Practical Guide.* Oxford: Oxford University Press.

Bateman, A. & Fonagy, P. (2008). *Psychotherapie der Borderline-Persönlichkeitsstörung. Ein mentalisierungsgestütztes Behandlungskonzept.* Gießen: Psychosozial-Verlag.

Bateman, A. & Fonagy, P. (2010): Mentalization based treatment for borderline personality disorder. *World Psychiatry, 9* (1), S. 11–15.

Bateman, A. & Fonagy, P. (Hrsg.) (2015). *Handbuch Mentalisieren.* Gießen: Psychosozial-Verlag.

Bateman, A. & Fonagy, P. (2016). *Mentalization-Based Treatment for Personality Disorders. A Practical Guide.* Oxford: Oxford University Press.

Bateman, A. & Fonagy, P. (2019). A randomized controlled trial of a mentalization-based intervention (MBT-FACTS) for families of people with borderline personality disorder. *Personality Disorders, 10* (1), S.70–79;. doi: 10.1037/per0000298.

Bateman, A., Fonagy, P., Campbell, C., Luyten, P. & Debbané, M. (2023). *Cambridge Guide to Mentalization-Based Treatment (MBT).* Cambridge: Cambridge University Press.

Beebe, B. & Lachmann, F. M. (1998). Co-constructing inner and relational processes: Self and mutual regulation in infant research and adult treatment. *Development and Psychopathology, 10* (4), S. 811–828.

Beebe, B. & Lachmann, F. (2004). *Säuglingsforschung und die Psychotherapie Erwachsener. Wie interaktive Prozesse entstehen und zu Veränderungen führen.* Stuttgart: Klett-Cotta.

Beelmann, A. (2006). Wirksamkeit von Präventionsmaßnahmen bei Kindern und Jugendlichen. Ergebnisse und Implikationen der integrativen Erfolgsforschung. *Zeitschrift für Klinische Psychologie und Psychotherapie,* 35, S. 151–162.

Bellis, M. A., Hughes, K., Ford, K., Ramos Rodriguez, G., Sethi, D.& Passmore, J. (2019). Life course health consequences and associated annual costs of adverse childhood experiences across Europe and North America: A systematic review and meta-analysis. *Lancet Public Health,* 4, S. 517–528.

Behringer, N. (2020). Mentalisierungsprozesse im Kontext der stationären Kinder- und Jugendhilfe. Theoretische Rahmung und reflektierende Überlegungen zu exemplarischen Alltagssituationen. In: Gingelmaier, S. & Kirsch, H. (Hrsg.), *Praxisbuch mentalisierungsbasierte Pädagogik* (S. 192–205). Göttingen: Vandenhoeck & Ruprecht.

Berthelot, N., Ensink, K., Bernazzani, O., Normandin, L., Luyten, P. & Fonagy, P. (2015). Intergenerational transmission of attachment in abused and neglected mothers: The role of trauma-specific reflective functioning. *Infant Mental Health Journal,* 36 (2), S. 220–212.

Bevington, D. & Fuggle, P. (2012). Supporting and enhancing mentalization in community outreach teams working with socially excluded youth: the

AMBIT approach. In: Midgley, N. & Vrouva, I. (Hrsg.), *Minding the Child: Mentalization-Based Interventions with Children, Young People and Their Families* (S. 163–186), Hove, UK: Routledge.

Bevington, D., Fuggle, P. & Fonagy, P. (2015). Applying attachment theory to effective practice with hard-to-reach youth: The AMBIT-approach. *Attachment and Human Development, 17* (2), S. 157–174.

Bevington, D., Fuggle, P., Cracknell, L. & Fonagy, P. (2017). *Adaptive Mentalization-Based Integrative Treatment. A Guide for Teams to Develop Systems of Care.* Oxford: Oxford University Press.

Biehal, N., Ellison, S. & Baker, C. (2011). Belonging and permanence: Outcomes in longterm foster care and adoption. *British Journal of Social Work, 41* (4), S. 809–811; https://doi.org/10.1093/bjsw/bcr088.

Bion, W. R. (1990). Angriffe auf Verbindungen. In: Bott Spillius, E. (Hrsg.) (2016), *Melanie Klein heute. Entwicklungen in Theorie und Praxis.* Bd. 1: *Beiträge zur Theorie* (S. 110–129), 5. Aufl. Stuttgart: Klett-Cotta.

Bischof, N. (1985). *Das Rätsel Ödipus. Die biologischen Wurzeln des Urkonflikts von Intimität und Autonomie.* München: Piper.

Bischof-Köhler, D. (2011). *Soziale Entwicklung in Kindheit und Jugend – Bindung, Empathie, Theory of Mind.* Stuttgart: Kohlhammer.

Bizzi, F., Charpentier-Mora, S., Cavanna, D., Borelli, J. L. & Ensink, K. (2022). Testing children's mentalizing in middle childhood: Adopting the Child and Adolescent Reflective Functioning Scale with clinical and community children. *Journal of Child and Family Studies, 31* (2), S. 114–127; https://doi.org/10.1007/s10826-021-02057-4.

Bleiberg, E. (2001). *Treating Personality Disorders in Children and Adolescents. A Relational Approach.* New York: Guilford Press.

Bo, S., Sharp, C., Kongerslev, M. T., Luyten, P. & Fonagy, P. (2022). Improving treatment outcomes for adolescents with borderline personality disorder through a socioecological approach. *Borderline Personality Disorder and Emotion Dysregulation, 9* (1): 16; doi: 10.1186/s40479-022-00187-9.

Bohleber, M. & Mertens, W. (Hrsg.) (2006). *Erinnerung von Wirklichkeiten: Psychoanalyse und Neurowissenschaften im Dialog.* Bd. I (S. 462–516), Stuttgart: Verlag Internationale Psychoanalyse.

Böhme-Bloem, C. (2002). Das Ergriffene im Begriff – Gedanken zum Symbolisierungsprozess. *Zeitschrift Psychoanalytische Theorie und Praxis, XVII,* S. 371–392.

Bolm, T. (2015). *Mentalisierungsbasierte Therapie.* München: Ernst Reinhardt.

Borelli, J. L., St. John, H. K., Cho, E. & Suchman, N. E. (2016). Reflective functioning in parents of school-aged children. *American Journal of Orthopsychiatry, 86* (1), S. 24–36; https://doi.org/10.1037/ort0000141.

Bosquet, M. & Egeland, B. (2001). Associations among maternal depressive symptomatology, state of mind and parent and child behaviors: implications for attachment-based interventions. *Attachment and Human Development, 3* (2), S. 173–199.

Bowlby, J. (1975). *Bindung. Eine Analyse d. Mutter-Kind-Beziehung.* München: Kindler (*Bindung und Verlust,* Bd. 1),.

Brächter, W. (Hrsg.) (2014). *Der singende Pantomime. Ego-State-Therapie und Teilearbeit mit Kindern und Jugendlichen.* Heidelberg: Carl Auer Systeme Verlag.

Brandes, H. (2008). *Selbstbildung in Kindergruppen. Die Konstruktion sozialer Beziehungen.* München, Basel: Ernst Reinhardt.

Brandl, Y. (2017). Figurativ denken. Gruppenanalytische Perspektiven des Mentalisierens für pädagogische Professionalisierungsprozesse. *Gruppenpsychotherapie und Gruppendynamik,* 53 (4), S. 332–345.

Brauner, J. M. et al. (2021). Inferring the effectiveness of government interventions against COVID-19. *Science, 371* (6531), eabd9338; doi: 10.1126/science.abd9338.

Brazelton, T. B. & Cramer, G. C. (1990). *Die frühe Bindung.* Stuttgart: Klett-Cotta.

Bretherton, I. (1984). Representing the social world in symbolic play: Reality and fantasy. In: Dies. (Hrsg.), *Symbolic Play: The Development of Social Understanding* (S. 3–41), New York: Academic Press.

Brisch, K. H. (2023). *Bindungsstörungen. Von der Bindungstheorie zur Beratung und Therapie.* 20. Aufl. Stuttgart: Klett-Cotta.

Brisch, K. H., Grossmann, K. E., Grossmann, K. & Köhler, L. (Hrsg.) (2002). *Bindung und seelische Entwicklungswege. Grundlagen, Prävention und klinische Praxis.* Stuttgart: Klett-Cotta.

Brockmann, J. & Kirsch, H. (2015). Mentalisieren in der Psychotherapie. *Psychotherapeutenjournal, 22* (1), S. 13–22.

Brockmann, J., Kirsch, H. & Taubner, S. (2022). *Mentalisieren in der psychodynamischen und psychoanalytischen Psychotherapie. Grundlagen, Anwendungen, Fallbeispiele.* Stuttgart: Klett-Cotta.

Broschmann, D. & Fuchs, T. (2020). Zwischenleiblichkeit in der psychodynamischen Psychotherapie. Ansatz zu einem verkörperten Verständnis von Intersubjektivität. *Forum der Psychoanalyse,* 36 (4), S. 459–477, https://doi.org/10.1007/s00451-019-00350-z.

Buchholz, M. (1990). *Die unbewußte Familie. Psychoanalytische Studien zur Familie in der Moderne.* Berlin: Springer.

Campbell, P. (2015). The sick baby in hospital engaging the sick infant as a person. Vortrag bei der GAIMH Tagung in Zürich. http://www.gaimh.org/files/downloads/752f758055ff455529e5f6dd43437eb9/Paul%2C%20C.%20The%20Sick%20Baby%20in%20Hospital.pdf.

Campbell, A. & Allison, E. (2023). Mentalisierung der modernen Welt. In: Fonagy, P. & Nolte, T. (Hrsg.), *Epistemisches Vertrauen. Vom Konzept zur Anwendung in Psychotherapie und psychosozialen Arbeitsfeldern* (S. 95–114). Stuttgart: Klett-Cotta.

Cannon, J. S., Kilburn, M. R., Karoly, L. A., Mattox, T., Muchow, A. N. & Buenaventura, M. (2018). Investing early: Taking stock of outcomes and economic returns from early childhood programs. *Rand Health Quarterly,* 7 (4): 6.

Caspi, A., Houts, R. M., Belsky, D. W, Goldman-Mellor, S. J., Harrington, H., Israel, S., Meier, M. H., Ramrakha, S., Shalev, I., Poulton, R. & Moffitt, T. E.

(2014). The p factor: One general psychopathology factor in the structure of psychiatric disorders? *Clinical Psychological Science, 2* (2), S. 119–137.

Caspi, A., Houts, R. M., Fisher, H. L., Danese, A. & Moffitt, T. E. (2023). The general factor of psychopathology (p): Choosing among competing models and interpreting p. *Clinical Psychological Science*; https://doi.org/10.1177/21677026221147872.

Cassidy, J. & Mohr, J. J. (2001). Unsolvable fear, trauma, and psychopathology. *Clinical Psychology: Science and Practice, 8*, S. 275–298.

Chemtob, C. M., Gudino, O. G. & Laraque, D. (2013). Maternal posttraumatic stress disorder and depression in pediatric primary care: Association with child maltreatment and frequency of child exposure to traumatic events. JAMA *Pediatrics, 167* (11), S. 1011–1018.

Cierpka, M. (Hrsg.) (2014). *Frühe Kindheit 0–3 Jahre. Beratung und Psychotherapie für Eltern mit Säuglingen und Kleinkindern.* Berlin: Springer.

Ciompi, L. (1982). *Affektlogik. Über die Struktur der Psyche und ihre Entwicklung. Ein Beitrag zur Schizophrenieforschung.* Stuttgart: Klett-Cotta.

Cicchetti, D. & Valentino, K. (2006). An ecological-transactional perspective on child maltreatment: Failure of the average expectable environment and its influence on child development. In: Cicchetti, D. & Cohen, D. J. (Hrsg.), *Developmental Psychopathology*. Bd. 3: *Risk, Disorder, and Adaptation* (S. 129–201). Hoboken, NJ: John Wiley & Sons.

Cohen, N. J., Muir, E., Parker, C. J., Brown, M., Lojkasek, M., Muir, R. & Barwick, M. (1999). Watch, wait and wonder. Testing the effectiveness of a new approach to mother-infant-psychotherapy. *Infant Mental Health Journal, 20*, S. 429–451.

Cohen, L. R., Hien, D. A. & Batchelder, S. (2008). The impact of cumulative maternal trauma and diagnosis on parenting behavior. *Child Maltreatment, 13* (1), S. 27–38.

Cooper, A. & Redfern, S. (2016). *Reflective Parenting. A Guide to Understanding What's Going on in Your Child's Mind.* London: Routledge.

Cooper, M. (2008). *Essential Research Findings in Counseling and Psychotherapy: The Facts are Friendly.* London: Sage.

Corkum, V. & Moore, C. (1998). The origins of joint visual attention in infants. *Developmental Psychology, 34* (1), S. 28–38.

Corriveau, K. H., Harris, P. L., Meins, E., Fernyhough, C., Arnott, B., Elliot, L., Liddle, B., Hearn, A., Vittorini, L. & de Rosnay, M. (2009). Young children's trust in their mother's claims: Longitudinal links with attachment security in infancy. *Child Development, 80* (3), S. 750–761.

Cramer, B. (1995). Infant creativity. *Infant Mental Health Journal, 16* (1), S. 21–27.

Cremerius, J. (1984). Freud bei der Arbeit über die Schulter geschaut – Seine Technik im Spiegel von Schülern und Patienten. In: Cremerius, J., *Vom Handwerk des Psychoanalytikers. Das Werkzeug der psychoanalytischen Technik*, Bd. 2 (S. 326–363) Stuttgart: frommann-holzboog.

Crittenden, P. M. (2000). Moldear la arcilla. El proceso de construción del self y su relación con la psicoterapia. *Revista de Psicoterapia, 41*, S. 67–82.

Crittenden, P. M. (2008). *Raising Parents. Attachment, Parenting and Child Safety.* London: Routledge.

Damasio, A. R. (1994). *Descartes' Irrtum. Fühlen, Denken und das menschliche Gehirn.* München: List.

Del Giudice, M. (2015). Attachment in middle childhood: An evolutionary-developmental perspective. *New Directions for Child and Adolescent Development, 148*, S. 15–30.

Denham, S. A., Bassett, H. H., Zinsser, K. & Wyatt, T. M. (2014). How preschoolers' social-emotional learning predicts their early school success: Developing theory – promoting competency-based assessments. *Infant and Child Development, 23*, S. 426–454.

Diez Grieser, M. T. (2001). Neugeborene Kinder drogenabhängiger Eltern: Beziehungsdiagnostik als Grundlage für Interventionen. In: Pedrina, F. (Hrsg.), *Beziehung und Entwicklung in der frühen Kindheit. Psychoanalytische Interventionen in interdisziplinären Kontexten* (S. 139–149). Tübingen: edition diskord.

Diez Grieser, M. T. (2004). Zur Funktion des Cannabiskonsums in der frühen Adoleszenz: Zwei Fallbeispiele. *Arbeitshefte Kinderpsychoanalyse, 33*, S. 35–55.

Diez Grieser, M. T. (2006). Die Schwangerschaft der Psychotherapeutin: Chance und Risiko für die psychotherapeutische Arbeit mit weiblichen Jugendlichen. *Kinderanalyse, 14* (2), S. 172–196.

Diez Grieser, M. T. (2014). Präventionsprojekte und Migration. *Frühförderung interdisziplinär*, S. 16–25.

Diez Grieser, M. T. (2022a). *Mentalisieren bei Traumatisierungen.* Stuttgart: Klett-Cotta.

Diez Grieser, M. T. (2022b). Körperlichkeit und Mentalisieren in der psychotherapeutischen Arbeit mit komplex traumatisierten Menschen. *Zeitschrift für freie psychoanalytische Forschung und Individualpsychologie*, 9 (2), S. 90–108.

Diez Grieser, M. T. (2023). Epistemisches Vertrauen und Mentalisieren als Basisfaktoren bei psychischen Auffälligkeiten und Verhaltensproblemen. *Sonderpädagogische Förderung heute, 68* (4), S. 352–364.

Diez Grieser, M. T. & Grieser, J. (2020). *Psychodynamische Psychotherapie mit Jugendlichen.* Stuttgart: Kohlhammer.

Doering, S. (2022). *Resonanz – Begegnung – Verstehen. Implizite Kommunikation in der therapeutischen Beziehung.* Stuttgart: Klett-Cotta.

Dolto, F. (1979). *La cause des enfants.* Paris: Laffont.

Dornes, M. (2000). *Die emotionale Welt des Kindes.* Frankfurt a. M.: Fischer Taschenbuch Verlag.

Dube, S. R., Anda, R. F., Felitti, V. J., Edwards, V. J. & Williamson, D. F. (2002). Exposure to abuse, neglect, and household dysfunction among adults who witnessed intimate partner violence as children: Implications for health and social services. *Violence and Victims, 17* (1), S. 3–17.

Dubowitz, H., Black, M., Cox, C., Kerr, M., Litronik, A., Radhakrishna, A., English, D., Wood Schneider, M. & Runyan, M. (2001). Father involvement and children's functioning at age 6 years: A multisite study. *Child Maltreatment, 6* (4), S. 300–309.

Dziobek, I., Fleck, S., Kalbe, E., Rogers, K., Hassenstab, J., Brand, M., Kessler, J., Woike, J. K., Wolf, O. T. & Convit, A. (2006). Introducing MASC: A Movie for the Assessment of Social Cognition. *Journal of Autism & Developmental Disorders, 36* (5), S. 623–636.

Ekman, P. (1993). Facial expressions of emotions. New findings, new questions. *Psychological Science, 3*, S. 34–38.

Emde, R. N., Wolf, D. P. & Oppenheim, D. (2003). *Revealing the Inner Worlds of Young Children. The MacArthur Story Stem Battery and Parent-Child Narratives.* Oxford: Oxford University Press.

Ensink, K. (2003). *Assessing theory of mind, affective understanding and reflective functioning in primary.* Unveröffentlichte Dissertation. London: University College London.

Ensink, K. & Mayes, L. C. (2010). The development of mentalization in children from a theory of mind perspective. *Psychoanalytic Inquiry, 30* (4), S. 301–337.

Ensink, K., Target, M. & Oandasan, C. (2013). Child reflective functioning scale scoring manual: For application to the Child Attachment Interview. Unveröffentlichtes Manuskript, London, UK: Anna Freud Centre – University College London.

Ensink, K., Berthelot, N., Bernazzani, O., Normandin, L. & Fonagy, P. (2014). Another step closer to measuring the ghosts in the nursery: Preliminary validation of the Trauma Reflective Functioning Scale. *Frontiers in Psychology, 5*, 1471.

Ensink, K., Normandin, L., Target, M., Fonagy, P., Sabourin, S. & Berthelot, N. (2015). Mentalization in children and mothers in the context of trauma: An initial study of the validity of the Child Reflective Function Scale. *British Journal of Developmental Psychology, 33* (2), S. 203–217.

Ensink, K., Bégin, B. A., Normandin, L., Godbout, N. & Fonagy, P. (2016). Mentalization and dissociation in the context of trauma: Implications for child psychopathology. *Journal of Trauma & Dissociation, 18* (1), S. 11–30.

Ensink, K., Leroux, A., Normandin, L., Biberdzic, M. & Fonagy, P. (2017). Assessing reflective parenting in interaction with school-aged children. *Journal of Personality Assessment, 99* (6), S. 585–595.

Esser, G., Ihle, W., Schmidt, M. H. & Blanz, B. (2000). Der Verlauf psychischer Störungen vom Kindes- zum Erwachsenenalter. *Zeitschrift für Klinische Psychologie und Psychotherapie, 29*, S. 276–283.

Eubanks, C. F., Samstag, L. W. & Muran, J. C. (Hrsg.) (2023). *Rupture and Repair in Psychotherapy: A Critical Process for Change.* Washington, DC: American Psychological Association.

Eyberg, S. M., Funderburk, B. W., Hembree-Kigin, T. L., McNeil, C. B., Querido, J. G. & Hood, K. K. (2001). Parent-child interaction therapy with behavior problem children: One and two year maintenance of treatment effects in the family. *Child & Family Behavior Therapy, 23* (4), S. 1–20.

Farnell, B. (2000). Getting out of the habitus: An alternative model of dynamically embodied social action. *The Journal of the Royal Anthropological Institute, 6* (3), S. 397–418.

Fegert, J. M. (2007). Sexueller Missbrauch an Kindern und Jugendlichen. *Bundesgesundheitsblatt,* 50, S. 78–89.

Fegert, J. M. & Ziegenhain, U. (2012). Editorial: Frühe Hilfen in Deutschland. Erfahrungen und Entwicklungen. *Praxis der Kinderpsychologie und Kinderpsychiatrie,* 51 (10), S. 717–722.

Ferguson, L. & Morse, S. (2003). Ooey gooey group: A behavioral interactive group for for parents and young children with feeding problems. In: Campbell, P. & Thomson-Salo, F. (Hrsg.) (2018), *The Baby as Subject,* Boca Raton, FL: Routledge (Online-Ressource).

Fingerle, M. (2009). Die Bedeutung von sozialen Schutzfaktoren für arme und sozial benachteiligte Kinder. In: *Frühe Hilfen, Zugänge schaffen, Hilfen gemeinsam gestalten, Resilienzfaktoren nutzen* (S. 104–114). Bundesarbeitsgemeinschaft der Kinderschutzzentren Köln.

Fingerle, M. & Grumm, M. (2012). *Prävention von Verhaltensauffälligkeiten bei Kindern und Jugendlichen.* München: Ernst Reinhardt.

Fischer, K. & Rohrmann, S. (2018). *Diagnostik- und Therapieverfahren zum Zugang von Emotionen bei Kindern und Jugendlichen.* Göttingen: Hogrefe.

Fishburn, S., Meins, E., Greenhow, S., Jones, C., Hackett, S., Biehal, N. et al. (2017). Mindmindedness in parents of looked-after children. *Developmental Psychology, 10,* S. 1954–1965; https://doi.org/10.1037/dev0000304.

Fivaz-Depeursinge, E. & Corboz-Warnery, A. (1999). *Das primäre Dreieck. Vater, Mutter und Kind aus entwicklungstheoretisch-systemischer Sicht.* Heidelberg: Carl Auer Systeme.

Fonagy, P. (1991). Thinking about thinking: Some clinical and theoretical considerations in the treatment of a borderline patient. *International Journal of Psychoanalysis, 72* (4), S. 639–656.

Fonagy, P. (1995). Playing with reality: The development of psychic reality and its malfunction in borderline personalities. *International Journal of Psychoanalysis, 76,* S. 39–44.

Fonagy, P. (2003). The development of psychopathology from infancy to adulthood: The mysterious unfolding of disturbance in time. *Infant Mental Health Journal,* 24 (3), S. 212–239.

Fonagy, P. (2006). The mentalization-focused approach to social development. In: Allen, J. G. & Fonagy, P. (Hrsg.), *Handbook of Mentalization-Based Treatment* (S. 53–99). New York: John Wiley & Sons; https://doi.org/10.1002/9780470712986.ch3.

Fonagy, P. (2008). Foreword. In: Verheugt-Pleiter, A. J. E., Zevalkink, J. & Schmeets, M. G. J. (Hrsg.), *Mentalizing in Child Therapy. Guidelines for Clinical Practitioners* (S. XXI–XXIV). London: Karnac.

Fonagy, P. (2009). *Bindungstheorie und Psychoanalyse.* 3. Aufl. Stuttgart: Klett-Cotta.

Fonagy, P. (2017). Foreword. In: Midgley, N., Ensink, K., Lindqvist, K., Malberg, N. & Muller, N., *Mentalization-Based Treatment for Children. A*

Time-Limited Approach (S. VII–XI). Washington, D.C.: American Psychological Association.
Fonagy, P. & Allison, E. (2014). The role of mentalizing and epistemic trust in the therapeutic relationship. *Psychotherapy, 51* (3), S. 372–380.
Fonagy, P. & Luyten, P. (2011). Die entwicklungspsychologischen Wurzeln der Borderline-Persönlichkeitsstörung in Kindheit und Adoleszenz: Ein Forschungsbericht unter dem Blickwinkel der Mentalisierungtheorie. *Psyche, 65*, S. 900–952.
Fonagy, P. & Luyten, P. (2016). A multilevel perspective on the development of borderline personality disorder. In: Cicchetti, D. (Hrsg.), *Developmental Psychopathology*. Bd. 3: *Maladaptation and Psychopathology* (S. 726–792). New York, NY: John Wiley & Sons.
Fonagy, P. & Moran, G. S. (1991). Understanding psychic change in child psychoanalysis. *The International Journal of Psycho-Analysis, 72* (1), S. 15–22.
Fonagy, P. & Nolte, T. (Hrsg.) (2023). *Epistemisches Vertrauen. Vom Konzept zur Anwendung in Psychotherapie und psychosozialen Arbeitsfeldern*. Stuttgart: Klett-Cotta.
Fonagy, P. & Target, M. (1995). Understanding the violent patient: The use of the body and the role of the father. *International Journal of Psychoanalysis, 76*, S. 487–501.
Fonagy, P. & Target, M. (1996a). Predictors of outcome in child psychoanalysis: A retrospective study of 763 cases at the Anna Freud Centre. *Journal of the American Psychoanalytic Association, 44* (1), S. 27–77.
Fonagy, P. & Target, M. (1996b). Playing with reality: I. Theory of mind and the normal development of psychic reality. *The International Journal of Psychoanalysis, 77* (2), S. 217–233.
Fonagy, P. & Target, M. (2002). Neubewertung der Entwicklung der Affektregulation vor dem Hintergrund von Winnicotts Konzept des »falschen« Selbst. *Psyche, 56*, S. 839–862.
Fonagy, P. & Target, M. (2006a). The mentalization-focused approach to self pathology. *Journal of Personality Disorders, 20* (6), S. 544–576.
Fonagy, P. & Target, M. (2006b). *Psychoanalyse und die Psychopathologie der Entwicklung*. Stuttgart: Klett-Cotta.
Fonagy, P., Steele, M., Steele, H., Moran, G. S. & Higgitt, A. C. (1991). The capacity for understanding mental states: The reflective self in parent and child and its significance for security of attachment. *Infant Mental Health Journal, 12* (3), S. 201–218.
Fonagy, P., Target, M., Cottrell, D., Phillips, J. & Kurtz, Z. (2002). *What Works for Whom? A Critical Review of Treatments for Children and Adolescents*. New York: Guilford Press.
Fonagy, P., Gergely, G., Jurist, E. L. & Target, M. (2004). *Affektregulierung, Mentalisierung und die Entwicklung des Selbst*. Stuttgart: Klett-Cotta.
Fonagy, P., Twemlow, S. W., Vernberg, E. M., Nelson, J. M., Dill, E. J., Little, T. D. & Sargent, J. A. (2009). A cluster randomized controlled trial of child-focused psychiatric consultation and a school systems-focused

intervention to reduce aggression. *Journal of Child Psychology and Psychiatry, and Allied Disciplines,* 50 (5), S. 607–616.

Fonagy, P., Luyten, P., Bateman, A., Gergely, G., Strathearn, L. & Target, M. (2010). Attachment and personality pathology. In: Clarkin, J. F., Fonagy, P. & Gabbard, G. O. (Hrsg.), *Psychodynamic Psychotherapy for Personality Disorders. A Clinical Handbook* (S. 37–88), Washington, D. C.: American Psychiatric Publishing, Inc.

Fonagy, P., Rossouw, T., Sharp, C., Bateman, A., Allison, L. & Farrar, C. (2014). Mentalization-based treatment for adolescents with borderline traits. In: Sharp, C. & Tackett, J. L. (Hrsg.), *Handbook of Borderline Personality Disorder in Children and Adolescents* (S. 313–332), New York: Springer.

Fonagy, P., Bateman, A. W. & Luyten, P. (2015a). Einführung und Übersicht. In: Bateman, A. W. & Fonagy, P. (Hrsg.), *Handbuch Mentalisieren* (S. 23–66), Gießen: Psychosozial-Verlag.

Fonagy, P., Cottrell, D., Phillips, J., Bevington, D., Glaser, D. & Allison, E. (2015b). *What Works for Whom? A Critical Review of Treatments for Children and Adolescents.* 2. Aufl. New York: Guilford Press.

Fonagy, P., Luyten, P., Moulton-Perkins, A., Lee, Y. W., Warren, F., Howard, S., Ghinai, R., Fearon, P. & Lowyck, B. (2016a). Development and validation of a self-report measure of mentalizing: The Reflective Functioning Questionnaire. *Plos One, 11* (7).

Fonagy, P., Sleed, M. & Baradon, T. (2016b). Randomized controlled trial of parent-infant psychotherapy for parents with mental health problems and young infants. *Infant Health Journal,* 37 (2), S. 97–114; doi: 10.1002/imhj.21553.

Fonagy, P., Luyten, P., Allison, E. & Campbell, C. (2017a). What we have changed our minds about: Part 1. Borderline personality disorder as a limitation of resilience. *Borderline Personality Disorder and Emotion Dysregulation,* 4 (11), S. 1–11.

Fonagy, P., Luyten, P., Allison, E. & Campbell, C. (2017b). What we have changed our minds about: Part 2. Borderline personality disorder, epistemic trust and the developmental significance of social communication. *Borderline Personality Disorder and Emotion Dysregulation,* 4 (9), S. 1–12.

Fonagy, P., Allison, L. & Ryan, A. (2017c). Therapy outcomes: What works for whom? In: Midgley, N., Hayes, J. & Cooper, M. (Hrsg.), *Essential Research Findings in Child and Adolescent Counselling and Psychotherapy* (S. 79–118), London: Sage Publications.

Fonagy, P., Luyten, P., Allison, E. & Campbell, C. (2019). Mentalizing, epistemic trust and the phenomenology of psychotherapy. *Psychopathology,* 52 (2), S. 94–103; doi: 10.1159/000501526.

Fonagy, P., Campbell, C., Constantinou, M., Higgitt, A., Allison, E. & Luyten, P. (2022). Culture and psychopathology: An attempt at reconsidering the role of social learning. *Development and Psychopathology,* 34 (4), S. 1205–1220; doi:10.1017/S0954579421000092.

Fonagy, P., Campbell, C. & Luyten, P. (2023a). Attachment, mentalizing and trauma: Then (1992) and now (2022). *Brain Sciences, 13* (3): 459; doi.org/10.3390/brainsci13030459.

Fonagy, P., Campbell, C. & Luyten, P. (2023b). Alliance rupture and repair in mentalization-based therapy. In: Eubanks, C. F., Samstag, L. W. & Muran, J. C. (2023). *Rupture and Repair in Psychotherapy: A Critical Process for Change* (S. 253–276). Washington, DC: American Psychological Association.

Fonagy, P., Campbell, C., Allison, E., Nolte, T. & Luyten, P. (2023c): Epistemisches Vertrauen als entwicklungspsychologisches Konzept. In: Fonagy, P. & Nolte, T. (Hrsg.). *Epistemisches Vertrauen. Vom Konzept zur Anwendung in Psychotherapie und psychosozialen Arbeitsfeldern* (S. 34–61). Stuttgart: Klett-Cotta.

Fraiberg, S., Adelson, E. & Shapiro, V. (1975). Ghosts in the nursery: A psychoanalytic approach to the problem of impaired infant-mother relationships. *Journal of the American Academy of Child Psychiatry, 14* (3), S. 387–422.

Freud, A. (1987a). Wege und Irrwege in der Kinderentwicklung. In: Dies., *Die Schriften der Anna Freud,* Bd. VIII (S. 2121–2359), Frankfurt a. M.: Fischer Taschenbuch Verlag.

Freud, A. (1987b). Entwicklungs-Psychopathologie aus psychoanalytsicher Sicht. In: Dies., *Die Schriften der Anna Freud,* Bd. X, (S. 2679–2696), Frankfurt a. M.: Fischer Taschenbuch Verlag.

Freud, S. (1912e). Ratschläge für den Arzt bei der psychoanalytischen Behandlung. *GW VIII,* S. 376–387, Frankfurt a. M.: Fischer.

Freud, S. (1916–17a). *Vorlesungen zur Einführung in die Psychoanalyse. GW XI,* 28. Vorlesung (Die analytische Therapie), S. 466–482, Frankfurt a. M.: Fischer.

Freud, S. (1923b). Das Ich und das Es. *GW XIII,* S. 237–289, Frankfurt a. M.: Fischer.

Freud, S. (1924d). Der Untergang des Ödipuskomplexes. *GW XIII,* S. 395–402, Frankfurt a. M.: Fischer.

Fuchs, T. (2017). *Ecology of the Brain. The Phenomenology and Biology of the Embodied Mind.* Oxford: Oxford University Press.

Fuchs, T. & De Jaegher, H. (2009). Enactive intersubjectivity: Participatory sense-making and mutual incorporation. *Phenomenology and the Cognitive Sciences, 8,* S. 465–486.

Gallagher, S. (2011). Interpretations of embodied cognition. In: Tschacher, W. & Bergomi, C. (Hrsg.), *The Implications of Embodiment: Cognition and Communication* (S. 59–71). Exeter: Imprint Academic.

Gallarin, M. & Alonso-Arbiol, I. (2012). Parenting practices, parental attachment and aggressiveness in adolescence: a predictive model. *Journal of Adolescence,* 35 (6), S. 1601–1610.

Gallese, V. (2003). The roots of empathy: The shared manifold hypothesis and the neural basis of intersubjectivity. *Psychopathology,* 36, S. 171–180.

Gallese, V. (2009). Mirror neurons, embodied simulation, and the neural basis of social identification. *Psychoanalytic Dialogues, 19* (5), S. 519–536; doi.org/10.1080/10481880903231910.

Gallese, V. & Cuccio, V. (2015). The paradigmatic body. Embodied simulation, intersubjectivity, the bodily self, and language. In: Metzinger, T. & Windt, J. M. (Hrsg.), *Open MIND:* 14(T) *(Open-Mind-Net/Papers, Nr. 14)*, S. 1–23. Frankfurt a. M.: MIND Group.

Gallotti, M. & Frith, C. D. (2013). Social cognition in the we-mode. *Trends in Cognitive Science, 17*, S. 160–165.

George, C., Kaplan, N. & Main, M. (1985). *The Attachment Interview for Adults.* Unveröff. Manuskript, Berkeley: University of California.

Gergely, G. & Unoka, Z. (2008). The development of the unreflective self. In: Busch, F. (Hrsg.), *Mentalization. Theoretical Considerations, Research Findings and Clinical Implications* (S. 57–102). New York, London: The Analytic Press.

Gergely, G. & Watson, J. (1999). Early social-emotional development: Contingency perception and the social biofeedback model. In: Rochat, P. (Hrsg.), *Early Social Cognition. Understanding Others in the First Months of Life* (S. 101–137), Hillsdale, NY: Erlbaum.

Gergely, G., Bekkering, H. & Király, I. (2002). Rational imitation in preverbal infants. *Nature, 415*, S. 755.

Gingelmaier, S. (2022). Psychosoziale Inklusion: Mentalisieren und epistemisches Vertrauen als Schlüssel zu sozialem Lernen in institutionalisierten Gruppen. In: Kirsch, H., Nolte, T. & Gingelmaier, S. (Hrsg.), *Soziales Lernen, Beziehung und Mentalisieren* (S. 145–164). Göttingen: Vandenhoeck & Ruprecht.

Gingelmaier, S. & Kirsch, H. (2020). Muss Strafe sein? In: Gingelmaier, S. & Kirsch, H. (Hrsg.), *Praxisbuch mentalisierungsbasierte Pädagogik* (S. 78–91). Göttingen: Vandenhoeck & Ruprecht.

Gingelmaier, S. & Schwarzer, N.-H. (2023). Epistemisches Vertrauen und Mentalisieren in Bildungs- und Erziehungsprozessen unter Berücksichtigung ihrer Kompensationsmöglichkeiten. In: Fonagy, P & Nolte, T. (Hrsg.), *Epistemisches Vertrauen – Vom Konzept zur Anwendung in Psychotherapie und psychosozialen Arbeitsfeldern* (S. 364–390). Stuttgart: Klett-Cotta.

Glenberg, A. M. & Kaschak, M. P. (2002). Grounding language in action. *Psychonomic Bulletin and Review, 9* (3), S. 558–565.

Goodman, G. (2010). *Transforming the Internal World and Attachment: Theoretical and Empirical Perspectives* (Bd. 1). Lanham, MD: Jason Aronson.

Goodman, G., Midgley, N. & Schneider, C. (2016). Expert clinicians' prototypes of an ideal child treatment in psychodynamic and cognitive-behavioral therapy: Is mentalization seen as a common process factor? *Psychotherapy Research, 26* (5), S. 590–601.

Goodman, G., Calderón, A. & Midgley, N. (2022). Expert clinicians' prototypes of an adolescent treatment: Common and unique factors among four treatment models. *Psychotherapy Research, 32* (6), S. 792–804; doi: 10.1080/10503307.2021.2001603.

Goodyear-Brown, P. (2010). *Play Therapy and Traumatized Children*. Hoboken NJ: John Wiley & Sons.

Goth, K., Foelsch, P., Schlüter-Müller, S. & Schmeck, K. (2012). *AIDA: Ein Fragebogen zur Selbstbeantwortung für die Erfassung der Identitätsentwicklung im Jugendalter – Kurzmanual*. Kinder- und Jugendpsychiatrische Klinik der Universitären Psychiatrischen Kliniken (UPK), Basel.

Goth, K., Birkhölzer, M. & Schmeck, K. (2018). LoPF-Q 12-18. Levels of Personality Functioning Questionnaire. Funktionsniveau der Persönlichkeit im Jugendalter. Offenbach: academic tests. https://academic-tests.com.

Göttken, T. & von Klitzing, K. (2015). *Psychoanalytische Kurzzeittherapie mit Kindern (PaKT). Ein Behandlungsmanual*. Stuttgart: Klett-Cotta.

Göttken-Müller, T., White, L. O., Klein, A. M. & von Klitzing, K. (2014). Short-term psychoanalytic child therapy for anxious children: A pilot study. *Psychotherapy, 51* (1), S. 148–158.

Green, V. (Hrsg.) (2005). *Emotionale Entwicklung in Psychoanalyse, Bindungstheorie und Neurowissenschaften. Theoretische Konzepte und Behandlungspraxis*. Frankfurt a. M.: Brandes & Apsel.

Grienenberger, J. & Slade, A. (2005): Maternal reflective functioning, mother-infant affective communication, and infant attachment: Exploring the link between mental states and observed care giving behavior. *Attachment and Human Development, 7* (3), S. 299–311.

Grieser, J. (2008). Die psychosomatische Triangulierung. *Forum der Psychoanalyse, 24*, S. 125–146.

Grieser, J. (2011). *Architektur des psychischen Raumes. Die Funktion des Dritten*. Gießen: Psychosozial-Verlag.

Grieser, J. (2015). *Triangulierung*. Gießen: Psychosozial-Verlag.

Grob, A. & Smolenski, C. (2009). *Fragebogen zur Erhebung der Emotionsregulation bei Kindern und Jugendlichen (Feel-KJ)*. 2., akt. u. erg. Aufl. Bern: Huber.

Grob, A., Meyer, C. S. & Hagmann-von Arx, P. (2009). *Intelligence and Development Scales* (IDS). *Intelligenz- und Entwicklungsskalen für Kinder von 5 bis 10 Jahren*. Bern: Huber.

Guggenbühl, T. & Egger, T. (2016). *Evaluation des »Lieux d'accueil enfants (0–5 ans) – parents, de type Maison Verte (LAEP)«. Rapport final* (Evaluation der Eltern-Kind-Zentren nach dem »Maison Verte«-Prinzip. Auftraggeber/in: Kinderschutzdienst, Kanton Waadt. Büro für arbeits- und sozialpolitische Studien BASS AG, Bern.) Renens: Service de protection de la jeunesse – SPJ/Unité de pilotage de la prévention – UPP. https://www.buerobass.ch/fileadmin/Files/2016/SPJ_2016_EvalLAEP_Rapport.pdf.

Günter, M. (2015). *Psychotherapeutische Erstinterviews mit Kindern: Winnicotts Squiggle-Technik in der Praxis*. Stuttgart: Klett-Cotta.

Gurevich, H. (2012). Die Sprache der Abwesenheit. *Psyche, 66*, S. 1074–1101.

Happé, F. & Frith, U. (2014). Annual research review: Towards a developmental neuroscience of atypical social cognition. *Journal of Child Psychology and Psychiatry, 55*, S. 553–577.

Hauk, O., Johnsrude, I. & Pulvermüller, F. (2004). Somatotopic representation of action words in human motor and premotor cortex. *Neuron, 41* (2), S. 301–307.

Hauschild, S. & Taubner, S. (2023). Was bedeutet und wie erfassen wir Therapieerfolg bei Jugendlichen mit einer Störung des Sozialverhaltens? Eine mentalisierungsbasierte Konzeptualisierung. *Persönlichkeitsstörungen, 27* (1), S. 36–51; doi 10.21706/ptt-27-1-36.

Hauser, S. T., Allen, J. P. & Golden, E. (2006). *Out of the Woods: Tales of Resilient Teens.* Cambridge: Harvard University Press.

Heckman, J. J., Moon, S. H., Pinto, R., Savelyev, P. A. & Yavitz, A. (2010). The rate of return to the High/Scope Perry Preschool Program. *Journal of Public Economics, 94* (1–2), S. 114–128.

Hédervári-Heller, É. (2008). Die Bindungstheorie. In: Maywald, J. & Schön, B. (Hrsg.), *Krippen: Wie frühe Betreuung gelingt* (S. 65–73), Weinheim und Basel: Beltz.

Heinemann, C. & von der Horst, T. (2009). *Gruppenpsychotherapie mit Kinder. Ein Praxishandbuch.* Stuttgart: Kohlhammer.

Henrich, J. P. (2020). *The WEIRDest people in the world: How the West became psychologically peculiar and particularly prosperous.* New York: Farrar, Straus and Giroux. (Dt. [2022]: *Die seltsamsten Menschen der Welt: Wie der Westen reichlich sonderbar und besonders reich wurde.* Berlin: Suhrkamp.)

Herman, J. (2003). *Die Narben der Gewalt. Traumatische Erfahrungen verstehen und überwinden.* Paderborn: Junfermann.

Herndon, K. J., Bailey, C. S., Shewark, E., Denham, S. A. & Basett, H. H. (2013). Preschoolers' emotion expression and regulation: Relations with school adjustment. *Journal of Genetic Psychology, 174* (0), S. 642–663.

Howe, D. (2005). *Child Abuse and Neglect. Attachment, Development and Intervention.* New York: Palgrave MacMillan.

Huebner, G., Boothby, N., Aber, J. L., Darmstadt, G. L., Diaz, A., Masten, A. S., Yoshikawa, L., Redlener, I., Emmel, A., Pitt, M., Arnold, L., Barber, B., Berman, B., Blum, R., Canavera, M., Eckerle, J., Fox, N. A., Gibbons, J. L., Hargarten, S. W., Landers, C., Nelsin III, C. A., Pollak, S. D., Rauh, V., Samson, M., Ssewamala, F., St. Clair, N., Stark, L., Waldman, R., Wessells, M., Wilson, S. L. & Zeanah, C. H. (2016). Beyond survival: The case for investing in young children globally. Discussion Paper, National Academy of Medicine, 16. 6. 2016. https://nam.edu/wp-content/uploads/2016/09/Beyond-Survival-The-Case-for-Investing-in-Young-Children-Globally.pdf (Zugriff: 28. 9. 2023).

Hurry, A. (Hrsg.) (2002). *Psychoanalyse und Entwicklungsförderung von Kindern.* Frankfurt a. M.: Brandes & Apsel.

Huth-Bocks, A. C., Theran, S. A. & Bogat, G. A. (2004). The impact of domestic violence on mothers' prenatal representations of their infants. *Infant Mental Health Journal, 25* (2), S. 79–98.

Jacobsen, M. N., Ha, C. & Sharp, C. (2015). A mentalization-based treatment approach to caring for youth in foster care. *Journal of Infant, Child, and Adolescent Psychotherapy, 14* (4), S. 440–454.

Johnstone, O. K., Marshall, J. J. & McIntosh, L. G. (2022). A review comparing dialectical behavior therapy and mentalization for adolescents with borderline personality traits, suicide and self-harming behavior. *Adolescent Research Review, 7*, S. 187–209.

Jung, J. (2010). *Relationale Psychotherapie mit Kindern, Jugendlichen und Familien. Eine Einführung in das Therapiemodell des Institut KJF, beruhend auf den Konzepten von Christian Begemann, Suzanne Erb, Sylvia Hochstrasser, Josef Jung, Roland Müller & Matthias Trenkel.* 2. Aufl. Luzern: Institut für Kinder-, Jugendlichen- und Familientherapie.

Jurist, E. (2019). *Minding Emotions. Cultivating Mentalization in Psychotherapy*. New York: Guilford Press.

Kaiser, P. (2008). *Mehrgenerationenfamilie und neuropsychische Schemata.* Göttingen: Hogrefe.

Kalland, M., Fagerlund, Å., von Koskull, M. & Pajulo, M. (2016). Families first: The development of a new mentalization-based group intervention for first-time parents to promote child development and family health. *Primary Health Care Research and Development, 17* (1), S. 3–7; https://doi.org/10.1017/S146342361500016X.

Kaplan, G. C. & Main, N. (1985). *The Adult Attachment Interview*. Berkeley: Department of Psychology, University of California, Berkeley.

Karterud, S. & Bateman, A. W. (2015). Gruppentherapeutische Techniken. In: Bateman, A. W. & Fonagy, P. (Hrsg.), *Handbuch Mentalisieren* (S. 107–134), Gießen: Psychosozial-Verlag.

Kaufmann, L. & Zimmer, S. (2014). Mentalisierungsgestützte Erziehungsberatung. In: Kirsch, H. (Hrsg.), *Das Mentalisierungskonzept in der sozialen Arbeit* (S. 62–82), Göttingen: Vandenhoeck & Ruprecht.

Kazdin, A. E. & Blase, S. L. (2011). Interventions and models of their delivery to reduce the burden of mental illness: Reply to commentaries. *Perspectives of Psychology and Psychiatry, 6* (5), S. 507–510.

Keller, H. (2017). Cultural and historical diversity in early relationship formation. *European Journal of Developmental Psychology, 14*, S. 700–713; https://doi.org/10.1080/17405629.2017.1323630.

Keller, H. (2022). Mentalisierung aus kulturvergleichender Perspektive. In: Kirsch, H., Nolte, T. & Gingelmaier, S. (Hrsg.), *Soziales Lernen, Beziehung und Mentalisieren* (S. 62–76). Göttingen: Vandenhoeck & Ruprecht.

Kerns, K. A., Siener, S., Brumariu, L. E. (2011). Mother-child relationships, family context, and child characteristics as predictors of anxiety symptoms in middle childhood. *Development and Psychopathology, 23*, S. 593–604.

Kieling, C., Baker-Henningham, H., Belfer, M., Conti, G., Omigbodun, O., Rohde, L. A., Srinath, S., Ulkuer, N. & Rahman, A. (2011). Child and adolescent mental health worldwide: Evidence for action. *Lancet, 378* (9801), S. 1515–1525.

King, V. (2002). *Die Entstehung des Neuen in der Adoleszenz: Individuation, Generativität und Geschlecht in modernisierten Gesellschaften.* Berlin: Springer.

Kirsch, H., Brockmann, J. & Taubner, S. (2016). *Praxis des Mentalisierens.* Stuttgart: Klett-Cotta.

Knapen, S., van Diemen, R., Hutsebaut, J., Fonagy, P. & Beekman, A. (2022). Defining the concept and clinical features of epistemic trust: A Delphi study. *Journal of Nervous and Mental Disease, 210* (4), S. 312–314; doi: 10.1097/NMD.0000000000001446.

Konrad, K., Firk, C. & Uhlhaas, P.J. (2013). Hirnentwicklung in der Adoleszenz. Neurowissenschaftliche Befunde zum Verständnis dieser Entwicklungsphase. *Deutsches Ärzteblatt, 110* (23), S. 425–431.

Koole, S. L. & Tschacher, W. (2016). Synchrony in psychotherapy: A review and an integrative framework for the therapeutic alliance. *Frontiers in Psychology*, 7: 862; doi: 10.3389/fpsyg.2016.00862.

Körner, J., Chuleva, S. & Clausen, H.-J. (2009). Anwendung des MASC, eines neuen Instrumentes zur Erfassung sozialkognitiver Kompetenzen bei Jugendlichen. *Praxis der Kinderpsychologie und Kinderpsychiatrie, 58* (8), S. 635–654.

Lakoff, G. & Johnson, M. (1999). *Philosophy in the Flesh: The Embodied Mind and Its Challenge to Western Thought.* New York: Basic Books.

Lang, A.J., Gartstein, M.A., Rodgers, C.S. & Lebeck, M.M. (2010). The impact of maternal childhood abuse on parenting and infant temperament. *Journal of Child Psychiatry Nursery, 23* (2), S. 100–110.

Laucht, M., Esser, G. & Schmidt, M.H. (1999). Was wird aus Risikokindern? Ergebnisse der Mannheimer Längsschnittsstudie im Überblick. In: Opp, G., Fingerle, M. & Freytag, A. (Hrsg.), *Was Kinder stärkt. Erziehung zwischen Risiko und Resilienz* (S. 71–93), München: Ernst Reinhardt.

Laucht, M., Esser, G. & Schmidt, M.H. (2000). Längsschnittforschung zur Entwicklungsepidemiologie psychischer Störungen: Zielsetzung, Konzeption und zentrale Befunde der Mannheimer Risikokinderstudie. *Zeitschrift für Klinische Psychologie und Psychotherapie, 29* (4), S. 246–262.

Lebovici, S. (1993). On intergenerational transmission: From filiation to affiliation. *Infant Mental Health Journal, 14* (4), S. 260–272.

Lehtonen, J. (2006). In search of the early mental organization of the infant: Contributions from the neurophysiology of nursing. In: Mancia, M. (Hrsg.), *Psychoanalysis and Neuroscience* (S. 419–431). Mailand: Springer Italia.

Lenz, A. (2010). *Ressourcen fördern.* Göttingen: Hogrefe.

Leslie, A.M. (1987). Pretense and representation: The origins of »theory of mind«. *Psychological Review, 94* (4), S. 412–426.

Leuzinger-Bohleber, M., Fischmann, T. & Lebiger-Vogel, J. (2009). »Weißt du, manchmal möchte ich nicht mehr leben ...«. Frühprävention als Stärkung der Resilienz gefährdeter Kinder? Ergebnisse aus der Frankfurter Präventionsstudie. In: Haubl, R., Dammasch, F. & Krebs, H. (Hrsg.), *Riskante Kindheit. Psychoanalyse und Bildungsprozesse* (S. 87–128). (Schriften des Sigmund-Freud-Instituts, Reihe 3: Psychoanalytische Sozialpsychologie, Bd. 4) Göttingen: Vandenhoeck & Ruprecht.

Lieberman, A.F. & Van Horn, P. (2015). *Psychotherapie mit Babys und Klein-*

kindern: Die psychodynamische Behandlung von Auswirkungen von Stress und Trauma auf die frühe Bindung. Frankfurt a. M.: Brandes & Apsel.

Lieberman, A. F., Van Horn, P. & Ippen, C. G. (2005). Toward evidence-based treatment: child-parent psychotherapy with preschoolers exposed to marital violence. *Child and Adolescent Psychiatry, 44* (12), S. 1241–1248.

Lingiardi, V. & McWilliams, N. (Hrsg.) (2017). *Psychodynamic Diagnostic Manual. Second edition. PDM-2.* New York u. a.: Guilford Press.

Löffel, H. & Manske, C. (2003). *Ein Dino zeigt Gefühle. Fühlen – Empfinden – Wahrnehmen.* Köln: Mebes & Noack.

Lombardi, R. (2022). Die Körper-Psyche-Dissoziation und die Übertragung auf den Körper. In: Leikert, S. (Hrsg.), *Das körperliche Unbewusste in der psychoanalytischen Behandlungstechnik* (S. 49–73). Frankfurt a. M.: Brandes & Apsel.

Longhi, E., Murray, L., Hunter, R., Taylor-Colls, S., MacKenzie, K., Rayns, G., Cotmore, R., Fonagy, P. & Fearon, R. M. P. (2016). The NSPCC UK Minding the Baby® (MTB) home-visiting programme, supporting young mothers (aged 14–25) in the first 2 years of their baby's life: Study protocol for a randomized controlled trial. *Trials, 17*: 486; doi: 10.1186/s13063-016-1618-4.

Lösel, F. (2012). Was bedeutet eine wirksame Gewaltprävention? Zwischen wissenschaftlicher Forschung und der Realität der Praxis. Präsentation bei der Tagung »*Jugend und Gewalt*«, 9. März 2012, Bern, Schweiz.

Lösel, F. & Bender, D. (2008). Von generellen Schutzfaktoren zu spezifischen protektiven Prozessen. Konzeptuelle Grundlagen und Ergebnisse der Resilienzforschung. In: Opp, G., Fingerle, M. & Freytag, A. (Hrsg.), *Was Kinder stärkt. Erziehung zwischen Risiko und Resilienz* (S. 57–78), München: Ernst Reinhardt.

Lovejoy, M. C., Graczyk, P. A., O'Hare, E. & Neuman, G. (2000). Maternal depression and parenting behavior: a meta-analytic review. *Clinical Psychology Review, 20* (5), S. 561–592.

Luyten, P. (2017). A radical shift in the treatment of child and adolescent depression. Perhaps the time is ripe? Keynote at the 17th International Congress of the European Society of Child and Adolescent Psychiatry, Geneva, 10. 07. 2017.

Luyten, P. & Fonagy, P. (2015). The neurobiology of mentalizing. *Personality Disorders: Theory, Research, and Treatment, 6* (4), S. 366–379.

Luyten, P., van Houdenhove, B., Lemma, A., Target, M. & Fonagy, P. (2012). A mentalization-based approach to the understanding and treatment of functional somatic disorders. *Psychonalytic Psychotherapy, 26* (2), S. 121–140.

Luyten, P., Fonagy, P., Lowyck, B. & Vermote, R. (2015). Beurteilung des Mentalisierens. In: Bateman, A. W. & Fonagy, P. (Hrsg.), *Handbuch Mentalisieren* (S. 67–89), Gießen: Psychosozial-Verlag.

Luyten, P., Mayes, L. C., Nijssens, L. & Fonagy, P. (2017). The Parental Reflective Functioning Questionnaire: Development and preliminary validation. *Plos One, 12* (5), e0176218; https://doi.org/10.1371/journal.pone.0176218.

Luyten, P., Campbell, C., Allison, E. & Fonagy, P. (2020). The mentalizing approach to psychopathology: State of the art and future directions. *Annual Review of Clinical Psychology*, 16, S. 297–325; doi: 10.1146/annurev-clinpsy-071919-015355.

Lyons-Ruth, K. & Block, D. (1996). The disturbed caregiving system: Relations among childhood trauma, maternal caregiving, and infant affect and attachment. *Infant Mental Health Journal, 17*, S. 257–275.

Machleidt, W. (1998). Spurensuche: Vom Gefühl zur Erinnerung. Die psychobiologischen Ursprünge des Gedächtnisses. In: Koukkou, M., Leuzinger-Bohleber, M. & Mertens, W. (Hrsg.), *Erinnerung von Wirklichkeiten. Psychoanalyse und Neurowissenschaften im Dialog.* Bd. 1: *Bestandsaufnahme* (S. 462–516). Stuttgart: Klett-Cotta.

Main, M. (1991). Metacognitive knowledge, cognitive monitoring and singular (coherent) vs. multiple (incoherent) model of attachment: Findings and directions for future research. In: Parkes, C. M., Stevenson-Hinde, J. & Harris, P. (Hrsg.), *Attachment Across the Life Cycle* (S. 127–159), London: Tavistock/Routledge.

Malberg, N. & Rosenberg, L. (2017). Profile of mental functioning for children – MC axis. In: Lingiardi, V. & McWilliams, N. (Hrsg.), *Psychodynamic Diagnostic Manual. Second edition: PDM-2* (S. 465–500). New York: Guilford Press.

Malloch, S. N. (1999). Mothers and infants and communicative musicality. *Musicae Scientiae, 3*, S. 29–57.

Malloch, S. N. & Trevarthen, C. (2009). *Communicative Musicality. Exploring the Basis of Human Companionship.* Oxford: Oxford University Press.

Malloch, S., Shoemark, H., ČrnČec, R., Newnham, C., Paul, C. & Prior, M. (2012). Music therapy with hospitalised infants – the art and science of intersubjectivity. *Infant Mental Health Journal, 33*, S. 386–399.

Marcoux, A. A., Bernier, A., Söguin, J. R., Boike Armerding, J. & Lyons-Ruth, K. (2016). How do mothers with borderline disorder mentalize when interacting with their infants? *Personality and Mental Health, 7*, S. 32–45.

May, U. (2015). *Freud bei der Arbeit. Zur Entstehungsgeschichte der psychoanalytischen Theorie und Praxis, mit einer Auswertung von Freuds Patientenkalender.* Gießen: Psychosozial-Verlag.

Mayseless, K. A., Siener, S. & Brumariu, L. E. (2011). Mother-child relationships, family context, and child characteristics as predictors of anxiety symptoms in middle childhood. *Development and Psychopathology, 23*, S. 593–604.

McDonough, S. (1993). Interaction guidance: Understanding and treating early infant-caregiver relationship disturbances. In: Zeanah, C. H. (Hrsg.), *Handbook of Infant Mental Health* (S. 414–426), New York: Guilford Press.

Meier-Gräwe, U. & Wagenknecht, I. (2011). *Kosten und Nutzen Früher Hilfen. Eine Kosten-Nutzen-Analyse im Projekt »Guter Start ins Kinderleben«.* (Materialien zu Frühen Hilfen, 4) Köln: NZFH in der BZgA. Im Internet: https://www.fruehehilfen.de/fileadmin/user_upload/fruehehilfen.de/pdf/Kosten_und_Nutzen_Frueher_Hilfen.pdf (Zugriff: 20.10.2023).

Meins, E., Fernyhough, C., Wainwright, R. & Tuckey, M. (2002). Maternal mind-mindedness and attachment security as predictors of theory of mind understanding. *Child Development, 73* (6), S. 1715–1726.

Meins, E., Fernyhough, C., Wainwright, R., Clark-Carter, D., Das Gupta, M., Fradley, E. & Tuckey, M. (2003). Pathways to understanding mind: Construct validity and predictive validity of maternal mind-mindedness. *Child Development, 74* (4), S. 1194–1211.

Meins, E., Fernyhough, C., De Rosnay, M., Arnott, B., Leekam, S. R. & Turner, M. (2012). Mind-mindedness as a multidimensional construct: Appropriate and nonattuned mind-related comments independently predict infant-mother attachment in a socially diverse sample. *Infancy, 17* (4), S. 393–415; doi: 10.1111/j.1532-7078.2011.00087.x

Meltzoff, A. N. & Moore, M. K. (1989). Imitation in newborn infants: Exploring the range of gestures imitated and the underlying mechanisms. *Developmental Psychology, 25* (6), S. 954–962.

Merleau-Ponty, M. (1966). *Phänomenologie der Wahrnehmung*. Berlin: de Gruyter.

Mertens, W. (2012). *Psychoanalytische Schulen im Gespräch*. Bd. 3: *Psychoanalytische Bindungstheorie und moderne Kleinkindforschung*. Bern: Huber.

Midgley, N. (2013). *Reading Anna Freud*. Hove: Routledge.

Midgley, N. (2015a). Mentalisierungs-Basierte Therapie mit Kindern, Jugendlichen und Familien – woher sie stammt und wohin sie sich entwickeln könnte. Unveröff. Vortragsmanuskript zum Symposium des Instituts für Kinder-, Jugendlichen- und Familientherapie Luzern, 20. 11. 2015.

Midgley, N. (2015b). Die mentalisierende Haltung in der zeitlimitierten MBT mit Kindern. Unveröff. Vortragsmanuskript zum Symposium des Instituts für Kinder-, Jugendlichen- und Familientherapie Luzern, 20. 11. 2015.

Midgley, N. & Kennedy, E. (2011). Psychodynamic psychotherapy for children and adolescents: A critical review of the evidence base. *Journal of Child Psychotherapy, 37* (3), S. 232–260.

Midgley, N. & Vrouva, I. (Hrsg.) (2012). *Minding the Child: Mentalization-Based Interventions with Children, Young People and Their Families*. London: Routledge.

Midgley, N., Ensink, K., Lindqvist, K., Malberg, N. & Muller, N. (2017a). *Mentalization-Based Treatment for Children. A Time-Limited Approach*. Washington, D. C.: American Psychological Association.

Midgley, N., Hayes, J. & Cooper, M. (Hrsg.) (2017b). *Essential Research Findings in Child and Adolescent Counselling and Psychotherapy*. London: Sage Publications.

Midgley, N., O'Keeffe, S., French, L. & Kennedy, E. (2017c). Psychodynamic psychotherapy for children and adolescents: an updated narrative review of the evidence base. *Journal of Child Psychotherapy, 43* (3), S. 307–329.

Midgley, N., Cirasola, A., Austerberry, C., Ranzato, E., West, G., Martin, P. et al. (2019). Supporting foster carers to meet the needs of looked after children: A feasibility and pilot evaluation of the Reflective Fostering Programme. *Developmental Child Welfare, 1* (1), S. 41–60; https://doi.org/10.1177/2516103218817550.

Midgley, N., Irvine, K., Rider, B. et al. (2021a). The Reflective Fostering Programme – improving the wellbeing of children in care through a group intervention for foster carers: A randomised controlled trial. *Trials, 22* (1): 841; doi.org/10.1186/s13063-021-05739-y.

Midgley, N., Mortimer, R., Cirasola, A., Batra, P. & Kennedy, E. (2021b). The evidence-base for psychodynamic psychotherapy with children and adolescents: A narrative synthesis. *Frontiers in Psychology,* 12: 662671; doi: 10.3389/fpsyg.2021.662671.

Miller, S., Wampold, B. & Varhely, K. (2008). Direct comparisons of treatment modalities for youth disorders: a meta-analysis. *Psychotherapy Research, 18* (1), S. 5–14.

Mitchell, S. & Steele, K. (2020). Mentalizing in complex trauma and dissociative disorders. *European Journal of Trauma & Dissociation,5* (3): 100168, S. 1–9. doi: 10.1016/j.ejtd.2020.100168.

Moore, P. S., Whaley, S. E. & Sigman, M. (2004). Interactions between mothers and children: Impacts of maternal and child anxiety. *Journal of Abnormal Psychology, 113* (3), S. 471–476.

Morgenthaler, F. (1986). *Technik. Zur Dialektik der psychoanalytischen Praxis.* Frankfurt a. M.: Syndikat.

Moutoussis, M., Maran, P., Fonagy, P. & Nolte, T. (2023). Ein neurowissenschaftlicher Ansatz zum epistemischen Vertrauen. In: Fonagy, P. & Nolte, T. (Hrsg.), *Epistemisches Vertrauen. Vom Konzept zur Anwendung in Psychotherapie und psychosozialen Arbeitsfeldern* (S. 61–95). Stuttgart: Klett-Cotta.

Muir, E. (1992). Watching, waiting, and wondering: Applying psychoanalytic principals to mother-infant intervention. *Infant Mental Health Journal, 13* (4), S. 319–328.

Müller, R. (2012). Freud als Kindertherapeut über die Schulter geschaut. Zur Aktualität seiner Behandlungskonzeption für die psychoanalytische Therapie mit Kindern und Jugendlichen. *Kinderanalyse, 20* (2), S. 95–115.

Nadel, J. & Butterworth, G. (1999). *Imitation in Infancy.* Cambridge: Cambridge University Press.

Neukel, C., Bermpohl, F., Kaess, M., Taubner, S., Boedeker, K., Williams, K., Dempfle, A. & Herpertz, S. C. (2021). Understanding and breaking the intergenerational cycle of abuse in families enrolled in routine mental health services: Study protocol for a randomized controlled trial and two non interventional trials investigating mechanisms of change within the UBICA II consortium. *Trials, 22* (1): 749; doi: 10.1186/s13063021-05653-3.

Nolte, T. & Fonagy, P. (2023). Einleitung. In: Fonagy, P. & Nolte, T. (Hrsg.), *Epistemisches Vertrauen. Vom Konzept zur Anwendung in Psychotherapie und psychosozialen Arbeitsfeldern* (S. 23–34). Stuttgart: Klett-Cotta.

Norcross, J. C. (Hrsg.) (2011). *Psychotherapy Relationships That Work. Evidence-Based Responsiveness.* 2. Aufl. New York, NY: Oxford University Press.

Norcross, J. C. & Lambert, M. J. (Hrsg.) (2019). *Psychotherapy Relationships That Work.* Bd. 1: *Evidence-Based Therapist Contributions.* 3. Aufl. New York: Oxford University Press.

Norcross, J. C. & Wampold, B. E. (2018). A new therapy for each patient: Evidence-based relationships and responsiveness. *Journal of Clinical Psychology, 74* (11), S. 1889–1906; doi: 10.1002/jclp.22678.

Núñez, L., Midgley, N., Capella, C., Alamo, N., Mortimer, R. & Krause, M. (2021). The therapeutic relationship in child psychotherapy: Integrating the perspectives of children, parents and therapists, *Psychotherapy Research, 31* (8), S. 988–1000; doi: 10.1080/10503307.2021.1876946.

NZFH (Hrsg.) (2021). *Qualität in den Frühen Hilfen. Wissenschaftlicher Bericht 2020 zum Thema Qualitätsentwicklung.* Köln: NZFH in der BZgA. Im Internet: https://www.fruehehilfen.de/fileadmin/user_upload/fruehehilfen.de/pdf/Publikation-NZFH-Qualitaet-in-den-Fruehen-Hilfen-Wissenschaftlicher-Bericht-2020-zum-Thema-Qualitaetsentwicklung-b.pdf (Zugriff: 20.10.2023).

Oestergaard Hagelquist, J. (2017). *The Mentalization Guidebook.* London: Karnac.

Ortega y Gasset, J. (1981). *Historia como sistema y otros ensayos de filosofia.* Madrid: Revista de Occidente en Alianza Ed.

Pajulo, H., Pajulo, M., Jussila, H. & Ekholm. E. (2016). Substance-abusing pregnant women: Prenatal intervention using ultrasound consulation and mentalization to enhance the mother-child relationship and reduce substance abuse. *Infant Mental Health Journal,* 7 (4) S. 317–334; doi: 10.1002/imhj.21574.

Pally, R. (2017). *The Reflective Parent: How to Do Less and Relate More with Your Kids.* New York: W. W. Norton.

Palmer, R., Nascimento, L. N. & Fonagy, P. (2013). The state of the evidence base for psychodynamic psychotherapy for children and adolescents. *Child and Adolescent Psychiatric Clinics of North America, 22* (2), S. 149–214.

Papoušek, M. (1999): Regulationsstörungen der frühen Kindheit: Entstehungsbedingungen im Kontext der Eltern-Kind-Beziehungen. In: Oerter, R. (Hrsg.), *Klinische Entwicklungspsychologie. Ein Lehrbuch* (S. 148–169), Weinheim: Beltz.

Papoušek, M. (2004). Regulationsstörungen in der frühen Kindheit: Klinische Evidenz für ein neues diagnostisches Konzept. In: Papoušek, M., Schieche, M. & Wurmser, H. (Hrsg.), *Regulationsstörungen der frühen Kindheit* (S. 77–110). Bern: Huber.

Pedrina, F. (2006). *Mütter und Babys in psychischen Krisen. Forschungsstudie zu einer therapeutisch geleiteten Mutter-Säugling-Gruppe am Beispiel postpartaler Depression.* Frankfurt a. M: Brandes & Apsel.

Pedrina, F. (2011). Mütter mit Persönlichkeitsstörungen und ihre Kinder – Einzeltherapie oder interaktionsorientierte Mutter-Kind-Psychotherapie? *Analytische Kinder- und Jugendlichen-Psychotherapie. Zeitschrift für Theorie und Praxis der Kinder- und Jugendlichenpsychoanalyse und der tiefenpsychologisch fundierten Psychotherapie, 150* (2), S. 207–222.

Pedrina, F. & Hauser, S. (Hrsg.) (2015). *Babys und Kleinkinder. Praxis und Forschung im Dialog.* (Jahrbuch der Kinder- und Jugendlichenanalyse). Frankfurt a. M.: Brandes & Apsel.

Peichl, J. (2007). *Innere Kinder, Täter, Helfer & Co. Ego-State-Therapie des traumatisierten Selbst.* Stuttgart: Klett-Cotta.

Perry, B. D. (1994). Neurobiological sequelae of childhood trauma: PTSD in children. In: Murberg, M. (Hrsg.), *Catecholamines in Post-Traumatic Stress Disorder* (S. 233–255). Washington, D. C.: American Psychiatric Press.

Philipp, D. A. (2012). Reflective family play: A model for whole family intervention in the infant and preschool clinical population. *Infant Mental Health Journal, 33* (6), S. 599–608.

Plassmann, R. (1989). Artifizielle Krankheiten und Münchhausen-Syndrome. In: Hirsch, M. (Hrsg.), *Der eigene Körper als Objekt* (118–154). Berlin u. a.: Springer.

Pleyer, K. H. (2004). Co-traumatische Prozesse in der Eltern-Kind-Beziehung. *Systhema, 18* (2), S. 132–149.

Pollak, S., Cicchetti, D. & Klorman, R. (1998). Stress, memory, and emotion: Developmental considerations from the study of child maltreatment. *Development and Psychopathology, 10*, S. 811–828.

Povinelli, D. J. & Simon, B. B. (1998). Young children's understanding of briefly versus extremely delayed images of the self: Emergence of the autobiographical stance. *Developmental Psycholology, 34* (1), S. 188–194.

Premack, D. & Woodruff, G. (1978). Does the chimpanzee have a theory of mind? *Behavioral und Brain Sciences, 1* (4), S. 515–526.

Ramberg, A. (2018). Mentalisierungsbasierte Interventionen und profesionelle Haltung in der Pädagogik am Beispiel von Schule. In: Gingelmaier, S., Taubner, S. & Ramberg, A. (Hrsg.), *Handbuch mentalisierungsbasierte Pädagogik* (S. 107–120). Göttingen: Vandenhoeck & Ruprecht.

Reiter, M., Bock, A., Althoff, M.-L., Taubner, S. & Sevecke, K. (2017). Mentalisierungsbasierte Therapie einer Jugendlichen mit Störung des Sozialverhaltens. *Praxis der Kinderpsychologie und Kinderpsychiatrie, 66* (5), S. 362–377.

Renner, M. (2008): *Spieltheorie und Spielpraxis. Ein Lehrbuch für pädagogische Berufe.* 3. Aufl. Freiburg im Breisgau: Lambertus.

Resch, F., Romer, G. & Schmeck, K., Arbeitskreis OPD-KJ-2 (Hrsg.) (2013). *Operationalisierte Psychodynamische Diagnostik im Kindes- und Jugendalter. OPD-KJ-2. Grundlagen und Material.* Bern: Huber.

Reyna, V. F., Chapman, S. B., Dougherty, M. R. & Confrey, J. E. (Hrsg.) (2012). *The Adolescent Brain: Learning, Reasoning, and Decision Making.* Washington, D.C.: American Psychological Association.

Röttger-Rössler, B. (2022). *Bindung aus sozialanthropologischer Perspektive.* (Soziale und kulturelle Vielfalt von Kindheit, Familie und Erziehung, Heft 1), Online-Ressource (17 Seiten). Berlin: Freie Universität; dx.doi.org/10.17169/refubium-36003.

Rosa, H. (2016). *Resonanz. Eine Soziologie der Weltbeziehung.* Berlin: Suhrkamp.

Rossouw, T. (2012a). MBT-A – A Manual. Unveröff. Manuskript zu einem MBT-A-Trainingskurs. London: Anna Freud Centre.
Rossouw, T. (2012b). Beziehungen verstehen lernen. Unveröffentlichtes Handout. London: Anna Freud Centre. [Im vorliegenden Buch in Anhang B mit freundlicher Genehmigung durch T. Rossouw in deutscher Übersetzung von R. M. wiedergegeben.]
Rossouw, T. & Fonagy, P. (2012). Mentalization-based treatment for self-harm in adolescents: A randomized controlled trial. *Journal of the American Academy of Child & Adolescent Psychiatry, 51* (12), S. 1304–1313.
Rossouw, T., Wiwe, M. & Vrouva, I. (Hrsg.) (2021). *Mentalization-Based Treatment for Adolescents: A Practical Treatment Guide.* Abingdon, Oxon: Routledge.
Rutherford, H. J. V., Goldberg, B., Luyten, P., Bridgett, D. J. & Mayes, L. C. (2013). Parental reflective functioning is associated with tolerance of infant distress but not general distress: Evidence for a specific relationship using a simulated baby paradigm. *Infant Behavioral Development, 36* (4), S. 635–641; doi.org/10.1016/j.infbeh.2013.06.008.
Rutter, M. (1990). Psychosocial resilience and protective mechanisms. In: Rolf, J., Masten, A., Cicchetti, D., Nuechternlein, K. & Weintraub, S. (Hrsg.), *Risk and Protective Factors in the Development of Psychopathology* (S. 181–214), Cambridge University Press, Cambridge.
Rutter, M. (2000). Nature, nurture and psychopathology. A new look at an old topic. In: Tizard, B. & Varma, V. (Hrsg.), *Vulnerability and Resilience in Human Development* (S. 21–38), Philadelphia: Jessica Kingsley Publishers.
Sachsse, U. (2004). *Traumazentrierte Psychotherapie. Theorie, Klinik und Praxis.* (2. Nachdruck der Studienausgabe, 2013) Stuttgart: Schattauer.
Safran, J. D. & Muran, J. C. (2000). *Negotiating the Therapeutic Alliance. A Relational Treatment Guide.* New York, NY: Guilford Press.
Sameroff, A. J. (2009). *The Transactional Model of Development: How Children and Contexts Shape Each Other.* Washington, D. C.: American Psychological Association.
Sandler, J. & Freud, A. (1989). *Die Analyse der Abwehr.* Stuttgart: Klett-Cotta.
Sandler, J., Kennedy, H. & Tyson, R. L. (1982). *Kinderanalyse. Gespräche mit Anna Freud.* Frankfurt a. M.: S. Fischer.
Schechter, D. S., Kaminer, T., Grienenberger, J. & Amat, J. (2003). Fits and starts: A mother-infant case-study involving pseudoseizures across 3 generations in the context of violent trauma history. *Infant Mental Health Journal, 24* (5), S. 510–528.
Schechter, D. S., Coots, T., Zeanah, C. H., Coates, S. W., Davies, M., Myers, M. M., Trabka, K. A. & Liebowitz, M. R. (2005). Maternal mental representations of the child in an inner-city clinical sample: violence-related post-traumatic stress and reflective functioning. *Attachment and Human Development, 7* (3), S. 313–331.
Schechter, D. S., Myers, M. M., Brunelli, S. A., Coates, S. W., Zeanah, C. H., Davies, M., Grienenberger, J. F., Marshall, M. R., McCaw, J. E., Trabka, K. A.

& Liebowitz, M. R. (2006). Traumatized mothers can change their minds about their toddlers: Understanding how a novel use of videofeedback supports positive change of maternal attributions. *Infant Mental Health Journal, 27* (5), S. 429–447.

Schechter, D. S., Coates, S., Kaminer, T., Coots, T., Zeanah, C. H. Jr. & Davies, M. (2008). Distorded maternal mental representations and atypical behavior in a clinical sample of violence-exposed mothers and their toddlers. *Journal of Trauma and Dissociation, 9*, S. 123–147.

Schechter, D. S., Moser, D. A., Reliford, A., McCaw, J. E., Coates, S. W., Blake Turner, J., Rusconi Serpa, S. & Willheim, E. (2015). Negative and distorted attributions towards child, self, and primary attachment figure among posttraumatically stressed mothers: What changes with Clinician Assisted Videofeedback Exposure Sessions (CAVES)? *Child Psychiatry and Human Development, 46*, S. 10–20.

Scheeringa, M. S. & Zeanah, C. H. (2001). A relational perspective on PTSD in early childhood. *Journal of Traumatic Stress, 14* (4), S. 799–815.

Schick, A. & Cierpka, M. (2004). »FAUSTLOS« – Ein Gewaltpräventions-Curriculum für Grundschulen und Kindergärten. In: Melzer, W. & Schwind, H.-D. (Hrsg.), *Gewaltprävention in der Schule* (S. 54–66), Baden-Baden: Nomos.

Schick, A. & Cierpka, M. (2006). Evaluation des Faustlos-Curriculums für den Kindergarten. *Praxis der Kinderpsychologie und Kinderpsychiatrie, 55* (6), S. 459–474.

Schon, L. (1995). *Entwicklung des Beziehungsdreiecks Vater-Mutter-Kind.* Stuttgart: Kohlhammer.

Schore, A. N. (2000). Attachment and the regulation of the right brain. *Attachment and Human Development, 2* (1), S. 23–47.

Schore, A. (2001). Effects of a secure attachment on right brain development, affect regulation, and infant mental health. *Infant Mental Health Journal, 22* (1–2), S. 7–66.

Schultz-Venrath, U. (2013). *Lehrbuch Mentalisieren. Psychotherapien wirksam gestalten.* (3. Aufl. 2015) Stuttgart: Klett-Cotta.

Schultz-Venrath, U. (2021). *Mentalisieren des Körpers.* Stuttgart: Klett-Cotta.

Schultz-Venrath, U. & Felsberger, H. (2016). *Mentalisieren in Gruppen.* Stuttgart: Klett-Cotta.

Schürmann, S. & Döpfner, M. (2018). *Family Relations Test FRT-KJ.* Deutschsprachige Adaptation für Kinder und Jugendliche des Family Relations Test: Children's Version (FRT-C) von Eva Bene und James Anthony. Göttingen: Hogrefe.

Schwarzer, N.-H. (2020). Mentalisieren als Einflussfaktor auf pädagogische Professionalität – konzeptionelle Überlegungen. In: Gingelmaier, S. & Kirsch, H. (Hrsg.), *Praxisbuch mentalisierungsbasierte Pädagogik* (S. 53–65). Göttingen: Vandenhoeck & Ruprecht.

Schwarzer, N.-H. & Koch, E. J. (2020). »Lasst uns über psychische Gesundheit sprechen« – Schulpraxisbericht eines mentalisierungsbasierten Präventionsprogramms. In: Gingelmaier, S. & Kirsch, H. (Hrsg.), *Praxis-*

buch mentalisierungsbasierte Pädagogik (S. 179–191). Göttingen: Vandenhoeck & Ruprecht.

Schwarzer, N.-H., Nolte, T., Fonagy, P. & Gingelmaier, S. (2021). Mentalizing mediates the association between emotional abuse in childhood and potential for aggression in non-clinical adults. *Child Abuse & Neglect, 115*: 105018; doi.org/10.1016/j.chiabu.2021.105018.

Schweinhart, L. J., Montie, J., Xiang, Z., Barnett, W. S., Belfield, C. R. & Nores, M. (2005). *Lifetime Effects: The High/Scope Perry Preschool Study Through Age 40*. Ypsilanti, MI: High/Scope Press.

Schwertfeger, K. L. & Goff, B. S. (2007). Intergenerational transmission of trauma: Exploring mother-infant prenatal attachment. *Journal of Traumatic Stress, 20* (1), S. 39–51.

Seiffge-Krenke, I. (2010). *Psychoanalytische und tiefenpsychologisch fundierte Therapie mit Jugendlichen*. (4. Aufl. 2020 unter dem Titel *Jugendliche in der Psychodynamischen Psychotherapie*), Stuttgart: Klett-Cotta.

Shai, D. & Belsky, J. (2011). Parental embodied mentalizing: Let's be explicit about what we mean by implicit. *Child Development Perspectives, 5* (3), S. 187–188.

Shai, D. & Belsky, J. (2017). Parental embodied mentalizing: How the non-verbal dance between parents and infants predicts children's socio-emotional functioning. *Attachment and Human Development, 19* (2), S. 191–219.

Sharp, C. & Fonagy, P. (2015). Practitioner review: Borderline personality disorder in adolescence: Recent conceptualization, intervention and implications for clinical practice. *Journal of Child Psychology and Psychiatry, 56* (12), S. 1266–1288.

Sharp, C., Croudace, T. J. & Goodyer, I. M. (2007). Biased mentalizing in children aged seven to 11: Latent class confirmation of response styles to social scenarios and associations with psychopathology. *Social Development, 16* (1), S. 181–202.

Shedler, J. (2011). Die Wirksamkeit psychodynamischer Psychotherapie. *Psychotherapeut, 56* (3), S. 265–277.

Shmueli-Goetz, Y., Target, M., Fonagy, P. & Datta, A. (2008). The Child Attachment Interview: A psychometric study of reliability and discriminant validity. *Developmental Psychology, 44* (4), S. 939–956.

Siegel, D. J. (2012). *The Developing Mind. How Relationships and the Brain Interact to Shape Who We Are*. 2. Aufl. New York, NY: Guilford Press.

Slade, A. (2005). Parental reflective functioning: An introduction. *Attachment & Human Development, 7* (3), S. 269–281; doi.org/10.1080/14616730500245906.

Slade, A. (2007). Reflective parenting programs: Theory and development. *Psychoanalytic Inquiry, 26* (4), S. 640–657; doi: 10.1080/07351690701310698.

Slade, A. (2008). Working with parents in child psychotherapy. Engaging the reflective function. In: Busch, F. N. (Hrsg.), *Mentalization: Theoretical Considerations, Research, Findings, and Clinical Implications* (S. 207–234), Mahwah, NJ: Analytic Press.

Slade, A., Aber, J. L., Bresgi, I., Berger, B. & Kaplan, M. (2004). The Parent Development Interview – Revised. Unveröff. Protokoll. New York, NY: City University of New York.

Slade, A., Grienenberger, J., Bernbach, E., Levy, D. & Locker, A. (2005a). Maternal reflective functioning, attachment, and the transmission gap: A preliminary study. *Attachment & Human Development, 7* (3), S. 283–298.

Slade, A., Sadler, L., De Dios-Kenn, C., Webb, D., Currier-Ezepchick, J. & Mayes, L. (2005b). Minding the baby: A reflective parenting program. *The Psychoanalytic Study of the Child, 60*, S. 74–100.

Sleed, M., Baradon, T. & Fonagy ,P. (2013). New beginnings for mothers and babies in prison: A cluster randomized controlled trial. *Attachment and Human Development, 15* (4), S. 349–367; doi: 10.1080/14616734.2013.782651.

Sleed, M., Slade, A. & Fonagy, P. (2020). Parent Development Interview-Reflective Functioning Scale (PDI-*RF*) [Database record]. Washington, DC: APA PsycTests; doi.org/10.1037/t76587-000.

Southam-Gerow, M. & Kendall, P. (2002). Emotion regulation and understanding: Implication for child psychopathology and therapy. *Clinical Psychology Review, 22*, S. 189–222.

Speranza, M. & Midgley, N. (2017). Profile of mental functioning for adolescents – MA Axis. In: Lingiardi, V. & McWilliams, N. (Hrsg.), *Psychodynamic Diagnostic Manual. Second edition. PDM-2.* (S. 263–322). New York: Guilford Press.

Sperber, D., Clément, F., Heintz, C., Mascaro, O., Mercier, H., Origgi, G. & Wilson, D. (2010). Epistemic vigilance. *Mind & Language, 25* (4), S. 353–399.

Stalujanis, E., Zeeck, A. & Euler, S. (2023). Mentalisieren und Mentalisierungsbasierte Therapie (MBT) bei Essstörungen. *Psychodynamische Psychotherapie, 22*, S. 27–38; doi: 10.21706/pdp-22-1-27.

Staun, L. (2017). *Mentalisieren bei Depressionen.* Stuttgart: Klett-Cotta.

Steele, M., Kaniuk, J., Hodges, J., Asquith, K., Hillman, S. & Steele, H. (2008). Measuring mentalization across contexts: Links between representations of childhood and representations of parenting in an adoption sample. In: Jurist, E. L., Slade, A. & Bergner, S. (Hrsg.), *Mind to Mind: Infant Research, Neuroscience, and Psychoanalysis* (S. 115–138), New York: Other Press.

Stein, H. (2022). Fördert das Mentalisieren die Resilienz? In: Allen, J. G. & Fonagy, P. (Hrsg.), *Mentalisierungsgestützte Therapie* (S. 422–449). 4. Aufl. Stuttgart: Klett-Cotta.

Steinke, L. (2022). *Bindungsbrett – Bondingboard.* Luzern: Six Eyes. www.bondingboard.com.

Steinberg, L. (2008). A social neuroscience perspective on adolescent risk-taking. *Developmental Review, 28* (1), S. 78–106.

Steinebach, C. & Gharabagi, K. (Hrsg.) (2013). *Resilienzförderung im Jugendalter. Praxis und Perspektiven.* Heidelberg: Springer.

Stern, D. (1998). *Die Mutterschaftskonstellation. Eine vergleichende Darstellung verschiedener Formen der Mutter-Kind-Psychotherapie.* (3. Aufl. 2020) Stuttgart: Klett-Cotta.

Stern, D. (2004). *The present moment: In psychotherapy and everyday life.* New York: W. W. Norton. Dt.: *Der Gegenwartsmoment. Veränderungsprozesse in Psychoanalyse, Psychotherapie und Alltag.* 5. Aufl. 2018. Frankfurt a. M.: Brandes & Apsel.

Stern, D. (2010). *Die Lebenserfahrung des Säuglings.* 10. Aufl. (12. Aufl. 2020) Stuttgart: Klett-Cotta.

Sticker, E., Willerscheidt, J. & Fooken, I. (2018). *Projektives Diagnostikum zum Beziehungserleben von Kindern ProDiBez.* Göttingen: Hogrefe.

Storch, M., Cantieni, B., Hüther, G. & Tschacher, W. (2010). *Embodiment. Die Wechselwirkung von Körper und Psyche verstehen und nutzen.* 2. Aufl. Bern: Huber.

Streeck-Fischer, A. (1997). Männliche Adoleszenz – Krisen und destruktive Verlaufsformen. In: Krebs, H. & Egger-Schmid Noerr, A. (Hrsg.), *Lebensphase Adoleszenz. Junge Frauen und Männer verstehen* (S. 50–66), Opladen: Leske & Budrich.

Suchman, N., DeCoste, C., Castiglioni, N., Legow, N. & Mayes, L. (2008). The mothers and toddlers program: Preliminary findings from an attachment-based parenting intervention for substance-abusing mothers. *Psychoanalytic Psychology, 25* (3), S. 499–517.

Suchman, N., Pajulo, M., Kalland, M., DeCoste, C. & Mayes, C. (2015). Risikomütter mit Babys und Kleinkindern. In: Bateman, A. & Fonagy, P. (Hrsg.), *Handbuch Mentalisieren* (S. 355–397). Gießen: Psychosozial-Verlag.

Suchman, N. E., Ordway, M. R., de Las Heras, L. & McMahon, T. J. (2016). Mothering from the inside out: Results of a pilot study testing a mentalization-based therapy for mothers enrolled in mental health services. *Attachment and Human Development, 18* (6), S. 596–617.

Target, M. & Fonagy, P. (1996). Playing with reality: II. The development of psychic reality from a theoretical perspective. *The International Journal of Psycho-Analysis, 77* (3), S. 459–479.

Target, M., Fonagy, P., Shmueli-Goetz, Y., Datta, A. & Schneider, T. (1999). The Child Attachment Interview (CAI) Protocol (8 to 14 years old). Revised Edition VII, 1/6/99. Unveröff. Manuskript, London, UK: University College London.

Taubner, S. (2008). Mentalisierung und Einsicht. *Forum der Psychoanalyse, 24*, S. 16–31.

Taubner, S. (2015). *Konzept Mentalisieren. Eine Einführung in Forschung und Praxis.* Gießen: Psychosozial-Verlag.

Taubner, S. & Curth, C. (2013). Mentalization mediates the relation between early traumatic experiences and aggressive behavior in adolescence. *Psihologija, 46* (2), S. 177–192.

Taubner, S. & Volkert, J. (2017). *Mentalisierungsbasierte Therapie für Adoleszente (MBT-A).* Göttingen: Vandenhoeck & Ruprecht.

Tomasello, M. (1999). *The Cultural Origins of Human Cognition.* Cambridge: Harvard University Press.

Tomasello, M. (2020). *Mensch werden – Eine Theorie der Ontogenese.* Berlin: Suhrkamp.

Tordo, F. (2016). *Le numérique et la robotique en psychanalyse. Du sujet virtuel au sujet augmenté.* Paris: L'Harmattan.

Trevarthen, C. (1998). The concept and foundations of infant intersubjectivity. In: S. Bråten (Hrsg.), *Intersubjective Communication and Emotion in Early Ontogeny* (S. 15–46). Cambridge: Cambridge University Press.

Tronick, E. Z. (1989). Emotions and emotional communication in infants. *American Psychologist, 44* (2), S. 112–119.

Tronick, E. Z. (2007). *The Neurobehavioral and Social-Emotional Development of Infants and Children.* New York: W. W. Norton.

Tronick, E. Z. & Gianino, A. F. Jr. (1986). The transmission of maternal disturbance to the infant. *New Directions in Child Development, 34,* S. 5–11.

Trzesniewski, K. H., Kinal, M. & Donnellan, M. B. (2010). Self-enhancement and self-protection in developmental context. In: Alicke, M. & Sedikides, C. (Hrsg.), *The Handbook of Self-Enhancement and Self-Protection* (S. 341–357), New York: Guilford Press.

Tschacher, W., Rees, G. M. & Ramseyer, F. (2014). Nonverbal synchrony and affect in dyadic interactions. *Frontiers in Psychology,* 5: 1323; doi: 10.3389/fpsyg.2014.01323.

Twemlow, S. W. (2012). *Preventing Bullying and School Violence.* Arlington, VA: American Psychiatric Publishing, Inc.

Twemlow, S. W. & Fonagy, P. (2022). Vom gewalterfüllten sozialen System zum mentalisierenden System: Ein Experiment in Schulen. In: Allen, J. G. & Fonagy, P. (Hrsg.), *Mentalisierungsgestützte Therapie. Das MBT-Handbuch – Konzepte und Praxis* (S. 399–421). 4. Aufl. Stuttgart: Klett-Cotta.

Tyson, P. & Tyson, R. (1997). *Lehrbuch der psychoanalytischen Entwicklungspsychologie.* Stuttgart: Kohlhammer.

Uhl, C. (2013). *Frühprävention durch Förderung von Mentalisierungsprozessen. Psychoanalytisch verstehen – pädagogisch handeln.* Kassel: Kassel University Press.

Valle, A., Massaro, D., Castelli, I., Sangiuliano Intra, F., Lombardi, E., Bracaglio, E. & Marchetti, A. (2016). Promoting mentalizing in pupils by acting on teachers: Preliminary Italian evidence of the »Thought in Mind« project. *Frontiers in Psychology, 7*: 1213.

Van der Kolk, B. A., McFarlane, A. C. & Weisaeth, L. (Hrsg.) (2000). *Traumatic Stress. Grundlagen und Behandlungsansätze. Theorie, Praxis und Forschung zu posttraumatischem Stress sowie Traumatherapie.* Paderborn: Junfermann.

Van Ee, E., Kleber, R. J. & Jongmans, M. J. (2015). Relational patterns between caregivers with PTSD and their nonexposed children. A review. *Trauma, Violence and Abuse, 17* (2), S. 186–203.

Van IJzendoorn, M., Bakermans-Kranenburg, M., Duschinsky, R., Sonuga-Barke, E. et al. (2020). Institutionalisation and deinstitutionalisation of children 1: A systematic and integrative review of evidence regarding effects on development. *The Lancet, Psychiatry, 7* (8), S. 703–720.

Verheugt-Pleiter, A. J. E. (2008). Intervention techniques: Mentalization. In: Verheugt-Pleiter, A. J. E., Zevalkink, J. & Schmeets, M. G. J. (Hrsg.), *Menta-*

lizing in Child Therapy. Guidelines for Clinical Practitioners (S. 152–178). London: Karnac.

Verheugt-Pleiter, A. & Zevalkink, J. (2021). *Mentalizing in Child Therapy. Guidelines for Clinical Practitioners*. 2. Aufl. London: Routledge.

Verheugt-Pleiter, A. J. E., Zevalkink, J. & Schmeets, M. G. J. (Hrsg.) (2008). *Mentalizing in Child Therapy. Guidelines for Clinical Practitioners*. London: Karnac.

Viner, R. M. & Taylor, B. (2005). Adult health and social outcomes of children who have been in public care: Population-based study. *Pediatrics, 115* (4), S. 894–899; https://doi.org/10.1542/peds.2004-1311.

Volkert, J., Hauschild, S. & Taubner, S. (2019a). Mentalization-based treatment for personality disorders: Efficacy, effectiveness, and new developments. *Current Psychiatry Reports, 21* (4): 25; doi: 10.1007/s11920-019-1012-5.

Volkert, J., et al. (2019b). Bindungskompetenzen psychisch kranker Eltern stärken: Adaptation und Pilottestung des mentalisierungsbasierten Leuchtturm-Elternprogramms. *Praxis der Kinderpsychologie und Kinderpsychiatrie, 68* (1), S. 27–42.

Von Klitzing, K. (2002). Frühe Entwicklung im Längsschnitt: Von der Beziehungswelt der Eltern zur Vorstellungswelt des Kindes. *Psyche, 56*, S. 863–887.

Von Klitzing, K., Döhnert, M., Kroll, M. & Grube, M. (2015). Psychische Störungen in der frühen Kindheit. *Deutsches Ärzteblatt, 112* (21–22), S. 375–386.

Vygotski, L. S. (1980). Das Spiel und seine Bedeutung in der psychischen Entwicklung des Kindes. In: Elkonin, D. B. (Hrsg.), *Psychologie des Spiels. Studien zur kritischen Psychologie* (S. 441–465). Köln: Pahl-Rugenstein-Verlag.

Wampold, B. E. (2001). *The Great Psychotherapy Debate. Models, Methods and Findings*. Mahwah, NJ: Lawrence Erlbaum.

Wampold, B. E., Imel, Z. E. & Flückiger, C. (2018). *Die Psychotherapie-Debatte. Was Psychotherapie wirksam macht*. Bern: Hogrefe.

Wan, M. W., Moulton, S. & Abel, K. M. (2008). A review of mother-child interventions and their usefulness for mothers with schizophrenia. *Archives of Women Mental Health, 11*, S. 171–179.

Watkins, J. G. & Watkins, H. H. (2003). *Ego-States. Theorie und Therapie. Ein Handbuch*. Heidelberg: Carl Auer.

Weinberg, M. K., Beeghly, M., Olson, K. L. & Tronick, E. (2008). A still-face paradigm for young children: 2½ year-olds' reactions to maternal unavailability during the still-face. *The Journal of Developmental Processes, 3* (1), S. 4–22.

Wienand, F. (2015). *Projektive Diagnostik bei Kindern, Jugendlichen und Familien – Grundlagen und Praxis. Ein Handbuch*. Stuttgart: Kohlhammer.

Winnicott, D. W. (1960). The theory of the parent-infant relationship. *International Journal of Psycho-Analysis, 41*, S. 585–595.

Winnicott, D. W. (1969). Übergangsobjekte und Übergangsphänomene.

Eine Studie über den ersten, nicht zum Selbst gehörenden Besitz. *Psyche, 23*, S. 666–682.

Winnicott, D. W. (1985). *Vom Spiel zur Kreativität.* (15. Aufl. 2018) Stuttgart: Klett-Cotta.

Winnicott, D. W. (1988). *Babies and their mothers.* London: Free Association Books.

Wustmann, C. (2004). *Resilienz. Widerstandsfähigkeit von Kindern in Tageseinrichtungen fördern.* Weinheim: Beltz.

Zeanah, C. H., Benoit, D. & Barton, M. (1995). Clinical applications of a parent perception interview in infant mental health. *Child and Adolescent Psychiatric Clinics of North America, 4*, S. 539–554.

Zevalkink, J., Verheugt-Pleiter, A. & Fonagy, P. (2015). Mentalisierungsorientierte psychoanalytische Kinderpsychotherapie. In: Bateman, A. W. & Fonagy, P. (Hrsg.), *Handbuch Mentalisieren* (S. 159–190), Gießen: Psychosozial-Verlag.

Ziegenhain, U., Schöllhorn, A., Künster, A. K., Hofer, A., König, C. & Fegert, J. M. (2010). *Modellprojekt Guter Start ins Kinderleben. Werkbuch Vernetzung. Chancen und Stolpersteine interdisziplinärer Kooperation und Vernetzung im Bereich Früher Hilfen und im Kinderschutz.* Köln: Schriftenreihe des Nationalen Zentrums Frühe Hilfen.

Zuroff, D. C., Kelly, A. C., Leybman, M. J., Blatt, S. J. & Wampold, B. E. (2010). Between-therapist and within-therapist differences in the quality of the therapeutic relationship: Effects on maladjustment and self-critical perfectionism. *Journal of Clinical Psychology, 66* (7), S. 681–697.

Dank

Unser Dank gilt zuallererst den Kindern und Jugendlichen sowie ihren Eltern und Familien, die uns in psychotherapeutischen und pädagogischen Settings erst die Erfahrung mit dem hohen Wert gelingenden und den oft schlimmen Konsequenzen scheiternden Mentalisierens vermittelt haben. Er gebührt aber auch unseren Supervisandinnen und Supervisanden, die unseren Einblick in das psychotherapeutische und pädagogische Praxisfeld wesentlich bereichert haben.

Wir danken Marianne und Jürgen und überhaupt unseren eigenen Familien, die unser Mentalisieren nicht nur beim Schreiben dieses Buches liebevoll unterstützt haben.

Spezieller Dank gebührt Ulrich Schultz-Venrath für sein Engagement und seine unermüdliche Förderung dieses Projekts.

Für ihre wertvollen Hinweise und Änderungsvorschläge danken wir auch Belinda Berweger, Angela Müller und Katrin-Braune-Krickau.

Ein großes Dankeschön geht auch an Oliver Eller und an Thomas Reichert für die sorgfältige Durchsicht sowie an Dr. Heinz Beyer und an Katharina Colagrossi vom Verlag Klett-Cotta, die das Buchprojekt und die Neuauflage kompetent und sehr unterstützend begleitet haben.

Angaben zu Autorin und Autor

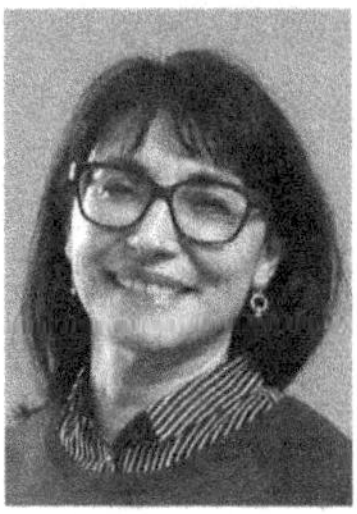
Foto: privat

Maria Teresa Diez Grieser, Dr. phil. Fachpsychologin für Psychotherapie FSP, Psychoanalytische Kinder- und Jugendlichenpsychotherapeutin und Supervisorin EFPP, Lehranalytikerin und Supervisorin Psychoanalytisches Seminar Zürich. Nach langjähriger Tätigkeit im klinischen Bereich und in der Praxisforschung ist sie als Dozentin an verschiedenen Hochschulen und Instituten, als Supervisorin und als Psychotherapeutin tätig.

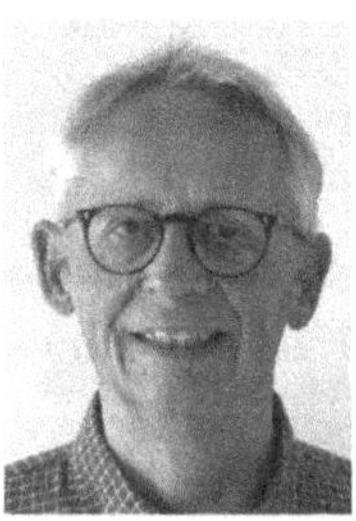
Foto: privat

Roland Müller, Dr. phil., Fachpsychologe für Psychotherapie FSP. Er ist seit langem als Psychotherapie-Supervisor in der Erwachsenen-, Kinder- und Jugendpsychiatrie tätig und war Gründungs- und Leitungsmitglied des Psychoanalytischen Seminars Luzern und des Instituts für Kinder-, Jugendlichen- und Familientherapie Luzern. Er arbeitet dort in eigener Praxis als psychoanalytischer Psychotherapeut und als Supervisor. Als Supervisor in Mentalisierungsbasierter Therapie mit Kindern (MBT-C) ist er durch das Anna Freud Centre London anerkannt.